张捷 主编

脑卒中针灸康复诊疗

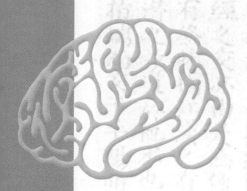

U0295906

山西出版传媒集团
山西科学技术出版社

《脑卒中针灸康复诊疗》编写组名单

主　编　张　捷　韦　玲

副主编　许　静　杨发明

编　委　（按姓氏笔画排序）

王　秩　王志婕　王建强　王珂颉

王艳云　任　斌　李　丽　李　蕾

李灵芝　杨少东　吴菁菁　胡瑞锋

贾淑红　郭翠英　曹　昱　龚志斌

盛　强　梁晓君　韩世芳　韩润霞

序

尝闻本草发乎于神农，针石源起于伏羲，医理开端于岐黄，然也。遥想上古先贤，探生命于天地，发医理于阴阳，究本源于精气，乃成天人相应、道法自然之中华医道，博大也，精深也。秦汉以降，《内经》横空出世，中华医学跃然成形，于是乎，超越器官、精气为本、普遍联系、恒定运动之医学模式得以奠基。

三晋古地，乃中医药文化发祥地者也。始祖神农尝百草于斯，缓、和、扁鹊扬盛名于斯。汉义姁，世称女性宫廷医家第一人；魏晋王叔和，力承仲景之学、脉诊之学两昆仑。隋唐宋元，名士研医、亦文亦医蔚然成风，文豪王勃，开创医话之文以启人，名相狄仁杰，专擅针灸之术以济人；介休文彦博著有《药准》，河东司马光著有《医问》；秀容元好问以《元氏集验方》传世，曲沃许国祯以《御药院方》成名。明清时期，太原傅青主以光大男、女、幼科而传世，平阳刊刻业犹以雕版《针灸大成》而著名，太谷广誉远称雄药业数百年，鲍店与解州领军北方药会传美名。晚清至民国，国医遭变，龙城太原一枝独秀，南北名医云集于斯，学会、学堂、医馆、医所一派兴盛。正可谓，三晋灵秀地，医脉有传人。

近代以来，中医药代表着农耕文明与手工业文明的最高水平，来到工业文明与信息文明门前，虽遇灾变却自强不息，不仅造福千万黎民，而且以独特优势影响着现代科学，"卒中"之病名已为中西医学界普遍认同，因而化生出"脑卒中"之病名。

张捷先生，天赋异禀，早年位列国医科班，专注脑卒中临证研究三十余载，医理尽得真谛，医术炉火纯青，业界知名，带领团队以"形神同治"立论，构建脑卒中IRB针灸康复治疗体系，创建脑卒中后意识障碍、偏瘫迟缓期、痉挛性偏瘫、平衡障碍等13个病种的针灸康复治疗方案，有效提升了脑卒中治疗与康复水平。

张捷团队，传承精华，守正创新，集思广益，临证之余著成《脑卒中针灸康复诊疗》一书，学术新颖，立论独特，体系完整，方法实用。付梓之前，先行拜读，堪称该领域近年所见之力作，羡叹之余，草成一篇，忝列书首，权以为序。

周然

辛丑夏

于太原

自 序

山西省针灸医院以"中医为本，针灸立院，科技引领，求真求慎"为办院理念，经过几代人的努力，走出了一条原汁原味的中医发展之路，形成对脑病、疼痛等优势病种的针灸康复治疗体系。特别是在多年临床实践的基础上，根据现代康复治疗特点和中医"形与神俱""终其天年"的理论依据，山西省针灸医院形成了对脑卒中康复的形神同治的指导思想，在形神同治思想的指导下，构建了脑卒中 IRB 针灸康复治疗体系。在脑卒中 IRB 针灸康复治疗体系的指导下，山西省针灸医院进一步细化，对脑卒中后意识障碍、认知障碍、偏瘫迟缓期、痉挛性偏瘫、平衡障碍等 13 个病种创建了针灸康复治疗方案，通过康复训练使患者失衡的机体重新建立新的平衡，提高了患者的生活质量。

近年来，脑卒中的患病率不仅逐年上升，而且呈现出低龄化的趋势。脑卒中已成为国人主要的死亡和致残原因之一，严重影响着国民的身心健康和生活质量。尽管现代医学取得了长足的发展，但依然面临着许多困难与挑战，中医学（包括药物、针刺、艾灸、推拿等）作为我国医学体系的重要组成部分，在脑卒中的诊断、治疗、康复中作用独特，优势明显，不可替代。

笔者长期从事脑卒中的临床治疗与科学研究，积累了丰富的脑卒中针灸康复诊疗经验，于是根据先贤经验和自身体会，与团队同仁共同编写了本书。本书详细介绍了脑卒中中西医基础与临床（如从脑的解剖、脑损伤与神经康复、中医对脑病的认识、脑卒中 IRB 针灸康复治疗体系等）、脑卒中的康复评定与技术、脑卒中针灸康复治疗、脑卒中常见并发症处理等内容，充分体现了中医药在疾病康复中的核心作用，特别是针对脑卒中后功能障碍介绍了 13 个病种的针灸康复治疗方案，制定了规范化的针灸康复治疗体系，为读者提供了一条康复理念领先、治疗手段丰富、临床疗效确切的富有中国特色的脑卒中康复新思路。

由于编者学识水平有限，书中不妥之处难免，敬请有识之士批评指正。

张捷

于太原

目　录

第一章　脑卒中中西医基础与临床

第一节　脑的解剖

人类的语言、记忆、思维、判断、推理等高级神经功能活动以及随意运动和感觉等无不由神经系统管理和支配。神经结构病损后出现的症状，按其表现可分为四组，即缺损症状、刺激症状、释放症状和断联休克症状。

缺损症状：指神经结构受损时，正常功能的减弱或消失。

刺激症状：指神经结构受激惹后所引起的过度兴奋表现。

释放症状：指高级中枢受损后，原来受其抑制的低级中枢因抑制解除而出现功能亢进。

断联休克症状：指中枢神经系统局部发生急性严重损害时，引起功能上与受损部位有密切联系的远隔部位神经功能短暂丧失。如较大量内囊出血急性期，患者出现对侧肢体偏瘫、肌张力减低、深浅反射消失和病理征阴性，称脑休克；急性脊髓横贯性损伤时，损伤平面以下表现弛缓性瘫痪，称脊髓休克。

大脑半球借中央沟、外侧裂及其延长线、顶枕沟和枕前切迹的连线分为额叶、顶叶、颞叶和枕叶（见图 1-1）。大脑半球还包括位于大脑半球外侧裂深部的岛叶和位于大脑半球内侧面的由边缘叶、杏仁核、丘脑前核、下丘脑等构成的边缘系统。优势半球为在语言、逻辑思维、分析综合及计算功能等方面占优势的大脑半球，多位于左侧，只有一小部分右利手和约半数左利手者可能在右侧；非优势半球多为右侧大脑半球，主要在音乐、美术、综合能力、空间、几何图形和人物面容的识别及视觉记忆功能等方面占优势。

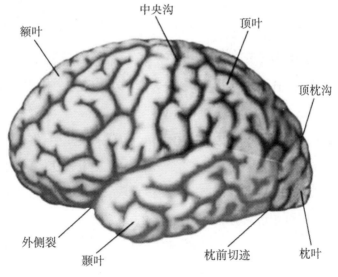

图 1-1　大脑左半球简图

一、额叶

额叶占大脑半球表面的前 1/3，位于外侧裂上方和中央沟前方，是大脑半球主要功能区之一。前端为额极，外侧面以中央沟与顶叶分界，底面以外侧裂与颞叶分界，内侧面以扣带沟与扣带回分界。中央沟前有与之略平行的中央前沟，两沟之间为中央前回，是大脑皮质运动区。中央前回前方从上向下有额上沟及额下沟，将额叶外侧面的其余部分分为额上回、额中回和额下回（见图 1-2）。

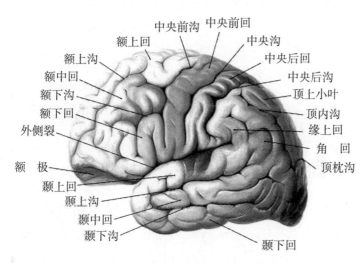

图 1-2　大脑左半球沟、回、叶简图

额叶的主要功能与精神、语言和随意运动有关。皮质运动区位于中央前回，支配对侧半身的随意运动。身体各部位代表区在此的排列由上向下呈"倒人状"，头部在下，最接近外侧裂；足最高，位于额叶内侧面。运动前区位于皮质运动区前方，是锥体外系的皮质中枢，发出纤维到丘脑、基底节和红核等处，与联合运动和姿势调节有关；该区也发出额桥小脑束，与共济运动有关；此外，此区是自主神经皮质中枢的一部分，还包括肌张力的抑制区。此区受损后瘫痪不明显，可出现共济失调和步态不稳等锥体外系症状。皮质侧视中枢位于额中回后部，司双眼同向侧视运动。书写中枢位于优势半球的额中回后部，与支配手部的皮质运动区相邻。运动性语言中枢（Broca 区）位于优势半球外侧裂上方和额下回后部交界的三角区，管理语言运动（见图1-3）。

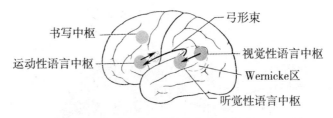

图1-3　大脑左半球皮层功能区示意图

二、顶叶

顶叶位于中央沟后、顶枕沟前和外侧裂及其延长线的上方。前面以中央沟与额叶分界，后面以顶枕沟和枕前切迹的连线与枕叶分界，下面以外侧裂与颞叶分界。中央沟与中央后沟之间为中央后回，为大脑皮质感觉区。中央后回后面有横行的顶间沟，将顶叶分为顶上小叶和顶下小叶。顶下小叶由围绕外侧裂末端的缘上回和围绕颞上沟终点的角回组成。

顶叶主要与感觉、运用有关。中央后回为深浅感觉的皮质中枢，接受对侧肢体的深浅感觉信息，各部位代表区的排列也呈"倒人状"，头部在下而足在顶端。顶上小叶为触觉和实体觉的皮质中枢。位于优势半球的缘上回的运用中枢，其与复杂动作和劳动技巧有关。视觉性语言中枢，又称阅读中枢，位于角回，靠近视觉中枢，为理解看到的文字和符号的皮质中枢。

三、颞叶

颞叶位于外侧裂的下方，顶枕裂前方。以外侧裂与额、顶叶分界，后面与枕叶相邻。颞叶前端为颞极，外侧面有与外侧裂平行的颞上沟以及底面的颞下沟，两沟界限分颞上回、颞中回和颞下回。颞上回的一部分掩入外侧裂中，为颞横回。

颞叶主要与听觉、语言、记忆及精神活动有关。感觉性语言中枢位于优势半球颞上回后部。颞叶前部与记忆、联想和比较等高级神经活动有关。颞叶内侧面属边缘系统，海马是其中的重要结构，与记忆、精神、行为和内脏功能有关。

四、枕叶

枕叶位于顶枕沟和枕前切迹连线的后方，为大脑半球后部的小部分。其后端为枕极，内侧面以距状裂分成楔回和舌回。围绕距状裂的皮质为视觉中枢，亦称纹状区，接受外侧膝状体传来的视网膜视觉冲动。距状裂上方的视皮质接受上部视网膜传来的冲动，下方的视皮质接受下部视网膜传来的冲动。枕叶主要与视觉有关。

五、岛叶

岛叶又称脑岛，位于外侧裂深面，被额叶、顶叶、颞叶所覆盖。岛叶的功能与内脏感觉和运动有关。刺激人的岛叶可以引起内脏运动改变，如唾液分泌增加、恶心、呃逆、胃肠蠕动增加和饱胀感等。该叶损害多引起内脏运动和感觉的障碍。

六、边缘叶

边缘叶由半球内侧面位于胼胝体周围和侧脑室下角底壁的一圆弧形结构构成，包括隔区、扣带回、海马回、海马旁回和钩回。边缘叶与杏仁核、丘脑前核、下丘脑、中脑被盖、岛叶前部、额叶眶面等结构共同组成边缘系统。边缘系统与网状结构和大脑皮质有广泛联系，参与高级神经、精神（情绪和记忆等）和内脏的活动。边缘系统损害时可出现情绪及记忆障碍、行为异常、幻觉、反应迟钝等精神障碍及内脏活动障碍。

七、内囊及皮质下白质

内囊是宽厚的内质层，位于尾状核、豆状核及丘脑之间，其外侧为豆状核，内侧为丘脑，前内侧为尾状核，由纵行的纤维束组成，向上呈放射状投射至皮质各部（见图1-4）。在水平切面上，内囊形成尖端向内的钝角形，分为前肢、后肢和膝部。

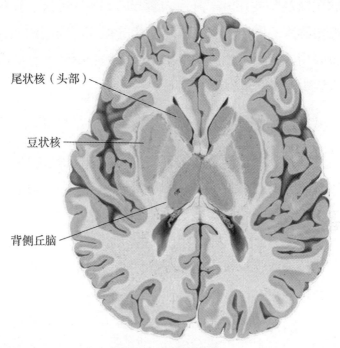

尾状核（头部）

豆状核

背侧丘脑

图 1-4　内囊位置图

　　内囊前肢位于尾状核与豆状核之间，上行纤维是丘脑内侧核至额叶皮质的纤维（丘脑前辐射），下行纤维是额叶脑桥束（额桥束）；膝部位于前、后肢相连处，皮质延髓束于此通过；内囊后肢位于丘脑与豆状核之间，依前后顺序分别为皮质脊髓束（支配上肢者靠前，支配下肢者靠后）、丘脑至中央后回的丘脑皮质束（丘脑中央辐射），其后为听辐射、颞桥束、丘脑后辐射和视辐射等。内囊聚集了大量的上下行传导束，特别是锥体束在此高度集中，如完全损害，病灶对侧可出现偏瘫、偏身感觉障碍及偏盲，谓之三偏综合征，多见于脑出血及脑梗死。部分性内囊损害，由于前肢、膝部、后肢的传导束不同，不同部位和程度的损害可出现偏瘫、偏身感觉障碍、偏盲、偏身共济失调、一侧中枢性面舌瘫或运动性失语中的 1~2 个或更多症状。

八、基底神经节

基底神经节又称基底节，位于大脑白质深部，主要由尾状核、豆状核（壳核、苍白球）、屏状核、杏仁核组成。另外，红核、黑质和丘脑底核也参与基底节系统的组成。基底节是锥体外系统的重要结构，基底节各核之间有密切的纤维联系。基底节经丘脑将信息上传至大脑皮质，又经丘脑将冲动下传至苍白球，再通过红核、黑质、网状结构等影响脊髓下运动神经元。基底节参与大脑皮质及小脑协同调节随意运动、肌张力和姿势反射，也参与复杂行为的调节。基底节病变主要产生运动异常（动作增多或减少）和肌张力改变（增高或降低）。新纹状体（尾状核和壳核）病变可出现肌张力减低 – 运动过多综合征，主要产生舞蹈样动作、手足徐动症和偏身投掷运动等，此类综合征可见于风湿性舞蹈病、遗传性舞蹈病、肝豆状核变性等。旧纹状体（苍白球）及黑质病变可出现肌张力增高 – 运动减少综合征，表现为肌张力增高、动作减少及静止性震颤，多见于帕金森病和帕金森综合征。

九、间脑

间脑位于两侧大脑半球之间，是脑干与大脑半球连接的中继站。间脑前方以室间孔与视交叉上缘的连线为界，下方与中脑相连，两侧为内囊。左右间脑之间的矢状窄隙为第三脑室，其侧壁为左右间脑的内侧面。间脑包括丘脑、上丘脑、下丘脑和底丘脑四部分。丘脑受损主要产生如下症状：丘脑外侧核群尤其是腹后外侧核和腹后内侧核受损产生对侧偏身感觉障碍，具有如下特点：①各种感觉均发生障碍；②深感觉和精细触觉障碍重于浅感觉；③肢体及躯干的感觉障碍重于面部；④可有深感觉障碍所导致的共济失调；⑤感觉异常；⑥对侧偏身自发性疼痛（丘脑痛），疼痛部位弥散、不固定，疼痛的性质多难以描述，疼痛可因各种情绪刺激而加剧；⑦常伴有自主神经功能障碍，如血压增高或血糖增高。丘脑至皮质下（锥体外系）诸神经核的纤维联系受累时产生面部表情分离性运动障碍，即当患者大哭、大笑时，病灶对侧面部表情丧失，但令患者做随意动作时，面肌并无瘫痪。丘脑外侧核群与红核、小脑、苍白球的联系纤维受损产生对侧偏身不自主运动，可出现舞蹈样动作或手足徐动样动作。丘脑前核与下丘脑及边缘系统的联系受损产生情感障碍，表现为情绪不稳及强哭、强笑。

下丘脑是调节内脏活动和内分泌活动的皮质下中枢。下丘脑的某些细胞既是神经元，又是内分泌细胞。下丘脑对体温、摄食、水盐平衡和内分泌活动进行调节，同时也参与情绪活动。

十、脑干

脑干（见图1-5）上接间脑，下续脊髓，包括中脑、脑桥和延髓。脑干内部结构主要有神经核、上下行传导束和网状结构。

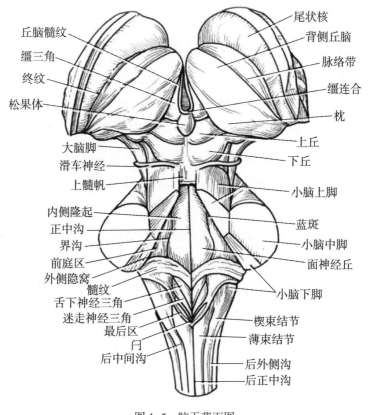

图 1-5　脑干背面图

脑干神经核为脑干内的灰质核团，共 10 对。中脑有第Ⅲ、Ⅳ对脑神经的核团；脑桥有第Ⅴ、Ⅵ、Ⅶ、Ⅷ对脑神经的核团；延髓有第Ⅸ、Ⅹ、Ⅺ、Ⅻ对脑神经的核团。除上述脑神经核以外，还有传导深感觉的中继核（薄束核和楔束核）及与锥体外系有关的红核和黑质等。

脑干传导束为脑干内的白质，包括深浅感觉传导束、锥体束、锥体外通路及内侧纵束等。

脑干网状结构为脑干中轴内呈弥散分布的胞体和纤维交错排列的网状区域。网状结构中细胞集中的地方称为网状核，与大脑皮质、间脑、脑干、小脑、边缘系统及脊髓均有密切而广泛的联系。在脑干网状结构中有许多神经调节中枢，如心血管运动中枢、血压反射中枢、呼吸中枢及呕吐中枢等，这些中枢在维持机体正常生理活动中起着重要的作用。网状结构的一些核团接受各种信息，又传至丘脑，再经丘脑非特异性核团中继后传至大脑皮质的广泛区域，以维持人的意识清醒，因此被称为上行网状激活系统。网状结构受损可出现意识障碍。

脑干病变大都出现交叉性瘫痪，即病灶侧脑神经周围性瘫痪和对侧肢体中枢性瘫痪及感觉障碍。病变水平的高低可依受损脑神经进行定位，如第Ⅲ对脑神经麻痹则病灶在中脑；第Ⅴ、Ⅵ、Ⅶ、Ⅷ对脑神经麻痹则病灶在脑桥；第Ⅸ、Ⅹ、Ⅺ、Ⅻ对脑神经麻痹则病灶在延髓。脑干病变多见于血管病、肿瘤和多发性硬化等。

十一、小脑

小脑是脑的一部分，位于大脑的后下方，颅后窝内，脑桥及延髓的背侧。小脑主要维持躯体平衡，控制姿势和步态，调节肌张力和协调随意运动的准确性。小脑的传出纤维在传导过程中有两次交叉，对躯体活动发挥同侧协调作用，并有躯体各部位的代表区，如小脑半球为四肢的代表区，其上半部分代表上肢，下半部分代表下肢，蚓部则是躯干代表区。小脑占位性病变压迫脑干可发生阵发性强直性惊厥，或出现去大脑强直状态，表现为四肢强直、角弓反张、神志不清，称小脑发作。小脑蚓部损害出现躯干共济失调，即轴性平衡障碍，表现为躯干不能保持直立姿势，站立不稳，向前或向后倾倒及闭目难立征阳性，行走时两脚分开、步态蹒跚、左右摇晃，呈醉酒步态，睁眼并不能改善此种共济失调，这与深感觉障碍性共济失调不同。但肢体共济失调及眼震很轻或不明显，肌张力常正常，语言障碍常不明显。一侧小脑半球病变时表现为同侧肢体共济失调，上肢比下肢重，远端比近端重，精细动作比粗略动作重，指鼻试验、跟膝胫试验、轮替试验笨拙，常有水平性也可为旋转性眼球震颤，眼球向病灶侧注视时震颤更加粗大，往往出现小脑性语言，多见于小脑脓肿、肿瘤、脑血管病、遗传变性疾病等。小脑发生慢性弥漫性病变时，蚓部和小脑半球虽同样受损，但临床上多只表现躯干性和语言的共济失调，四肢共济失调不明显，这是由于小脑的代偿作用所致。如果小脑发生急性病变，可出现明显的四肢共济失调，这是由于小脑缺少代偿作用所致。

第二节 脑的血液供应及特征

一、脑动脉

脑动脉分为颈内动脉系统和椎－基底动脉系统（见图1-6）。

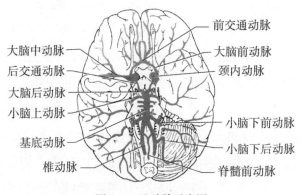

图1-6 脑动脉示意图

颈内动脉系统起自颈总动脉，供应大脑半球前2/3和部分间脑，行程中可分四段：颈部、岩部、海绵窦部和前床突部，后两者合称虹吸部，常弯曲，是动脉硬化的好发部位。颈内动脉系统的主要分支有：①眼动脉，颈内动脉在穿出海绵窦处发出眼动脉，供应眼部；②脉络膜前动脉，在视束下从颈内动脉分出，供应外侧膝状体、内囊后肢的后下部、大脑脚底的中1/3及苍白球等结构；③后交通动脉，在视束下分出，与大脑后动脉吻合，是颈内动脉系统和椎－基底动脉系统的吻合支；④大脑前动脉，在视神经上方由颈内动脉分出，皮质支分布于顶枕沟以前的半球内侧面、额叶底面的一部分和额、顶两叶上外侧面的上部，中央支供应尾状核、豆状核前部和内囊前肢；⑤大脑中动脉，为颈内动脉的直接延续，皮质支供应大脑半球上外侧面的大部分和岛叶，中央支（豆纹动脉）供应尾状核、豆状核、内囊膝和后肢的前部，因其行程弯曲，在高血压动脉硬化时容易破裂，又称为出血动脉。

　　椎－基底动脉系统起自锁骨下动脉，两条椎动脉经枕骨大孔入颅后合成基底动脉，供应大脑半球后1/3及部分间脑、脑干和小脑。椎动脉的主要分支有：①脊髓前、后动脉，在下行过程中，不断得到节段性动脉分支的增补，以保障脊髓足够的血液供应；②小脑下后动脉，为椎动脉的最大分支，供应小脑底面后部和延髓后外侧部，该动脉行程弯曲易发生血栓，引起交叉性感觉障碍和小脑性共济失调。基底动脉的主要分支有：①小脑下前动脉，从基底动脉起始段发出，供应小脑下面的前部；②迷路动脉（内听动脉），发自基底动脉或小脑下前动脉，供应内耳迷路；③脑桥动脉，为细小分支，供应脑桥基底部；④小脑上动脉，发自基底动脉末端，供应小脑上部；⑤大脑后动脉，为基底动脉的终末支，皮质支供应颞叶内侧面和底面及枕叶，中央支供应丘脑、内外侧膝状体、下丘脑和底丘脑等。大脑后动脉起始部与小脑上动脉之间夹有动眼神经，当颅内压增高时，海马旁回移至小脑幕切迹下方，使大脑后动脉向下移位，压迫并牵拉动眼神经，致动眼神经麻痹。

大脑动脉环（Willis 环）由两侧大脑前动脉起始段、两侧颈内动脉末端、两侧大脑后动脉借前、后交通动脉连通形成，使颈内动脉系统与椎－基底动脉系统相交通。正常情况下，大脑动脉环两侧的血液不相混合，当某一供血动脉狭窄或闭塞时，可一定程度通过大脑动脉环使血液重新分配和代偿，以维持脑的血液供应。后交通动脉和颈内动脉交界处、前交通动脉和大脑前动脉的连接处是动脉瘤的好发部位。

二、脑静脉

脑静脉（见图1-7）分为大脑浅静脉和大脑深静脉两组。大脑浅静脉分为大脑上静脉、大脑中静脉（大脑中浅静脉和大脑中深静脉）及大脑下

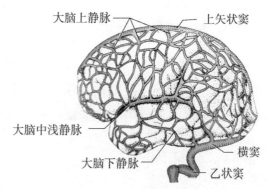

图 1-7　脑静脉示意图

静脉，收集大脑半球外侧面、内侧面及脑岛的血液，汇入脑各静脉窦，并与大脑内静脉相吻合。大脑深静脉包括大脑内静脉和大脑大静脉。大脑内静脉由透明隔静脉和丘脑纹状体静脉合成。大脑大静脉收集两侧大脑内静脉与基底静脉血液，其中大脑内静脉收集丘脑、第三脑室及侧脑室脉络丛、豆状核、尾状核、胼胝体、部分海马的血液，基底静脉收集丘脑底部、

中脑底部的血液，然后注入窦汇，再经横窦、乙状窦，最后注入颈内静脉。

第三节 脑血管病损表现及定位诊断

脑血管疾病是发生在脑部血管，因颅内血液循环障碍而造成脑组织损害的一组疾病。我们常说的"脑血管意外""卒中""中风"都属于脑血管疾病。

一、颈内动脉主干受累

颈内动脉主干受累可出现病侧单眼一过性黑蒙，病侧Horne 征，对侧偏瘫、偏身感觉障碍和偏盲。优势半球受累可出现失语症，非优势半球受累可出现体象障碍。

二、大脑中动脉受累

（一）主干受累

1. 三偏症状（病灶对侧中枢性面舌瘫及偏瘫、偏身感觉障碍、偏盲或象限盲）。

2. 优势半球受累可出现失语症，非优势半球受累可出现体象障碍。

3. 可有不同程度的意识障碍。

（二）皮质支受累

1. 上分支分布于眶额部、额部、中央前回及顶叶前部，病损时出现对侧偏瘫和感觉缺失，面部及上肢重于下肢，Broca 失语（优势半球）和体象障碍（非优势半球）。

2. 下分支分布于颞极、颞叶前中后部及颞枕部，病损时出现 Wernicke 失语、命名性失语和行为异常等，常无偏瘫。

（三）深穿支受累

1. 对侧中枢性偏瘫，上下肢均等，可有面舌瘫。

2. 对侧偏身感觉障碍。

3. 可有对侧同向性偏盲。

4. 优势半球可出现皮质下失语。

三、大脑前动脉受累

（一）主干受累

1. 病灶对侧中枢性面舌瘫及偏瘫，以面舌瘫及下肢瘫为重，可伴轻度感觉障碍。

2. 尿潴留或尿急。

3. 精神障碍，如淡漠、反应迟钝、欣快、始动障碍和缄默等，常有强握与吸吮反射。

4. 优势半球受累可出现上肢失用，也可出现 Broca 失语。

（二）皮质支受累

1. 对侧下肢远端为主的中枢性瘫，可伴感觉障碍。

2. 对侧下肢短暂性共济失调、强握反射及精神症状。

（三）深穿支受累

表现为对侧中枢性面舌瘫及上肢近端轻瘫。

四、大脑后动脉受累

（一）主干受累

出现对侧偏瘫、偏身感觉障碍及偏盲，丘脑综合征，优势半球病变可有失读。

（二）皮质支受累

1. 对侧同向性偏盲或象限盲，而黄斑视力保存（黄斑回避），双侧病变可出现皮质盲。

2. 优势侧颞下动脉受累可见视觉失认及颜色失认；顶枕动脉受累可有对侧偏盲，视幻觉痫性发作。优势侧病损可有命名性失语。

（三）深穿支受累

1. 丘脑穿通动脉受累产生红核丘脑综合征。

2. 丘脑膝状体动脉受累可见丘脑综合征。

3. 中脑支受累出现 Weber 综合征或 Benedikt 综合征。

五、基底动脉受累

（一）主干受累

引起脑干广泛性病变，累及脑神经、锥体束及小脑，出现眩晕、呕吐、共济失调、瞳孔缩小、四肢瘫痪、肺水肿、消化道出血、昏迷和高热等，甚至死亡。

（二）基底动脉尖部受累

基底动脉尖部分出小脑上动脉和大脑后动脉，供应中脑、丘脑、小脑上部、颞叶内侧及枕叶，受累时可出现基底动脉尖部综合征，表现为：

1. 眼球运动及瞳孔异常。

2. 对侧偏盲或皮质盲。

3. 严重的记忆障碍。

4. 少数患者可有脑干幻觉，表现为大脑脚幻觉及脑桥幻觉。

5. 可有意识障碍。

六、椎动脉受累

小脑下后动脉起于椎动脉，此两动脉受累可出现 Wallenberg 综合征。

第四节 运动系统的神经控制

运动系统的神经控制由上运动神经元、下运动神经元、锥体外系统和小脑组成（见图1-8）。人体的随意运动主要由上运动神经元控制。锥体外系统对运动的协调性起辅助作用，并通过对肌张力的调节来维持正常的姿势。下运动神经元是各方面神经冲动到达骨骼肌的唯一通路，通过周围神经传递至神经肌肉接头，引起肌肉的收缩。小脑系统的主要功能为反射性地维持肌张力，保持姿势平衡和运动的共济与协调。要完成各种精细而协调的复杂运动，需要整个运动系统的互相配合与协调。此外，所有

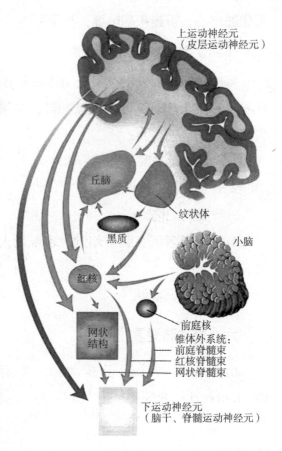

图 1-8　运动系统的神经控制

运动都是在接受了感觉冲动以后所产生的冲动，通过深感觉动态地感知而使动作能准确执行。脑卒中对运动系统任何部分的损害均可引起运动障碍，偏瘫主要损害的部位在大脑，其余脑部的损伤主要表现为运动的不协调。

一、上运动神经元

上运动神经元包括额叶中央前回运动区的巨锥体细胞及其轴突组成的皮质脊髓束（从大脑皮质至脊髓前角的纤维束）和皮质脑干束（从大脑皮质至脑干脑神经运动核的纤维束）。上运动神经元的功能是发放和传递随意运动冲动至下运动神经元，并控制和支配其活动。上运动神经元损伤后可产生中枢性瘫痪。

皮质脊髓束和皮质脑干束经放射冠分别通过内囊后肢和膝部下行。皮质脊髓束经中脑大脑脚中 3/5、脑桥基底部，在延髓锥体交叉处大部分纤维交叉至对侧，形成皮质脊髓侧束下行，终止于脊髓前角；小部分纤维不交叉形成皮质脊髓前束，在下行过程中陆续交叉，止于对侧脊髓前角；仅有少数纤维始终不交叉而直接下行，陆续止于同侧前角。皮质脑干束在脑干各个脑神经核的平面上交叉至对侧，分别终止于各个脑神经运动核。需注意的是，除面神经核下部及舌下神经核受对侧皮质脑干束支配外，其余脑干运动神经核均受双侧皮质脑干束支配。

尽管锥体束主要支配对侧躯体，但仍有一小部分锥体束纤维始终不交叉，支配同侧脑神经运动核和脊髓前角运动神经元，如眼肌、咀嚼肌、咽喉肌、额肌、颈肌及躯干肌等，这些习惯左右同时进行运动的肌肉有较多的同侧支配。一侧锥体束受损，不引起以上肌肉的瘫痪，中枢性脑神经受损仅出现对侧舌肌和面肌下部瘫痪。因四肢远端比近端的同侧支配更少，故锥体束损害导致的四肢瘫痪一般是远端较重。

另外，在大脑皮质运动区，身体各部分都有相应的代表位置，其排列呈手足倒置关系，即头部在中央前回最下面，大腿在其最上面，小腿和足部则在大脑内侧面的旁中央小叶。代表区的大小与运动精细和复杂程度有关，与躯体所占体积无关。上肢尤其是手和手指的区域特别大，躯干和下肢所占的区域最小。肛门及膀胱括约肌的代表区在旁中央小叶。

二、下运动神经元

下运动神经元包括脊髓前角细胞、脑神经运动核及其发出的神经轴突。它是接受锥体系统、锥体外系统和小脑系统各方面冲动的最后通路，是冲动到达骨骼肌的唯一通路，其功能是将这些冲动组合起来，通过周围神经传递至运动终板，引起肌肉的收缩。由脑神经运动核发出的轴突组成的脑神经直接到达它们所支配的肌肉。脊髓前角运动神经元有两种，即 α 运动神经元和 γ 运动神经元，α 运动神经元发出 α 纤维支配梭外肌，γ 运动神经元发出 γ 纤维支配梭内肌。每一个前角细胞发出的运动神经元及其所支配的一组肌纤维（50~290 根）是完成运动功能的基本组成部分。下运动神经元损伤可产生周围性（迟缓性）瘫痪。

人体要执行准确的随意运动，还必须维持正常的肌张力和姿势。牵张反射是产生和维持肌张力的基础反射，人体只有具备合适的肌张力才能维持一定的姿势。牵张反射是指当肌肉被动牵拉时引起梭内肌收缩，其传入冲动经后根进入脊髓，激动脊髓前角 α 运动神经元而使梭外肌收缩，肌张力增高。维持肌张力的初级中枢虽在脊髓，但又受到脊髓以上的中枢调节。脑部多个区域（如大脑皮质、前庭核、基底节、小脑和脑干网状结构等）可分别通过锥体束、前庭脊髓束或网状脊髓束等对牵张反射起着易化或抑制作用。锥体束和前庭脊髓束主要起易化作用，而网状脊髓束主要起抑制作用，从而形成了一组随意肌调节的完善反馈系统，使各种随意运动执行自如。正常情况下，这种易化和抑制作用保持着平衡，维持正常的肌张力。脑卒中后，脊髓以上中枢受到不同程度的破坏，抑制作用减弱，同时由于没有及时进行良肢位的摆放，患侧肢体处于被动牵拉的体位而引起牵张反射活跃，导致脑休克期过后逐渐出现异常肌张力。

三、锥体外系统

锥体外系统是指锥体系统以外的所有躯体运动的神经系统结构，包括纹状体系统（基底节）和前庭小脑系统，目前临床习惯上指纹状体系统。大脑皮质（主要是额叶皮质运动前区）发出的纤维，止于新纹状体，由此发出的纤维止于旧纹状体。旧纹状体发出的纤维分别止于红核、黑质、丘脑底核和网状结构等处。由红核发出的纤维组成红核脊髓束，由网状结构发出的纤维组成网状脊髓束，均止于脊髓前角运动细胞，调节骨骼肌的随意运动。基底节区（注：基底节区与基底节不是一回事。基底节区是影像学概念，基底节是解剖学概念。基底节区是包含基底节在内的区域）紧邻内囊、外囊及侧脑室，这些部位发生脑卒中损伤后往往同时伴有肌力和肌张力障碍。

四、小脑

小脑是协调随意运动的重要结构，它并不发出运动冲动，而是通过传入纤维（脊髓小脑束、前庭小脑束、橄榄小脑束、额桥小脑束、颞桥小脑束）和传出纤维（齿状核红核脊髓束、齿状核红核丘脑束、小脑前庭束、顶核网状纤维束等）与脊髓、前庭、脑干、基底节及大脑皮质等部位联系，达到对运动神经元的调节作用。小脑的主要功能是维持躯体平衡、调节肌张力及协调随意运动。小脑受损后主要出现共济失调与平衡障碍两大类症状。

第五节 脑损伤与神经康复

19 世纪以前，脑损伤后必定导致某些功能的永久性缺失的悲观观点在生物界和医学界占有统治地位。20 世纪后，临床医学家观察发现，很多中枢神经系统损伤患者功能可不同程度恢复。近半个多世纪以来，实验和临床研究都证明，在适当的环境下，损伤神经的一些部分功能确实能再生。"再生"这个术语在近几年已被医学界广泛接受，同时人们相继发现了一些与再生有关的重要因素，并提出了各种解释脑损伤后功能恢复的理论。近几年，更多研究表明，脑在损伤后具有在结构上或功能上重新组织的能力。脑可塑性的理论最受关注也最重要。

一、脑可塑性

（一）脑可塑性定义

脑可塑性是指脑有适应能力，即在结构和功能上有修改自身以适应改变了的现实的能力。脑可塑性的机制与神经解剖、神经生理、神经病理、神经免疫、神经化学等因素有关。

（二）脑可塑性理论的形态、生理和生物化学依据

1. 在形态学方面：脑细胞死亡后的确不能再生，但不能再生的概念并不能运用到轴突、树突及突触连接上。脑神经细胞（脑神经元）只占皮质容积的3％，而轴突、树突和神经胶质却占97％。成年期树突十分丰富。近年来，人们对老年人脑可塑性的研究证明，平均年龄为79.6岁的老年人比平均年龄为52.1岁的成年人树突更为广泛（在痴呆老人中远非如此）。

2. 在生理学方面：部分脑神经元损伤，可通过邻近完好脑神经元的功能重组，或通过较低级的中枢神经系统部分来代偿。

3. 在生物化学方面：局部的损伤可通过失神经过敏等生

化机制来代替。医学界已将失神经过敏列为功能重组的方式之一。

（三）脑可塑性理论在人和动物身上的证明

1. 中枢神经系统边被破坏边自行修复，典型的例子是多发性硬化症。现已查明，多发性硬化症在脱髓鞘后，轴突出现明显的可塑性，沿轴突在离子通道上发生精细的亚细胞水平的重新组织，此构成了多发性硬化症自发的功能恢复基础。

2. 中枢神经系统残留部分有巨大代偿能力。国外有大脑半球切除 520g 后，患者功能恢复（包括步行能力在内）的大量的运动控制的例子。另外，有研究证明，切除一侧大脑半球后，余下的一侧大脑半球足以维持一个人的运动、整体感觉和大致的社会正常的交往。

3. 训练可使患者学会生来不具备的运动方式。正常人的眼球是不能做绕矢状轴的旋转运动的，但研究发现，在正常人中通过视反馈训练可使受试者产生这种生来不具备的运动。这种训练的成功，证明眼运动系统具有比过去所认识的更大的可塑性，这种新运动形式的形成支持了脑可塑性的理论。

4. 训练可承担与患者本身功能毫不相干的功能。研究证实，脑有足够的可塑性去重组功能以利用来自取代系统的信息。躯体感觉诱发电位的研究亦证明，受过训练的盲人对触觉刺激能较快地加工。

5. 训练不仅可恢复患者功能而且在患者脑的相应部分也发生相应的形态学改变。研究证实，若在正常视觉发育的关键阶段，将小猫一眼的眼睑缝合，一个时期以后，拆去缝线，即使眼睑功能恢复，但该眼已成为永久性的弱视。其后，研究者对猫利用正、负奖惩强使猫去应用患眼，最后他们不仅能使猫的弱视恢复正常，而且在猫的视皮质中发现双目细胞数增多和在外侧膝状体中发生相应的形态学改变。

二、脑损伤后影响功能恢复的因素及机制

在康复医学中，常将脑损伤后的时期划分为几个阶段：①急性期（24小时以内）；②伤后早期（即早期恢复阶段，3日至3个月）；③后期恢复阶段（3个月以上至2年）；④晚期（2年以上）。在上述各阶段中，现已发现多种因素可以影响功能恢复。

在急性期，有利于功能恢复的主要因素是各种药物，在此不再赘述，下面重点介绍急性期过后的相关影响因素和机制：

（一）内部因素

1. 神经解剖学方面：

（1）轴突出芽和突触更新（重建正常回路的重要方式）。轴突出芽和突触更新是神经系统再生的表现，也是中枢神经系统可塑性的重要形态学基础。

脑损伤后重新生长的神经突起称为出芽，是未损伤神经元轴突生长走向损伤区域以代替退行性变轴束的一种反应，包括再生性出芽（见图1-9）、代偿性出芽、侧支出芽（见图1-9）。轴突侧支出芽一般在60~180日内完成，但要出现

较理想的功能恢复，亦需有数月的时间。

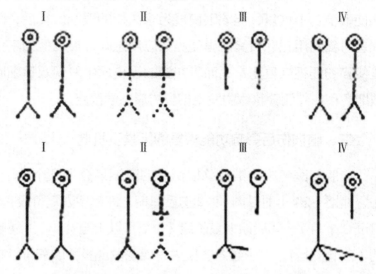

Ⅰ完好时；Ⅱ双侧或单侧离断；Ⅲ再生；Ⅳ结果状态

图1-9 再生性出芽和侧支出芽

至于突触更新，其定义是突触的丧失和更换。一般而言，突触更新包括下列步骤：①突触脱联及变性产物的清除；②轴突出芽及新的突触前端的分化；③建立新的突触连接；④新突触的成熟，出现突触小泡及突触前后膜密度增加。突触传递可塑性研究中，长时程增强（LTP）和长时程抑制（LTD）现象是一项令人瞩目的发现，这可能是运动记忆和学习的生理基础。

侧支出芽及其有关的突触更新是脑功能维持和适应的正常过程，是脑损伤后重建正常回路的重要方式，在脑损伤后功能恢复中有着十分重要的意义。

（2）亚细胞水平的改变（离子通道的改变）。离子通道改变作为脑可塑性的一种表现的观念，源于对多发性硬化症患者的详细研究。科学家发现，髓鞘再生后冲动传导的恢复是以 Na^+ 通道重组为基础的；在脱髓鞘区，连续传导之所以能维持，是由于重新形成适当的 Na^+ 通道引起。

2.神经生理学方面：中枢神经系统可塑性在生理（心理）方面的表现主要是受损的功能可通过生理（心理）的途径来代偿。

（1）旧脑的代偿。新脑（脑皮层）在最外层，占人脑90%左右，位置暴露，由终末血管支配，难以形成侧支循环，因此不仅易受伤，而且伤后也不易恢复。除此以外，新脑的单侧性也很明显，因此伤后不易为对侧代偿。旧脑在内层，血运较丰富，且有明显的双侧支配，因此，新脑损伤后，有些较粗糙和低级的功能可由旧脑来完成。

（2）病灶周围组织的代偿。科学家认为，大脑皮质的结构和功能不是像建筑上的马赛克一样，即结构丧失其相应的功能也永远丧失，而是一个部位在结构上破坏以后，其承担的功能可由其他部位来完成。

（3）对侧大脑半球的代偿。中枢神经系统的代偿能力是巨大的。临床研究发现，切除患者一侧大脑半球既不引起患者意识的丧失，也不影响患者语言的恢复，证明一侧大脑半球就可以作为完整个人的物质基础。患者不仅能控制另一侧的身体，而且还能让同侧身体也综合到存活大脑半球的精神、躯体和社会活动中去。近年来，国内也有报道，患者大脑半球切除后经过训练能明显恢复健康。

（4）潜伏通路及其启用。这是脑可塑性的又一重要生理依据。潜伏通路是指已经存在的但没有发生作用的通路，在主要通路失效时发挥作用。较典型的例子是关于头－眼协调控制的试验。

潜伏通路现象往往在患者伤后数日至数星期才出现，另由于突触的效率在于使用，要使原先潜伏和应用得极少的突触变为功能良好的突触，需要很长时间。

（5）行为代偿。行为是人在环境影响下所发生的生理和心理变化的外在表现。科学家认为，脑损伤后，功能的恢复并不必要复原伤前见到的行为，而是可以通过学习发展出一种能达到相同目的的新的甚至是异常的行为，后者同样可以减轻因损伤而形成的缺陷，因此科学家已把行为代偿列为脑可塑性的表现之一。

3. 神经病理学方面：在损伤后期功能恢复的机制中，在神经病理学方面，神经系统的可塑性主要表现为失神经致敏或失神经过敏。

失神经致敏是在失神经支配后，突触后细胞对其神经化学递质的敏感性增高。例如：在正常情况下，肌纤维对乙酰胆碱（ACh）的敏感性只有在神经肌肉接点处才最高，在其他部位这种敏感性几乎为零。但一旦出现失神经支配，几日至几星期后，这种现象就会完全改变，变为整个肌纤维对ACh的敏感性增高。

4. 神经生物学方面：科学家发现，神经系统的可塑性与某些基因亦有密切的联系，如热休克基因、早期反应基因等。

（二）外部因素

1. 药物：研究证实，脑的一些退行性疾病与神经生长因子（NGF）缺乏有关。实验已证实，在侧脑室内或在脑内多点注入NGF能促进脑瘫和老年痴呆患者的功能恢复。临床研究证实，应用NGF治疗脑的一些退行疾病有良好的效果。

2. 环境和心理：环境和心理对中枢神经系统可塑性同样有重要的影响。

3. 神经移植和基因治疗：神经移植已证明，哺乳类中枢神经系统有一种与植入的神经元和神经胶质成分合并和相互作用的能力，并且证实这种移植成分能改变宿主的功能和行为。近10年的基因治疗历程表明，神经干细胞可作为基因等生物信息和生物活性物质的载体完成很多工作。在中枢神经系统修复和功能恢复方面，基因治疗亦已展现出良好的前景。

4. 功能恢复训练：中枢神经系统损伤后功能恢复的重要促进因素是功能恢复训练。功能恢复训练在神经康复中，无论在损伤早期，还是在损伤后期和晚期，都有十分重要的作用。

功能恢复训练是通过重新学习以恢复功能的过程，也可以认为是通过与他人和环境相互作用，在接受刺激时及时和适当地作出反应，以适应环境和重新学习生活、工作所需的技能的过程。这种训练对于脑损伤后是十分必要的，其原因在于：

（1）为提高过去相对无效的或新形成的突触的效率，均需反复训练。

（2）要求原先不承担某种功能的结构去承担新的、不熟悉的任务，同样需要大量的学习和训练。

（3）外周刺激和感觉反馈在促进脑功能和帮助个体适应环境和生存中有重要的意义。在动物和人中，有大量关于环境刺激、反复的电刺激能引起脑结构、生理和行为改变的证据。

（4）研究表明，机体双侧同时功能训练更有利于脑功能重组和功能恢复。

总之，随着医学的发展和技术的进步，尤其是随着影像学和电生理学的发展，脑可塑性得到了越来越多的客观证实。在临床上，尤其在脑损伤后康复训练中，脑可塑性成为运动感觉再学习的理论基础。

第六节　中医对脑病的认识

一、脑的结构与生成

脑形如核桃，表面满布沟回，在头直通口、鼻、眼、耳诸窍，下延脊髓。脊髓沿脊柱居于身背。脑为发令之官，髓为传令之使。督脉通贯脑髓，连接五脏，协调于五脏六腑，统辖于四肢百骸。脑之经脉为督脉而统帅诸阳，通过督脉贯穿脑髓而共同发挥协调五脏六腑的生理作用。

（一）脑髓的解剖位置和结构

脑藏于颅内，位于人体最高位，《灵枢·海论》中就有"脑为髓之海，其输上在于其盖，下在风府"的描述。脑系由脑、髓及其经络筋脉共同组成。《素问·五脏生成》有"诸髓者皆属于脑"的论述。《内经》中还认识到，经络是构成脑髓、气血津液运行的通道，是五神脏的生理基础，并初步阐述了对神机的一些认识。

（二）脑髓的充养长成

脑髓的生成来源由三部分组成：

1. 脑髓源于肾中先天精气。父母的先天之精生成脑髓雏形。《灵枢·经脉》说："人始生，先成精，精成而脑髓生。"意思是，脑髓产生的原始物质基础是先天父母之精。《灵枢·本神》说："故生之来谓之精，两精相搏谓之神。"脑髓由"两精相搏"而产生。先天之精还是化生元神的物质基础，元神又依附于形体而存在。脑是人体中最先发育的器官，元神藏于脑内，所以李时珍说："脑为元神之府。"先天之精的盛衰，直接影响着脑的发育和神明的功用。肾精充足，先天之精气充盈，则肾主骨生髓有化源；肾气不足，先天之精亏虚，脑髓不能正常化生，小儿可见"五迟""五软"等病证。

2. 水谷之精充养脑髓。肾中精气化生脑髓雏形之后，脑髓还需不断地得到水谷精微的濡养化生才能逐渐长成。后天脾胃将水谷精微转化为气血，并借助脾的升清与胃的降浊，将水谷精微之气上承脑髓，而补益之。《灵枢·五癃津液别》

说:"五谷之津液,和合而为膏者,内渗入于骨空,补益脑髓。"提出了脑是髓汇集的地方,脑需要不断在五谷之津液和合滋养中而获得补益,逐渐长成。临床上先天发育不良者,可在婴幼儿时期以饮食调补,通过后天水谷之精补养脑髓,可以开发智能。后天饮食不足,气血化生乏源,脑髓失养,临床可见发育迟缓、智力低下等症状。成人在饮食失调、脾胃运化功能失常之时,由于气血生化乏源,营血亏虚,不能上奉于脑,脑髓空虚,临床可见头晕目眩、肢疲神倦、心神不安、失眠,甚至记忆力下降等症状。

3.脏腑之精化髓充脑。脑髓为肾中精气所生,脾胃精气所化,五脏六腑之精气皆上充于脑而养脑髓。肾主骨生髓;脾气散精,濡养脑髓;肺吸入自然界清气和合水谷之气上充脑髓;心主血脉,使血行脉中,上达脑髓;肝主疏泄,调畅脑髓气血并藏血以养脑髓。脑髓之功能正常是五脏精气充养、协调为用的结果。《素问·上古天真论》说:"肾者主水,受五脏六腑之精而藏之。"同时,古人认识到肾藏精,精生髓,髓能充脑以补益脑髓,故唐容川说:"益肾生精,化为髓,而藏之于脑中。"肾精的盛衰,直接影响着脑髓的盈亏。若肾精不足,不仅脑失其养,而且还影响到肾中生殖之精的活力,使生殖功能下降,在胚胎发育中,脑髓的化生也较迟缓,易发生新生儿脑髓先天不足的疾患。脑髓从先天之精产生之后,要逐渐接受肾中精气和肺中清气及脾胃五谷精微的滋养才能逐渐充实。自然界中五气五味化生滋养五脏六腑精气,五脏六腑精气、津液化生脑物，脑髓乃成，神乃自生。

（三）脑气筋

脑髓系统由脑、髓、脑气筋（相当于脑神经）及其连属的经络系统共同构成。脑气筋从脑髓发出，分布到肢体、脏腑、五官九窍、皮肉筋骨。脑气筋是目之所以能视、耳之所以能听的基础。从脑发出的脑气筋共 12 对，连属于目、耳、鼻、口、舌等，或组成目系、舌本，或直接连接官窍，主司这些器官的运动与感觉。并有一对脑气筋从脑发出后，逾颈至脑下，垂胃口之前，并直接和心、肺、肝、胃、大小肠等脏腑发生联系。从髓发出的脑气筋共 31 对，分布到手足、躯干，并连属脏腑。躯干上的纵行经脉大都与这 31 对脑气筋中的部分脑气筋有交汇：行于胸腹的阴经和由髓发出的脑气筋存在交汇，循行路线上分布有治疗各个脏腑病变的募穴；足太阳膀胱经在背部的循行路线和由髓发出的脑气筋相交汇，故在其循行路线上有协调其他脏腑功能的背俞穴。脑气筋的存在是募穴和背俞穴功能作用的物质基础。

清代赵彦晖《存存斋医话稿》将脑气筋的结构描述为："脑散动觉之气，厥用在筋，第脑距身远，不及引筋以达百肢，复得颈节脊髓，连脑为一，因遍及也。脑之皮分内外层，内柔而外坚，既以保存生身，又以肇始诸筋。筋自脑出者六偶，独一偶逾颈至胸下，垂胃口之前，余悉存项内，导气于五官，或令之动，或令之觉。又从脊髓出筋三十偶，各有细筋旁分，无肤不及。其与肤接处，稍变似肤，始缘以引气，入肤充满周身，无不达矣。筋之体，瓤其里，皮其表，类于脑，以为脑与周身连接之要约。即心与肝所发之脉络，亦肖其体，因以传本体之性于周身。盖心、肝与脑三者，体有定限，必藉筋脉之势，乃能与身相维相贯，以尽厥职。否则七尺之躯，彼三者何由营之卫之，使生养动觉各效灵哉？"其中，赵彦晖所描述的"脑之皮"应该是脑膜，由于观察认识的方法所限，他将脑膜分作了内外层，"内柔而外坚"应该是对软脑膜和硬脑膜的描述。将脑气筋分作"六偶"的原因，应该是分别将分布到眼、耳、鼻、面、口的神经和血管束汇总起来进行了观察。"独一偶逾颈至胸下，垂胃口之前"描述的应该是迷走神经，而"从脊髓出筋三十偶"描述的则应该是脊神经。

　　清末医家邵同珍在《医易一理》中也明确地描述了脑脏系统理论，他说："脑精气，居头顶之上，前齐眉，后齐颈，左右齐耳。中系六瓣，中二瓣名曰大脑，前曰前脑，后曰后脑。背行较多，分九对脑气筋，入五官、脏腑，以司视听言动。故曰：目无脑气筋则不能视，耳无脑气筋则不能听，鼻无脑气筋则不分香臭，舌无脑气筋则不知甘苦。脊髓者，由脑直下，为脑之余，承脑驱使，分派众脑气筋之本也。脊柱二十四节，凑叠连贯，互相勘合而成，共成脑气筋三十一对，由筋分线，由线分丝，愈分愈细，有绕如网者，有结如球者，以布手足周身，皮肉筋骨无微不至。人身之能知觉运动及能记忆古今，应对万事者，无非脑之权也。"他把脑脏分为"六瓣"，把脑气筋分为"九对"进入五官、脏腑，散精气入五官、脏腑，统管五官、脏腑的活动。

（四）脑与经络的关系

《内经》中记载了脑与经络联系的一些认识，在当时的认识程度上，与脑直接联系的经络有 4 条：其中正经 2 条，分别是足阳明胃经和足太阳膀胱经；奇经 2 条，分别是督脉和跷脉。进一步分析可知，督脉与脑的联系是与足太阳膀胱经相一致的。

足阳明胃经："胃气上注于肺，其悍气上冲头者，循咽，上走空窍，循眼系，入络脑，出䪼，下客主人，循牙车，合阳明，并下人迎，此胃气别走于阳明者也。"（《灵枢·动输》）

足太阳膀胱经："膀胱足太阳之脉，起于目内眦，上额交巅；其支者，从巅至耳上角；其直者，从巅入络脑，还出别下项，循肩膊内，挟脊，抵腰中，入循膂，络肾属膀胱。"（《灵枢·经脉》）

督脉："督脉者……与太阳起于目内眦，上额，交巅，上入络脑，还出别下项。"（《素问·骨空论》）"从肝上注肺，上循喉咙，入颃颡之窍，究于畜门。其支别者，上额，循巅，下项中，循脊，入骶，是督脉也。"（《灵枢·营气》）这里督脉与脑的联系是借助于足阳明胃经的。明确提出督脉与脑直接联系的是《难经》。《难经·二十八难》说："督脉者，起于下极之俞，并于脊里，上至风府，入属于脑。"

跷脉："足太阳有通项入于脑者……阴跷、阳跷，阴阳相交，阳入阴，阴出阳，交于目锐眦。"（《灵枢·寒热病》）提示了经脉从颈项部经大脑到眼的一段路径。

《内经》中还记述了其他一些经络理论，虽然这些理论中没有具体的经络循行路线，但是都与脑存在明确的相关，比如气街理论、四海理论等。

1. 气街理论。气街理论认为，头、胸、腹、胫部有经脉之气聚集循行的通路。《灵枢·卫气》就有"气在头者，止之于脑"的论述，提示头面五官的功能活动最终都与脑相关。从经络循行的角度来说，联系到头面部的经络，最终都要汇聚到脑，因此，《灵枢·邪气脏腑病形》说："十二经脉，三百六十五络，其血气皆上于面而走空窍，其精阳气上走于目而为睛，其别气走于耳而为听，其宗气上出于鼻而为臭，其浊气出于胃，走唇舌而为味。"

脑与十二经脉、三百六十五络都存在密切的关联，也可以通过全身经络和腧穴对人体五脏六腑和四肢百骸起到一定的调控作用，很难说某条经络是脑的经络。

2. 四海理论。四海是髓海、血海、气海、水谷之海的总称，是人体气血、精髓等精微物质汇聚之所，其中脑部髓海为元神之府，是神气的本源，脏腑经络活动的主宰。四海理论除指出脑组织的性质外，还认识到脑的气血输注于体表有一定的部位：上抵颅骨顶盖（一般理解为百会穴），下至风府穴（正当枕骨大孔与第 1 颈椎之间）。脑与五脏六腑等组织器官一样，其气血状态也会在体表的一些部位体现出来。

可以看出，四海理论试图表达脑与体表的一定部位（腧穴）关系密切，即这些部位（腧穴）与脑存在一定的经络联系。

《内经》有一段有关脑（髓海）病的文字介绍："髓海有余，则轻劲多力，自过其度；髓海不足，则脑转耳鸣，胫酸眩冒，目无所见，懈怠安卧。"（《灵枢·海论》）不仅指出了脑病的症状，而且指出了脑病有虚（"不足"）、实（"有余"）之分。对脑病的治疗，《内经》认为，应"审守其俞，而调其虚实，无犯其害，顺者得复，逆者必败"（《灵枢·海论》）。

《内经》还叙述了经络与头的联系，从描述的内容和列举的病候分析应该是经络与大脑的关系。列举如下：

"足阳明之别，名曰丰隆，去踝八寸，别走太阴；其别者，循胫骨外廉，上络头项，合诸经之气，下络喉嗌。其病气逆则喉痹瘁喑，实则狂癫，虚则足不收，胫枯。取之所别也。"（《灵枢·经脉》）

"督脉之别，名曰长强，挟膂上项，散头上，下当肩胛左右，别走太阳，入贯膂。实则脊强，虚则头重，高摇之，挟脊之有过者，取之所别也。"（《灵枢·经脉》）

"足少阳之筋……直者，上出腋，贯缺盆，出太阳之前，循耳后，上额角，交巅上……从左之右，右目不开，上过右角，并跷脉而行，左络于右，故伤左角，右足不用，命曰维筋相交。"（《灵枢·经筋》）

十五络脉中，足阳明络脉与督脉之别都联系到头，而记载的病候中，主要体现了大脑的病变。而经筋理论中关于"维筋相交"的讨论，直接体现在脑外伤后的一些肢体症状上，在经络原理中脑病与跷脉也存在直接的联系。

在脑病的针刺禁忌方面，《内经》也有相关介绍，如《素问·刺禁论》说："刺头中脑户，入脑立死。""脑户"为穴位名，属督脉，位于后发际正中直上 2.5 寸，风府上 1.5 寸，枕外隆凸的上缘凹陷处，通于脑中。因脑为髓之海，真气之所聚，针入脑则真气泄，故立死。

二、脑当为脏论

中医学传统理论认为，脑为奇恒之腑，有主管精神、意识、思维和运动、感觉等功能，并将生理功能和病理变化归之于心（心主神明）。由于传统理论把脑的功能归之于心，所以后学者甚感迷惑。为了解除后学者心中的迷惑，我们主张在中医传统理论的基础上，吸取现代中医理论的成果，倡导脑当为脏论，推崇中医独特脑脏系统，不断完善中医脑病症治学理论，并用以指导脑脏系统疑难病的辨证与治疗。

脑当为脏论的理论依据如下：

（一）从定义上看

脑位于头颅之内，乃髓汇集之处，为髓之海，具有藏髓（精气）而不泻，且无中空之特点，有别于骨、脉、胆、女子胞，故脑不应归为奇恒之腑而应归为脏。《素问·五脏别论》说："所谓五脏者，藏精气而不泻也，故满而不能实；六腑者，传化物而不藏，故实而不能满也。"脑具有藏精气而不泻、满而不能实的生理特性，显然理应为脏。《灵枢·海论》说："人始生，先成精，精成而脑髓生。"《素问·五脏生成篇》说

"诸髓者皆属于脑""诸血者皆属于心""诸气者皆属于肺"，言及脑贮藏精气，与心、肺等脏的功能相同，且"十二经脉、三百六十五络，其血气皆上注于面而走空窍"(《灵枢·邪气脏腑病形》)，说明不论是从先天还是从后天来看，脑皆具有"藏精气而不泻"的脏器特性，所以说脑当为脏。

（二）从脏的体用上看

脑为髓之海，髓属阴；脑为真气之所聚(王冰)，真气属阳。阴为体，阳为用，保持其统一平衡，才能"阴平阳秘，精神乃治"。以气血而论，脑赖气充，又赖血养，目视、足步、掌握、指捏等都是气血养于脑而脑神作用的结果。所以说，脑神的正常功能发挥，有赖于脑之气血、阴阳的对立统一平衡。脑具有贮藏髓（精）的作用，脑髓（精）的来源有三：先天之精、后天之精、五脏之精。

总之，自《内经》以来，历代医家对脑的认识逐步深化，脑在人体生理功能和病理变化中具有不可替代的重要地位。据此也可以看出，脑当为脏论有深刻的理论渊源。

三、脑的生理功能

脑位于颅内，其位最高，统领诸神，为元神之府，生命之主宰。脑藏髓，主神志，智能出焉。脑协调五脏六腑，统辖四肢百骸。脑开窍于五官，灵机现于瞳子，应于语言。督脉统帅诸阳，督脉在肾与脑之间输布精髓，交通阴阳，转运神机。脑必须依靠五脏六腑化生的精、气、血、津液的濡养、温煦、推动，方能保证脑的正常生理功能。

（一）脑主元神

历代医家对于脑主元神的生理功能都有精彩论述。"头者，身之元首，人神所注"（张仲景），"脑为元神之府"（李时珍），"灵机记性不在于心而在于脑"（王清任）。在中医传统理论中，脑的许多功能分属于五脏（如五脏神）。五脏神，即神、魂、魄、意、志，五种心理活动为五脏所主，为脑的元神在五脏的不同归属。

心神、脑神、五脏神关系：脑为元神，统帅着五脏诸神，同时由于心居五脏之首，是五脏这个核心系统中的核心，故脑神与心神共同协调控制五脏神的活动。神志是对人的思维意识等精神活动的总概括，即脑对外界事物的反映。神与生俱来。脑是神的物质基础，神是脑功能活动的外在表现。人的一切精神、意识、思维、情感、记忆等神志活动都受脑的支配，脑为人体生命活动的主宰。脑主神志，除表现为支配人的思维、意识、精神活动之外，还具有对内协调五脏六腑、对外统辖四肢百骸的作用。

脑与五脏的关系：在临床实践中倡导脑当为脏论，并非将脑与五脏割裂开来孤立地看待，而是强调脑作为人体一个十分重要的器官，应该给脑以相应的地位，强调脑在主导全身功能方面的重要性，并深入探讨脑的生理病理及脑与其他脏腑的联系，从而为脑病证治开拓一个新的领域。脑要进行意识思维并协调全身各脏腑的活动，全赖五脏精华之灌注、六腑清阳之气以濡养。脑中气血、津液、精等物质充足，方能髓海充盈，神机敏锐，协调五脏六腑，统辖四肢百骸。

（二）脑病的生理病理特点

脑为"诸阳之会"，阳易亢：头为诸阳之会，手足三阳经均循行于头面，"总督一身之阳"的督脉也入于脑，阳者炎热，火性炎上，阳气易亢，故脑病以阳亢、火热证较多。

脑为"清灵之窍"，窍易闭：脑窍贵在清灵通利，一旦闭阻，则脑神失养，神机不运而变症丛生。脑窍闭阻常由痰、瘀、水、湿、热之邪交结为患，若因痰、瘀、热邪闭阻清窍，火扰元神，可出现健忘、昏迷、癫证、痫证、狂证、厥证等；若因痰湿蒙闭清窍，元神被扰，可出现昏迷、癫证、痫证等；若因猝冒秽浊之气，浊邪害清，清窍闭塞，元神闷乱，则易猝发闭证；若因气滞血瘀，痰瘀交阻，脑脉瘀阻，清窍不利，则易发生脑卒中之脑络痹阻证；若因络破血溢，致瘀血内停，水津外渗，水瘀互结，脑窍闭塞，则易形成脑卒中之颅脑水瘀证。

脑为"元神之府"，神易伤：痰火上扰，元神逆乱，可出现头痛、失眠、癫证、痫证、狂证等；元神被痰湿所蒙扰，可出现郁证、嗜睡、癫证、痫证；七情过极导致元神失常，可出现郁证、厥证、脱证、癫证、不寐、梅核气、痴呆、脏躁等；汗吐下太过，元气暴脱，导致元神无所依附，可出现脱证等；颅脑外伤，伤经损络或络破血溢，侵扰脑神，可出现头痛、眩晕、痫证、昏迷等。

脑为"诸髓之海"，髓易虚：髓为先天精气所化生，赖后天气血精液以濡养。髓海不足，或因先天禀赋不足，肾亏精气化源不足，加之后天脾胃失调，精血难以为继，故而髓海空虚不满，多见于幼儿五迟、五软等；或因年老精亏，肝肾虚损，精气化源日竭，髓海渐空，出现眩晕、耳鸣、耳聋、健忘、癫证、痴呆、嗜睡等；或因五脏气血阴阳耗脱亡散，波及脑髓，致髓海虚极而发为脱证；或因瘀血痰浊、癥积压迫，如脑岩等，致精髓升降出入之道壅塞失畅，气血、津液、精难以上奉于头，日久必致髓海空虚，表现出"大实有羸状"之情形。

脑为"诸脉之聚"，脉易损：脑为诸脉所聚之处，脑脉的损伤常表现为络破血溢和脑脉瘀阻两个方面。各种原因导致阴阳失调，气血逆乱，脏腑功能受损，气血津液运行障碍，进而皆可损伤脑脉、脑络。若肝阳暴亢、心火炽盛，气血上冲于脑可致络破血溢；或血凝为瘀，津滞为痰，痰瘀互结痹阻脑脉、脑络，皆可导致脑卒中之发生。病理过程中出现痰饮、瘀血、痰瘀交阻、水瘀互结的格局，致使清窍被扰，脑脉受损，脑髓失养，神机失用，临床常见于脑卒中的络破血溢、脑脉瘀阻、颅脑水瘀。

总之，脑为人体最高主宰；脑藏神，主神明，总统诸神；脑司思维，主聪慧；脑主记忆，主任物，司明辨；脑主意念，主运动，主五志，主调节。脑为清灵之脏、纯阳之脏，喜盈恶亏，喜静恶扰，宜伸忌郁，藏而不泻。

第七节　脑卒中的二级预防

一、概述

脑卒中的二级预防，指对已经发生脑卒中的患者采取防治措施。采取脑卒中二级预防的目的是改善症状，降低病死、病残率，同时防止脑卒中复发。对脑卒中二级预防而言，最重要的是识别首次脑卒中的发病机制。例如，对于因高血压导致穿支动脉损害，从而导致腔隙性脑梗死的患者来说，控制血压至关重要；对于高血压性脑出血患者来说，控制血压也是最重要的预防策略；对于伴有颈动脉严重狭窄的脑卒中患者而言，为受累颈动脉施行手术或血管成形术是最佳的二级预防策略；对于有非狭窄性斑块的患者而言，口服他汀类药物、抗血小板聚集药物（如阿司匹林、氯吡格雷，或低剂量阿司匹林和缓释双嘧达莫复合制剂）可能是最有效的二级预防策略；对于房颤所致的心源性脑栓塞患者而言，在无抗凝药禁忌症的情况下，口服华法林等抗凝药物是最佳的二级预防策略。

二、脑卒中的二级预防

脑卒中二级预防的主要措施有两个：一个是控制危险因素，另一个是持续的可靠药物治疗。只有坚持二级预防，才能够针对病因进行治疗，有效降低脑卒中复发率。二级预防提倡"双有效"，即有效药物、有效剂量。不规律服药是脑卒中二级预防的禁忌。

《中国缺血性脑卒中和短暂性脑缺血发作二级预防指南（2014）》指导的二级预防药物依从性（药物依从性，是指患者对药物治疗方案的执行程度）有以下几点：①缺血性脑卒中或短暂性脑缺血发作患者二级预防的药物依从性影响脑卒中患者的临床预后（Ⅱ级推荐，B级证据）；②医生因素、患者因素及医疗体系因素均影响患者的二级预防药物依从性（Ⅲ级推荐，C级证据）；③规范的二级预防流程，可能会提高二级预防药物的实施率（Ⅱ级推荐，B级证据）。

说明：①证据评定标准：A级，基于多个随机对照试验（RCT）的Meta分析或系统评价，多个RCT或1个样本量足够的RCT高质量；B级，基于至少1个较高质量的RCT；C级，基于未随机分组但设计良好的对照试验，或设计良好的队列研究、病例对照研究；D级，基于无同期对照的系列病例分析或专家意见。②推荐强度：Ⅰ级，基于A级证据或专家高度一致的共识；Ⅱ级，基于B级证据和专家共识；Ⅲ级，基于C级证据和专家共识；Ⅳ级，基于D级证据和专家共识。

脑卒中的二级预防应该重点注意以下几个方面［主要参考《中国缺血性脑卒中和短暂性脑缺血发作二级预防指南（2014）》］：

（一）高血压

1.既往未接受降压治疗的缺血性脑卒中或短暂性脑缺血

发作患者，发病数天后如果收缩压 ≥ 140mmHg 或舒张压 ≥ 90mmHg，应启动降压治疗（Ⅰ级推荐，A 级证据）；对于血压 < 140/90mmHg 的患者，其降压获益并不明确（Ⅱ级推荐，B 级证据）。

2. 既往有高血压病史且长期接受降压治疗的缺血性脑卒中或短暂性脑缺血发作患者，如果没有绝对禁忌，发病数天后应重新启动降压治疗（Ⅰ级推荐，A 级证据）。

3. 由于颅内大动脉粥样硬化性狭窄（狭窄率 70% ~ 99%）导致的缺血性脑卒中或短暂性脑缺血发作患者，推荐收缩压降至 140mmHg 以下，舒张压降至 90mmHg 以下（Ⅱ级推荐，B 级证据）。由于低血流动力学原因导致的脑卒中或短暂性脑缺血发作患者，应权衡降压速度与幅度对患者耐受性及血流动力学影响（Ⅳ级推荐，D 级证据）。

4. 降压药物种类和剂量的选择及降压目标值应个体化，应全面考虑药物、脑卒中的特点和患者方面因素（Ⅱ级推荐，B 级证据）。

（二）脂代谢异常

1. 对于非心源性缺血性脑卒中或短暂性脑缺血发作患者，无论是否伴有其他动脉粥样硬化证据，推荐高强度他汀类药物长期治疗以减少脑卒中和心血管事件的风险（Ⅰ级推荐，A 级证据）。有证据表明，当 LDL-C 下降 ≥ 50% 或 LDL-C ≤ 1.8mmol/L 时，二级预防更有效（Ⅱ级推荐，B 级证据）。

2. 对于 LDL-C ≥ 2.6mmol/L 的非心源性缺血性脑卒中

或短暂性脑缺血发作患者，推荐强化他汀类药物治疗以降低脑卒中和心血管事件的风险（Ⅰ级推荐，A级证据）；对于LDL-C < 2.6mmol/L的缺血性脑卒中或短暂性脑缺血发作患者，目前尚缺乏证据，推荐强化他汀类药物治疗（Ⅱ级推荐，C级证据）。

3. 由于颅内大动脉粥样硬化性狭窄（狭窄率70%~99%）导致的缺血性脑卒中或短暂性脑缺血发作患者，推荐高强度他汀类药物长期治疗以减少脑卒中和心血管事件的风险，推荐目标值为LDL-C ≤ 1.8mmol/L（Ⅰ级推荐，B级证据）。颅外大动脉狭窄导致的缺血性脑卒中或短暂性脑缺血发作患者，推荐高强度他汀类药物长期治疗以减少脑卒中和心血管事件的风险（Ⅰ级推荐，B级证据）。

4. 长期使用他汀类药物治疗总体上是安全的。有脑出血病史的非心源性缺血性脑卒中或短暂性脑缺血发作患者应权衡风险和获益合理使用（Ⅱ级推荐，B级证据）。

5. 他汀类药物治疗期间，如果监测指标持续异常并排除其他影响因素，或出现指标异常相应的临床表现，应及时减药或停药观察（注意：肝酶超过3倍正常值上限，肌酶超过5倍正常值上限，应停药观察）；老年患者或合并严重脏器功能不全的患者，初始剂量不宜过大（Ⅱ级推荐，B级证据）。

（三）糖代谢异常和糖尿病

1. 缺血性脑卒中或短暂性脑缺血发作患者糖代谢异常的患病率高，糖尿病和糖尿病前期是缺血性脑卒中患者脑卒中复发或死亡的独立危险因素，临床医师应提高对缺血性脑卒中或短暂性脑缺血发作患者血糖管理的重视（Ⅱ级推荐，B级证据）。

2. 缺血性脑卒中或短暂性脑缺血发作患者发病后均应接受空腹血糖、HbA1c监测，无明确糖尿病病史的患者在急性期后应常规接受口服葡萄糖耐量试验来筛查糖代谢异常和糖尿病（Ⅱ级推荐，B级证据）。

3. 对糖尿病或糖尿病前期患者进行生活方式和（或）药物干预能减少缺血性脑卒中或短暂性脑缺血发作事件，推荐HbA1c治疗目标 < 7%（Ⅰ级推荐，B级证据）。

4. 缺血性脑卒中或短暂性脑缺血发作患者在控制血糖水平的同时，还应对患者的其他危险因素进行综合全面管理（Ⅱ级推荐，B级证据）。

（四）吸烟

1. 建议有吸烟史的缺血性脑卒中或短暂性脑缺血发作患者戒烟（Ⅰ级推荐，A级证据）。

2. 建议缺血性脑卒中或短暂性脑缺血发作患者避免被动吸烟，远离吸烟场所（Ⅱ级推荐，B级证据）。

3. 可能有效的戒烟手段包括劝告、尼古丁替代产品或口服戒烟药物（Ⅱ级推荐，B级证据）。

（五）睡眠呼吸暂停

1. 鼓励有条件的医疗单位对缺血性脑卒中或短暂性脑缺血发作患者进行睡眠呼吸监测（Ⅱ级推荐，B级证据）。

2. 使用持续正压通气（CPAP）可以改善合并睡眠呼吸暂停的脑卒中患者的预后，可考虑对这些患者进行 CPAP 治疗（Ⅱ级推荐，B级证据）。

（六）高同型半胱氨酸血症

对近期发生缺血性脑卒中或短暂性脑缺血发作且血同型半胱氨酸轻度至中度增高的患者，补充叶酸、维生素 B_6 以及维生素 B_{12} 可降低同型半胱氨酸水平。尚无足够证据支持降低同型半胱氨酸水平能够减少脑卒中复发风险（Ⅱ级推荐，B级证据）。

（七）抗血小板药物在脑卒中或短暂性脑缺血发作二级预防中的应用

抗血小板治疗能显著降低缺血性脑卒中或短暂性脑缺血发作患者严重心血管事件的发生风险。循证医学证据充分的抗血小板药物有阿司匹林、氯吡格雷、噻氯吡啶。

1. 对非心源性栓塞性缺血性脑卒中或短暂性脑缺血发作患者，建议给予口服抗血小板药物而非抗凝药物预防脑卒中复发及其他心血管事件的发生（Ⅰ级推荐，A级证据）。

2. 阿司匹林（每日 50～325mg）或氯吡格雷（每日 75mg）单药治疗均可作为首选抗血小板药物（Ⅰ级推荐，A级证据）；阿司匹林单药抗血小板治疗的最佳剂量为每日 75～150mg。阿司匹林（25mg）+ 缓释型双嘧达莫（200mg）或西洛他唑（100mg），均可作为阿司匹林和氯吡格雷的替代治疗药物（Ⅱ级推荐，B级证据）。抗血小板药应在患者危险因素、费用、耐受性和其他临床特性的基础上个体化选择（Ⅰ级推荐，C级证据）。

3. 发病 24 小时内，具有脑卒中高复发风险（ABCD2 评分 ≥ 4 分）的急性非心源性短暂性脑缺血发作或轻型缺血性脑卒中患者（NIHSS 评分 ≤ 3 分），应尽早给予阿司匹林联合氯吡格雷治疗 21 日（Ⅰ级推荐，A级证据），但应严密观察出血风险，此后可单用阿司匹林或氯吡格雷作为缺血性脑卒中长期二级预防一线用药（Ⅰ级推荐，A级证据）。

4. 发病 30 日内伴有症状性颅内动脉严重狭窄（狭窄率 70% ~ 99%）的缺血性脑卒中或短暂性脑缺血发作患者，应尽早给予阿司匹林联合氯吡格雷治疗 90 日（Ⅱ级推荐，B级证据）。此后，阿司匹林或氯吡格雷单用均作为长期二级预防一线用药（Ⅰ级推荐，A级证据）。

5. 伴有主动脉弓动脉粥样硬化斑块证据的缺血性脑卒中或短暂性脑缺血发作患者，推荐抗血小板及他汀类药物治疗（Ⅱ级推荐，B级证据）。此口服抗凝药物与阿司匹林联合氯吡格雷治疗效果的比较尚无肯定结论（Ⅱ级推荐，B级证据）。

6. 非心源性栓塞性缺血性脑卒中或短暂性脑缺血发作患者，不推荐常规长期应用阿司匹林联合氯吡格雷抗血小板治疗（Ⅰ级推荐，A级证据）。

（八）心源性栓塞的抗栓治疗

心房颤动是导致心源性栓塞的常见原因。理论上，所有发生过脑卒中事件的房颤患者均应进行长期口服抗凝药治疗。

华法林是传统的抗凝药物，但使用严重不足。新型口服抗凝剂服用方便，已得到专家的推荐。

1. 心房颤动：

（1）对伴有心房颤动（包括阵发性）的缺血性脑卒中或短暂性脑缺血发作患者，推荐使用适当剂量的华法林口服抗凝治疗，以预防再发的血栓栓塞事件。华法林的目标剂量是维持 INR（国际标准化比值）在 2～3（Ⅰ级推荐，A 级证据）。

（2）新型口服抗凝剂可作为华法林的替代药物，新型口服抗凝剂包括达比加群、利伐沙班、阿哌沙班及依度沙班（Ⅰ级推荐，A 级证据），选择何种药物应考虑个体因素。

（3）伴有心房颤动的缺血性脑卒中或短暂性脑缺血发作患者，若不能接受口服抗凝药物治疗，推荐应用阿司匹林单药治疗（Ⅰ级推荐，A 级证据）。也可以选择阿司匹林联合氯吡格雷抗血小板治疗（Ⅱ级推荐，B 级证据）。

（4）伴有心房颤动的缺血性脑卒中或短暂性脑缺血发作患者，应根据缺血的严重程度和出血转化的风险，选择抗凝时机。建议出现神经功能症状 14 日内给予抗凝治疗预防脑卒中复发，对于出血风险高的患者，应适当延长抗凝时机（Ⅱ级推荐，B 级证据）。

（5）缺血性脑卒中或短暂性脑缺血发作患者，尽可能接受 24 小时的动态心电图检查。对于原因不明的患者，建议延长心电监测时间，以确定有无抗凝治疗指征（Ⅱ级推荐，B 级证据）。

2.其他心源性栓塞：除心房颤动外，急性心肌梗死也有可能引发脑卒中，尤其是大面积心肌梗死。此外，瓣膜性疾病也能增加心源性栓塞导致的脑血管事件。在进行抗栓治疗的同时，应权衡出血风险，在血栓形成和出血风险之间寻找最佳平衡点。

（1）伴有急性心肌梗死的缺血性脑卒中或短暂性脑缺血发作患者，影像学检查发现左室附壁血栓形成，推荐给予至少3个月的华法林口服抗凝治疗（目标 INR 值为 2.5，范围 2~3）（Ⅱ级推荐，B 级证据）；若无左室附壁血栓形成，但发现前壁无运动或异常运动，也应考虑给予3个月的华法林口服抗凝治疗（目标 INR 值为 2.5，范围 2~3）（Ⅱ级推荐，B 级证据）。

（2）对于有风湿性二尖瓣病变但无心房颤动及其他危险因素（如颈动脉狭窄）的缺血性脑卒中或短暂性脑缺血发作患者，推荐给予华法林口服抗凝治疗（目标 INR 值为 2.5，范围 2~3）（Ⅱ级推荐，B 级证据）。

（3）对于已使用华法林抗凝治疗的风湿性二尖瓣病变患者，发生缺血性脑卒中或短暂性脑缺血发作后，不应常规联用抗血小板治疗（Ⅲ级推荐，C 级证据），可以选择阿司匹林联合氯吡格雷抗血小板治疗（Ⅱ级推荐，B 级证据）。在使用足量的华法林治疗过程中仍出现缺血性脑卒中或短暂性脑缺血发作时，可加用阿司匹林抗血小板治疗（Ⅱ级推荐，B 级证据）。

（4）不伴有心房颤动的非风湿性二尖瓣病变或其他瓣膜病变（局部主动脉弓、二尖瓣环钙化、二尖瓣脱垂等）的缺血性脑卒中或短暂性脑缺血发作患者，可以考虑抗血小板聚集治疗（Ⅱ级推荐，B级证据）。

（5）对于植入人工心脏瓣膜的缺血性脑卒中或短暂性脑缺血发作患者，推荐给予长期华法林口服抗凝治疗（Ⅱ级推荐，B级证据）。

（6）对于已经植入人工心脏瓣膜的既往有缺血性脑卒中或短暂性脑缺血发作病史的患者，若出血风险低，可在华法林抗凝的基础上加用阿司匹林（Ⅱ级推荐，B级证据）。

（九）症状性大动脉粥样硬化性缺血性脑卒中或短暂性脑缺血发作的非药物治疗

1. 颈动脉颅外段狭窄：近年来，颈动脉内膜剥脱术（CEA）和颈动脉支架植入术（CAS）已成为症状性颈动脉狭窄除内科药物治疗外的主要治疗手段。但哪些患者需要进行CEA或CAS治疗，还要权衡利弊。

（1）对于近期发生短暂性脑缺血发作或6个月内发生缺血性脑卒中合并同侧颈动脉颅外段严重狭窄（狭窄率70%～99%）的患者，如果预计围手术期死亡和脑卒中复发＜6%，推荐进行CEA或CAS治疗（Ⅰ级推荐，A级证据）。CEA或CAS的选择应依据患者个体化情况（Ⅱ级推荐，B级证据）。

（2）对于近期发生短暂性脑缺血发作或6个月内发生缺

血性脑卒中合并同侧颈动脉颅外段中度狭窄（狭窄率 50%～69%）的患者，如果预计围手术期死亡和脑卒中复发＜6%，推荐进行 CEA 或 CAS 治疗（Ⅰ级推荐，A 级证据）。CEA 或 CAS 的选择应依据患者个体化情况（Ⅱ级推荐，B 级证据）。

（3）颈动脉颅外段狭窄率＜50% 时，不推荐行 CEA 或 CAS 治疗（Ⅰ级推荐，A 级证据）。

（4）当缺血性脑卒中或短暂性脑缺血发作患者有行 CEA 或 CAS 的治疗指征时，如果无早期再通禁忌证，应在 2 周内进行手术（Ⅱ级推荐，B 级证据）。

2. 颅外椎动脉狭窄：近年来，关于颅外椎动脉狭窄的研究较少，导致证据强度不高。

症状性颅外椎动脉粥样硬化狭窄患者，内科药物治疗无效时，可选择支架植入术作为内科药物治疗辅助技术手段（Ⅱ级推荐，C 级证据）。

3. 锁骨下动脉狭窄和头臂干狭窄：动脉粥样硬化多累及锁骨下动脉和头臂干，严重狭窄可引发一系列临床症状。对于有症状的患者，应考虑通过血管内技术或者外科手术进行血运重建。

（1）锁骨下动脉狭窄或闭塞引起后循环缺血症状（锁骨下动脉窃血综合征）的缺血性脑卒中或短暂性脑缺血发作患者，如果标准内科药物治疗无效，且无手术禁忌，可行支架植入术或外科手术治疗（Ⅱ级推荐，C 级证据）。

（2）颈总动脉或者头臂干病变导致的短暂性脑缺血发作

和缺血性脑卒中患者，内科药物治疗无效，且无手术禁忌，可行支架植入术或外科手术治疗（Ⅱ级推荐，C 级证据）。

4. 颅内动脉狭窄：颅内动脉粥样硬化是脑卒中最常见病因之一，介入治疗是症状性颅内动脉粥样硬化病变的治疗手段之一。但近年来仅有小样本研究证据，还需要进行更多研究证据加以证实。

对于症状性颅内动脉粥样硬化性狭窄率 ≥ 70% 的缺血性脑卒中或短暂性脑缺血发作患者，在标准内科药物治疗无效的情况下，可选择血管内介入治疗作为内科药物治疗的辅助技术手段，但患者的选择应严格而慎重（Ⅲ级推荐，C 级证据）。

5. 其他特殊情况下脑卒中患者的治疗：

（1）动脉夹层：颅外颈动脉或椎动脉夹层的缺血性脑卒中或短暂性脑缺血发作患者，至少进行 3 ~ 6 个月的抗凝或抗血小板治疗（Ⅱ级推荐，B 级证据）；有颅外颈动脉或椎动脉夹层的缺血性脑卒中或短暂性脑缺血发作患者，使用最佳药物治疗但仍出现明确的复发脑缺血事件，可以考虑支架植入术（Ⅱ级推荐，C 级证据）；颅外颈动脉或椎动脉夹层的缺血性脑卒中或短暂性脑缺血发作患者，如果不具有血管内治疗指征或血管内治疗失败，可考虑外科手术治疗（Ⅱ级推荐，C 级证据）。

（2）卵圆孔未闭（PFO）：伴有 PFO 的缺血性脑卒中或短暂性脑缺血发作患者，如无法接受抗凝治疗，可予抗血小板治疗（Ⅰ级推荐，B级证据）；PFO伴有静脉源性栓塞的缺血性脑卒中或短暂性脑缺血发作患者，推荐抗凝治疗（Ⅰ级推荐，A级证据）；当存在抗凝禁忌时，可考虑放置下腔静脉过滤器（Ⅱ级推荐，B级证据）；PFO不伴深静脉血栓的缺血性脑卒中或短暂性脑缺血发作患者，不建议行PFO封堵术（Ⅰ级推荐，A级证据）；PFO伴有深静脉血栓的缺血性脑卒中或短暂性脑缺血发作患者，可考虑PFO封堵术（Ⅱ级推荐，B级证据）。

（3）未破裂动脉瘤：伴有小的未破裂动脉瘤（直径<10mm）的缺血性脑卒中或短暂性脑缺血发作患者，抗血小板治疗可能是安全的（Ⅱ级推荐，C级证据）。

（4）烟雾病：烟雾病患者发生缺血性脑卒中或短暂性脑缺血发作时，应首先考虑颅内外血管重建手术治疗。不能接受手术治疗者，建议口服抗血小板治疗。长期服用抗血小板药物或服用两种及以上抗血小板药物会增加出血风险（Ⅱ级推荐，C级证据）。

（5）颅内出血抗栓药物的使用：抗栓治疗相关颅内出血发生后，应评估患者的抗栓风险及效益，选择是否继续抗栓治疗（Ⅱ级推荐，B级证据）；在急性脑出血、蛛网膜下腔出血或硬膜下血肿后，患者如需恢复或启动抗栓治疗，建议在发病1周后开始（Ⅱ级推荐，B级证据）；对于出血性脑梗死患者，根据具体临床情况和潜在的抗凝治疗指征，可以考虑继续进行抗栓治疗（Ⅱ级推荐，C级证据）。

三、中医对预防脑卒中的认识

（一）脑卒中致病原因

中医学对关于脑卒中致病原因的认识在许多方面与现代医学不谋而合。归纳起来，主要有以下几个方面：

1. 正气不足，络脉空虚，外邪入侵。脑卒中一年四季均可发生，入冬气候骤然变冷，寒邪侵入则影响血脉循行；早春骤然转暖之时正值三月，阴风木主令，内应于肝，风阳暗动，均可引发脑卒中。当人体抵抗力和耐受力低下，或气候突变并超过人体耐受力时，风、寒、暑、湿之邪就会乘虚侵入经络，造成气血痹阻，经络不畅；或患者素体肥胖痰盛，外邪引动痰湿而流窜经络，引起半身不遂或口眼歪斜。

2. 烦劳过度，年老体虚，阴阳失调。生活起居无规律，经常熬夜，用脑过度，耗伤气血。纵欲过度伤精，水亏于下，火旺于上，亦是发病之因。

3. 饮食不节，过于肥甘，脾失健运。过食肥甘油腻或饮酒过度均可导致脾失健运，聚湿生痰，痰郁化热，引动肝风，夹痰上扰，阻滞经络而蒙蔽清窍；或肝火炼液成痰，以致肝火、痰火横窜经络而发病。

4. 情志不遂，五志过极，心火暴甚。恼怒、忧虑、悲伤、惊恐或思虑过度均可使肝失条达，气血并走于上，发为脑卒中。临床上以暴怒伤肝为多，因暴怒则顷刻之间肝阳暴亢，气火俱浮，迫血上涌，则脑卒中必发。

虽然脑卒中的病因很多，但是以火（肝火、心火）、风（肝风、外风)、痰(风痰、湿痰)、气(气虚,气滞)、血(血虚,血瘀)等为主,在一定条件下它们可以互相影响、互相作用,突然发病。

(二)预防脑卒中

中医认为,"气血亏虚,阴阳失衡"为脑卒中发病的最根本病机,年老体虚是脑卒中发病的病理基础,而气虚、血瘀、痰阻则为脑卒中致病之根源,若在此基础上再与外邪、劳累、七情过极、饮食不节、气候变化等相加,则可使气血逆乱,阴阳不相维系而引发脑卒中。

历代医家在对脑卒中的病因病机有较深刻认识的同时,对脑卒中的危险因素及先兆症状也有深入的研究,并提出了一些预防措施,虽有些内容尚不够完善,但为现代研究提供了理论和实践的基础,可了解脑卒中的危险因素并及时消除或减轻脑卒中危害,掌握脑卒中先兆症状,早发现,早治疗,在脑卒中的预防上有重要意义。

1. 未病先防:通过各种措施,积极主动地控制脑卒中的危险因素,如控制血压、血糖、血脂、体重指数到理想水平;戒烟、限酒;控制房颤等心脏病。积极做好宣教工作以预防脑卒中的发生,属于中医未病先防的范畴。中医注重摄生预防、调养精气神、饮食调理、动静结合以保持阴阳、气血平衡,并积极治疗脑卒中先兆,防止脑卒中的发生。强调"不治已病治未病",防重于治。

(1)良好的生活方式:慎起居、戒烟酒、调情志、远房帏。

饮食不宜过饱，食物要清淡，多食粗粮、蔬菜，尤其提倡海藻类、豆类。对于肥胖之人，要节减食物，控制体重。

（2）中药防治：

1）肝阳上亢：症见面色发红，头痛脑涨，目赤口苦，急躁易怒，手足震颤，尿黄赤。舌红，苔薄黄或黄干，脉弦数。

治法：平肝潜阳。

方药：平肝潜阳汤（生牡蛎、赤芍、川牛膝、槐米、夏枯草）。

2）痰浊阻滞：症见头晕头重，胸脘痞闷，纳呆多寐，时有意识模糊，肢麻多痰，或下肢浮肿。舌红胖大，或有齿痕，苔白腻，脉弦滑。

治法：化痰通络。

方药：化痰通络汤（天麻、清半夏、石菖蒲、生山楂、丹参、制香附）。

3）肾虚血阻：症见头晕目花，肢软乏力，肢体麻木，气短心悸。舌质嫩，脉细迟或弦细。

治法：补肾通络。

方药：补肾通络汤（何首乌、枸杞、益母草、黑豆、麦冬）。

2. 既病防变：做好脑卒中的二级预防工作，目的是预防或降低再次发生脑卒中，减轻残疾程度。脑卒中后 8 个月是脑卒中复发的危险阶段，故在脑卒中首发后应尽早开展二级预防工作。控制危险因素，做好宣教工作，是脑卒中二级预防的重点，教育患者及其家属熟悉脑卒中的临床表现、院前治疗、危险因素及后遗症的家庭康复内容，掌握各种基本的护理及康复知识。中医学早就注意到脑卒中易复发，复发后病情会加重。中医古代有许多书籍对"病后防复"的预防措施多有阐发，如戒酒色、避风寒、饮食清淡、情绪稳定、动静结合（坚持适度的自主运动和被动运动以增强患者的抗病能力）。

（三）中医预防脑卒中的措施

中医预防脑卒中的基本原则为：补益肝肾、平肝潜阳、化痰息风、祛瘀通络，或兼以调益气血等。具体方法有以下几种：

1. 日常生活起居：

（1）节饮食：饮食有节，不过饱过饥，不过食肥甘、厚味、浓盐、辛辣等，保证脏腑的运化功能，以减少生痰化火、酿风致瘀而发为脑卒中的病理基础。

（2）慎起居：每天的起居（日常生活作息等）要有规律。自然界春生、夏长、秋收、冬藏，天人相应，人体也要根据这个规律来制订起居时间。从一天而论，上午为"春"，中午为"夏"，下午为"秋"，夜晚为"冬"，故一天当中，也应起居有时，防寒保暖。《素问》说："虚邪贼风，避之有时。"《医门法律》说："圣人避邪，如避矢石……唯良工知禁之，圣哲知避之矣。"所以，我们平时应避免风寒，早起早睡，不过分熬夜或连续不规律地起居。临床研究发现，天气寒冷时，脑卒中的患病率上升，说明起居摄生对于脑卒中的预防是十分重要的。

（3）远房帏：节制性生活，保持肾精充足，防止肾精亏虚、虚阳亢逆而形成脑卒中。肾精是人体生命形成和活动的物质基础，也是抗衰延年之本。

（4）防劳逸过度：加强锻炼，劳逸结合。不要过分辛劳，不要长期加班；不要过分安闲，不要过分恬逸。以免过劳而气血过耗，虚风或虚阳亢逆；以免过闲而气血迟滞，痰瘀内生，阻滞经脉。

2.针灸疗法：

（1）针刺内关穴：每日1次，留针20分钟，30次为1个疗程。可以降低血液胆固醇含量，预防脑卒中。

（2）灸足三里、绝骨：每次3壮，隔日1次。可以降血压、降低血液黏稠度，预防脑卒中。

（3）穴位埋线：根据辨证结果，选取心俞、肝俞、脾俞、胃俞、肾俞等背俞穴，选择4~6个穴位埋线，每月1次。可以调理脏腑、补益肝肾，预防脑卒中。

（4）耳穴埋豆：取心、肝、交感、降压沟等耳穴，每周1次，两耳交替进行。可以降血压，预防脑卒中。

3.推拿：中医推拿丰富了康复训练的内容。循经推拿治疗及推拿不同手法的使用，对于增强全身关节活动度、缓解疼痛、抑制痉挛及被动运动等都有很好的作用。推拿时，应避免对痉挛组肌肉群的强刺激，手法常用揉、捏法，亦可配合其他手法。

4.药浴、熏洗：中药药浴、熏洗具有温经活血、通络逐瘀的作用，直接作用在局部，可以明显减轻脑卒中后的肩关节疼痛、手部发胀等直接影响患者运动功能恢复的症状。药物组成有红花、川乌、草乌、当归、川芎、桑枝等，以上药物各适量，煎汤取 1 000～2 000ml，煎煮后趁热以其蒸气熏蒸病侧手部及病侧肢体，待药水略温后，洗、敷胀大的手部及病侧的肢体，可明显减轻手胀、病侧肢体疼痛等症状。用透骨草、片姜黄、三棱、莪术、汉防己、穿山甲、威灵仙等各适量，水煎外洗，亦可取得良好的疗效。中医治疗偏瘫还有很多特色疗法，如香疗、水疗、沙疗等，各具特色，各有所长。

5. 中成药：患者平时可以口服活血化瘀的中成药以预防脑卒中，主要选用华佗再造丸、中风回春丸、活血通脉胶囊、丹七片、丹参片等。气阴两虚者还可以加用生脉口服液以益气养阴；肾阴虚者可加用六味地黄丸；肾阳虚者可加用《金匮》肾气丸。另外，一些中药，如决明子、栀子、枸杞、槐米、葛根等，既能降血压，又能降血脂，可以长期服用，既可水煎服，也可代茶饮。

6. 饮食指导：

（1）肝阳上亢，夹痰阻窍：凉拌芹菜、菠菜。原料：新鲜菠菜、芹菜各250g，麻油30g，盐、味精各适量。功效：平肝潜阳、宣窍通络。

（2）气虚血滞，脉络瘀阻：黄精粥。原料：黄精30g、山药15g、粳米150g、白糖适量。功效：益气活血、补脾胃、调心肺、祛瘀血、降血脂。

（3）肾精亏损，脉络不畅：苁蓉地黄饮子。原料：肉苁蓉30g、熟地黄30g、蜂蜜1茶匙。功效：补肾益精、润肠通便。

7. 心理治疗：调畅情志，保持心情畅达。肝主疏泄，心情不畅则肝气郁结，肝郁则气滞，气滞则气血不畅，脏腑失调，痰瘀内火等易生。肝气畅，心情舒，气血和，病可防。养成良好的心情与宽畅的心境，可以有效地防止脑卒中的发生。

许多脑卒中患者因为残疾而十分苦恼，应鼓励患者多接触社会，多与周围的人主动交流。告知患者家属在生活中多理解、少指责患者，让患者参加一些力所能及的家务劳动，使患者觉得自己不是一个需要他人和社会帮助的人。如有可能可邀请患者的朋友来家看望患者，使患者走出自我封闭的圈子。告诉患者家属，情绪变化是脑卒中发病的主要诱因，要让患者保持心平气和的状态。

第八节　脑卒中 IRB 针灸康复治疗体系

一、学术渊源

（一）传统中医学中的形神统一观

1. 形：中医学中的形，指形体，即有一定形态特征的组织器官，如构成人体的脏腑、孔窍、经络等。精、气、血、津液是构成形体最基本的物质。

2. 神：是指人的生命活动的总称及精神、思维、意识活动，其范围是相当广泛的。《素问·灵兰秘典论》说："心者，君主之官也，神明出焉。"《素问·八正神明论》说："心开而志先，慧然独悟，口弗能言，俱视独见，适若昏，昭然独明，若风吹云，故曰神。"生命活动包括生命的产生、生命的运动变化。精神思维意识活动包括知觉、感觉、思维、想象、判断、计算、智能、推理、语言、情志活动等。从功能康复的角度来看，神应该包括认知智能（含记忆、计算、理解、判断、定向力、逻辑思维等）、体象感知、语言、情绪、自信心、心理睡眠、精神（自知力与自控力）等。

3. 形与神的关系：形与神是协调统一、相辅相成、不可分离的，故《素问·上古天真论》说："形与神俱。"形是神的载体和物质基础，故形伤者必气血受损，精津不足，继而导致神伤。如劳伤筋骨，精血亏损，不仅出现肢体疼痛麻木、瘫废不灵之形伤，而且还可出现精神困顿、目光呆滞，甚至可见目暗睛迷、昏迷、烦躁等神伤表现。在形与神的关系中，神又是占主导地位的，故《灵枢·九针十二原》说："粗守形，上守神。"《灵枢·本脏》说："志意者，所以御精神、收魂魄、适寒温、和喜怒者也。"

（二）脑卒中后形与神的损害

中医学认为，人体由形和神组成，神出于形，形离不开神，形是神的载体和基础，而神对于形也有反作用。从生理上来讲，形与神俱，阴阳平衡十分重要。《素问·移精变气论》说："得神者昌，失神者亡。"《素问·生气通天论》说："阴平阳秘，精神乃治，阴阳离决，精气乃绝。"从病理上来讲，一切疾病都可以认为是形神失调的病理产物。脑卒中患者形与神的损害并存，许多表现既是形的损伤，又是神的损害，难以截然分开。

二、形神同治

《灵枢·九针十二原》说："所言节者，神气之所游行出入也。"神分布于全身，游行于经络之中，腧穴是神气游行出入聚集之处。"凡刺之法，必先本于神"出自《灵枢·本神》，所谓"凡刺之法"是指针刺之大法即针刺的法则，"必先本于神"即必须要以神为本，所以这句话的基本含义应为：针刺治疗疾病的法则必须要以神为本。《灵枢·官能》说："用针之要，无忘其神。"提出了针刺治疗中神的重要作用。

脑卒中是一组不同原因所导致的有相似病理生理过程的临床综合征。脑卒中后，上位神经元损伤与下位神经元损伤是不同的。脑卒中后是运动模式质的改变，其恢复过程呈抛物线形式。前面阐述了形神失调是脑卒中的病因基础、基本病机、诊断要点，我们在整合中西医康复疗法基础上，结合《内经》"形与神俱"的理论，在脑卒中诊疗中，形成形神同治的原则。形神同治作为脑卒中治疗的基本原则，体现了审因论治、辨证论治的特点，不仅在生理、病理上指导着我们对疾病功能障碍的认知，而且指导我们在治疗和康复上的医疗决策和措施，其内容包括调形和调神两方面。在脑卒中临床康复中，对于复杂的功能障碍，必须做到形神并治才能取得好的效果。对于以形的障碍为主要矛盾的患者，在调形的基础上，还要注意调神以守形；对于以神的障碍为主要矛盾的患者，在调神的基础上，还要注意调形以养神。

（一）调神以守形

1.加强患者情绪的调节：王永炎院士强调脑卒中康复中的"松"与"静"，通过指导患者主动地放松和入静以及相关的心理疏导来消除患者的焦虑、抑郁等负性情绪。消除这些负性情绪，不仅有助于缓解患者的疼痛和痉挛，而且有助于患者集中注意力，提高形体康复效果。

2.增强患者自信心和主动性：医生在首次接诊患者时和以后每次诊查患者时，都要注意观察患者有无自信心、主动性的不足。发现患者缺乏自信心和主动性应及时采取适当的措施进行鼓励：

（1）给患者一个合理的远期目标。有些偏瘫患者由于认识的不足，以为不能恢复，在本来有希望的时候选择放弃，此时医生要用一个远期目标提高患者康复的主动性。

（2）用近期能实现的目标提高患者的信心。有些患者在进行一段时间的训练后感觉效果不如预期的那么好，也容易丧失信心。

此时要引导患者进行正确的比较，通常以两周作为1个疗程比较合适。

3. 改善患者认知功能：医生要考虑到患者注意力、记忆力、理解力等功能障碍对其他功能障碍康复的阻碍。若有问题，要对患者进行相应的训练，必要时使用相应的药物。中医补肾、开窍化痰、活血化瘀等治法在既往文献报道中显示有效，可以辨证选用。

4. 使用音乐疗法调节患者情绪，增强患者主动性：对于有焦虑、抑郁的患者，可以采用一些舒缓的音乐；对于信心不足、主动性欠缺的患者，可以采用一些高亢、激越的音乐。

（二）调形以养神

1. 中药内服、针灸：中药内服、针灸等手段，可以调治五脏、疏理气血、祛风化痰，达到养神的效果。对于情绪、信心、认知、语言等障碍的患者，中医都是从治五脏入手的，这实际上就是调形以养神。

2. 针对性的形体功能训练：对于一些深感觉障碍、平衡障碍的患者，应加强患者日常的运动训练。在运动训练中，患者的气血得以流通敷布，有助于患者深感觉和平衡功能的恢复。同时在运动训练中，患者的形体功能得到恢复，也有助于增强其信心和主动性。

3. 导引：传统中医学中的一些导引、吐纳方法实际上是形神并治的康复手段。导引以调形为主，结合意念（神）和吐纳（呼吸），有助于形神二者的协调统一。

在进行康复效果评价时，也应注意形神的结合，如随着患者注意力、记忆力、理解力障碍的恢复，患者原来所伴的运动、语言、吞咽功能的障碍是否有相应的改善；而随着患者运动、语言、吞咽功能的改善，患者生存质量、ADL（日常生活能力）是否有明显的改善，都是应当进行关联评价的。

三、IRB 针灸康复治疗体系的构建

中医古籍中虽无康复医学之名，但康复医学的相关内容已散见于中医古代文献中。《素问·五常政大论》说："久病……不康……必养必和，待其来复。"从医学角度讨论了养生和康复的问题，提出了养生康复的通则，即调摄精神与形体，提高机体防病机能和适应外界环境能力，避免外邪侵袭。马王堆汉墓出土的《导引图》绘有多种医疗体操，并注明了各自主治的疾病。三国时期的华佗详细研究了虎、鹿、熊、猿、鸟的行动特点，创编了五禽戏，堪称运动疗法的鼻祖，对防病健身、功能康复均有积极作用。晋代皇甫谧、葛洪和南北朝时期的陶弘景等对药物、针灸、按摩、气功、饮食、精神等主要康复治疗手段进行了总结。隋代巢元方的《诸病源候论》记述了运用导引、气功、按摩等方法治疗偏枯、麻木、风湿痹痛、眩晕、消渴等疾病，并认识到康复治疗与普通临床治疗的不同之处。唐代孙思邈在《备急千金要方》中对药物、气功、按摩等康复方法进行了详细阐述。王焘的《外台秘要》强调了饮食治疗在疾病康复中的作用。此外，宋代《圣济总录》、元代《脾胃论》《寿亲养老新书》、明代李时珍《本草纲目》和清代潘蔚《内功图说》中均有康复治疗的论述。

我们根据形神失调的病理特点，结合康复医学的相关理

论，将"形神同治"理念贯穿于脑卒中诊疗的各个环节。在分析脑卒中临床疗效及评价时，我们突破以形为临床评价指标的局限性，即不仅关注患者的病灶恢复情况、神经功能缺损改善症状、进食情况、面色、动作、二便、舌象、脉象等外在形的变化，而且关注患者的语言表达、心理健康、心情、自我感觉、主观症状及神志等内在神的变化。基于中医四诊信息，并利用基于脑卒中患者的评价量表、日常生活能力评分、头颅磁共振等多种先进评价方法，构建了"形神合一"理论指导下的疗效评价方法与诊治思路。

督脉是十四经中唯一一条直接与脑络属的经脉，即督脉属脑，同时又总领所有经脉，连接五脏六腑，也就是说，督脉几乎与所有的脏腑、经络均有直接或间接的联系。可见脑病之病位关键在脑，虽涉及五脏六腑及十二经脉，但与督脉关系最为密切。疏通督脉是治疗脑病的关键所在，疏通督脉可调节元神，使脑髓通达，达到调节人体一切外在活动及脏腑功能的目的，即所谓"督脉通，诸经通，脑窍聪"。在治疗脑卒中的过程中，我们十分注重督脉"醒神益神、调神复神、养神安神"的作用，同时在师怀堂"夹脊穴属督脉所主"的指导下，运用针刺夹脊的方法，达到通调督脉、畅达脑脉的目的。

在《内经》"形神同治"思想的指导下，我们提出了"脑卒中 IRB 针灸康复治疗体系"这一全新的概念。IRB 为 Inspire（激发）、Reconstruction（重塑）、Balance（平衡）的简称。脑卒中 IRB 针灸康复治疗体系，即通过激发经气、形神重塑、平衡阴阳在脑卒中康复中的应用，对现有基础学科集成总结，是一种在整合医学背景下的大康复。

激发是启动因素；重塑是包括结构和功能的改变，是过程也是结果；平衡是手段也是目的。

（一）激发

激发即运用针、灸、药、推、康综合手段，在脑卒中早期、急性期，针对脑休克期上位神经元休克状态，激发机体自我调整，快速渡过休克状态，促进机体早期启动修复的过程。

（二）重塑

重塑包括结构上的重塑及功能上的重塑两个方面，前者指大脑内部突触与神经元之间的连接可以由于学习和经验的影响建立新的连接，从而影响个体的行为；后者指通过学习和训练，大脑某一代表区的功能可由相邻的脑区代替，也可认为经过学习和训练后脑功能有一定程度的恢复。重塑不可能短时间实现，也就是说脑功能的康复需要长期持续坚持才能实现。

（三）平衡

平衡是中医动静结合理论的高度概括，是中医康复方法运用的原则之一。中医康复医疗中的动与静主要包括形体的动静和心神的动静两个方面，不仅注重形体功能的康复，而且强调精神康复。形体宜动，适度的形体运动可促进人体精气流通，气血运行，加快患者康复；心神宜静，静以养心，良好的精神面貌和生活习惯有助于疾病的康复，对预防疾病复发亦大有益处。

经过我们多年临床、科研及国内外研究成果显示，多种疗法配合的综合性康复治疗是康复的必然发展趋势。这些疗法包括运动疗法及作业治疗、功能性电刺激、生物反馈、部分减重的步行运动等现代康复手段，以及中药汤剂、针灸疗法等祖国传统医药治疗措施。古代文献记载与近年临床研究都显示，中医学对脑卒中导致的功能障碍康复具有得天独厚的优势，尤其以针灸治疗的研究和应用最多。将传统中医的针灸推拿技术、语言治疗和心理疏导与现代康复医学相结合综合地运用于脑卒中偏瘫，构建脑卒中的规范化中西医结合康复治疗方案，是目前整合医学概念在中国的特色康复应用，充分发挥了传统中医在脑卒中康复方面的简、便、廉、验优势，疗效将优于目前的综合康复方法，减轻了患者、家属和社会的负担，具有巨大的社会效益。

第九节　脑卒中后针灸技术概述

一、常用针灸技术

（一）毫针针法

1.中经络：

（1）治则：调神通络、行气活血。

（2）处方：水沟、内关、三阴交、极泉、尺泽、委中、足三里。

（3）方义：督脉入络脑，水沟为督脉要穴，可调脑神、通脑络；心主血脉，内关为手厥阴心包经络穴，可调理心气，促进气血的运行；三阴交为足三阴经交会穴，可滋补肝肾；极泉、尺泽、委中、足三里疏通肢体经络。

（4）加减：肝阳暴亢加太冲、太溪镇肝潜阳；风痰阻络加丰隆、合谷化痰息风；痰热腑实加曲池、内庭、丰隆清热豁痰；气虚血瘀加气海、血海益气活血；阴虚风动加太溪、风池滋阴潜阳；口角歪斜加颊车、地仓；上肢不遂加肩髃、曲池、手三里、合谷；下肢不遂加环跳、阳陵泉、阴陵泉、风市；头晕加风池、完骨、天柱；足内翻加绝骨、纠内翻、丘墟透照海；足外翻加中封、太溪、纠外翻；足下垂加解溪、胫上；便秘加丰隆、支沟；尿失禁、尿潴留加中极、曲骨、关元。

（5）操作：水沟用雀啄术，内关用捻转泻法，持续运针1～3分钟；三阴交、足三里用提插补法；刺极泉时，在原穴位置下2寸（心经上）取穴，避开腋毛，直刺进针，用提插泻法，以患者上肢有麻胀和抽动感为度；尺泽、委中直刺，提插泻法，使肢体有抽动感。

2. 中脏腑：

（1）治则：醒脑开窍。闭证兼开窍启闭，只针不灸，泻法；脱证兼回阳固脱，重用灸法，补法。

（2）处方：以督脉腧穴为主，水沟、素髎、百会、内关。

（3）方义：脑为元神之府，督脉入络脑，素髎、水沟为督脉穴，可醒脑开窍、调神导气；百会位于头顶，属督脉，内络于脑，醒脑开窍作用明显；心主血脉，内关为手厥阴心包经络穴，可调理心气，促进气血运行。

（4）加减：闭证加刺十宣、合谷、太冲开窍启闭；脱证加灸关元、气海、神阙回阳固脱。

（5）操作：水沟、素髎用雀啄法，以患者面部表情出现反应为度；百会平刺，针尖向前方，得气后快速捻转 1~2 分钟；内关用捻转泻法，持续运针 1~3 分钟。十宣用三棱针点刺出血；合谷、太冲用泻法，强刺激。关元、气海用大艾炷灸法，神阙用隔盐灸法，直至四肢转温为止。

（二）阴阳透刺针法

阴阳透刺针法是一种以中医学阴阳平衡为理论基础，并在脑卒中基本病机及分期的基础上进行辨证取穴透刺的一种方法。阴阳透刺针法多与醒脑开窍针法联合运用，可广泛运用于治疗脑卒中急性期及缓解期。

操作：在脑卒中发病急性期取上肢阴经穴透阳经穴，缓解期取上肢阳经穴透阴经穴；下肢与之相反，并施以相应的补泻手法。

成组透刺的穴位包括：内关与外关、曲池与少海、阴陵泉与阳陵泉、三阴交与悬钟等。

《灵枢·终始》说："久病者，邪气入深。刺此病者，深内而久留之。"采用阴阳透刺针法治疗时，针刺较深且刺激量较大，一针刺两穴、两经，作用范围扩大。《素问·阴阳应象大论》说："故善用针者，从阴引阳，从阳引阴。"阴阳透刺针法同时针刺阴阳表里的经脉腧穴，可以调整阴阳两经的功能状态，疏通经络，激发经气，促进患肢功能的恢复。临床研究证明，阴阳透刺针法治疗脑卒中的机理与患者运动模式相关，根据脑卒中患者偏瘫肢体的肌张力高低来调节针刺部位，以达到兴奋拮抗肌，抑制痉挛肌群，从而使偏瘫的肌肉保持一定的兴奋水平，有利于肢体功能的恢复。

（三）恢刺针法

恢刺针法最早见于《内经》。《灵枢·官针》说："恢刺者，直刺傍之，举之前后，恢筋急，以治筋痹也。"明确指出恢刺针法在治疗筋痹类疾病上的重要作用。

操作：于穴位或压痛点旁垂直进针，得气后提至皮下，换不同角度插入，反复几次后留针，并配合关节屈伸活动。

恢刺针法在治疗肌腱、韧带、关节等病变，缓解肌肉拘挛、疼痛、活动受限等方面有良好疗效。从肌张力的角度来讲，恢刺针法的原理与前文提到的阴阳透刺针法一样，均与脑卒中患者偏瘫肢体的运动模式有关，脑卒中初期肢体呈软瘫状态主要是由于伸肌收缩无力，后期肢体多呈痉挛状态则是由于屈肌不能松弛。于肌腱旁穴位进针并施以相应手法，可极大调节该肌肉的张力，使肌力恢复正常。同时恢刺针法一针多向，可直达病所，增大刺激量，恢复气血运行，使痉挛肢体气血贯通，从而恢复肢体功能。

（四）巨刺针法

巨刺针法是一种"左病治右，右病治左"的交叉针法，近年来被诸多医家广泛应用于脑卒中的治疗。

操作：《素问·缪刺论》认为，"邪客于经，左盛则右病，右盛则左病，亦有移易者，左痛未已而右脉先病，如此者，必巨刺之，必中其经，非络脉也"，阐明了巨刺针法的理论基础。《扁鹊神应针灸玉龙经·磐石金直刺秘传》说："中风半身不遂，左瘫右痪，先于无病手足针，宜补不宜泻；次针其有病手足，易泻不宜补。"提出巨刺针法操作时应在脑卒中早期先补健侧，后泻患侧。

人们发现，巨刺针法可激活支配区域神经元活性及神经干传导功能，抑制血管内皮素合成，有利于早期侧支循环的建立。动物实验证实，巨刺针法可通过改善患者脑损伤局部血液供应，如血液流变、脑血流量、血脂异常等，来发挥作用。

（五）头皮针针法

头皮针针法，也称头穴透刺法，是通过针刺头部腧穴来调动五脏六腑之精气，推动气血运行，从而达到纠正或改善脑卒中病理状态的一种针法。头皮针针法是在中医学基础理论及现代医学大脑皮层功能定位头皮投影理论的基础上发展而来。中医经络理论认为，人体有8条经脉及6条经筋循行或分布于头部，未与头部直接联系的经脉其经气亦通过经络系统间接上达头部，同时认为，"头者，精明之府"，故虽头皮针针刺局部，但却有调整经络系统、通调一身阳气的作用。

操作：早在 1971 年，针灸学家焦顺发就以西医解剖为依据将头部划分为运动、感觉、足运感、舞蹈震颤控制等 13 个区域。1984 年 WHO 西太地区会议正式制定了标准化方案，按照颅骨解剖分为额、颞、顶、枕四个区，并划分了 14 条标准线。采用头皮针治疗时，可选取相应区域施治。在手法方面，头皮针针法治疗脑卒中多选用快进针、快捻转的补泻手法，150～350 转 / 分。

头皮针治疗脑卒中疗效肯定，与其扩张脑血管、改善脑部循环及增强中枢外周传导功能等有关。现代研究表明，头皮针针法可加强皮层功能区之间的协调和代偿作用，促进功能重组。

（六）电针针法

电针针法是指在针刺后接通电针仪，利用脉冲电作用于人体经络腧穴以治疗疾病的一种针法。电针针法的适应范围和毫针针法基本相同，可广泛运用于临床多种疾病，尤其在改善肢体活动不利方面疗效突出。这与电针可使瘫痪侧局部肌肉产生收缩运动，从而使肌肉肌力得以恢复密切相关。现代研究证实，电针治疗既能通过针刺腧穴激发经气、疏通经络，使气血调和、筋脉得养，又能通过脉冲电的神经传导效应，促进神经功能的恢复，降低牵张反射，同时促进血液循环，加快代谢，从而缓解痉挛。

操作：电针针法在治疗脑卒中时多在经络辨证、脏腑辨证的基础上根据肌肉、神经运动点进行加减取穴。有研究发现，电针四花穴（双胆俞、双膈俞）配合头体针较常规针刺更能使脑卒中偏瘫患者肢体功能得到显著恢复。也有学者认为，背俞穴与五脏六腑密切相关，针刺背俞穴可以调整脏腑、经脉气机，调整脏腑功能。经研究证实，电针背俞穴治疗脑卒中偏瘫患者疗效优于常规循经、辨证取穴治疗。

电针刺激参数包括波形、波幅、波宽、频率和持续时间等。集中体现为刺激量的大小，电针的刺激量如同针刺手法和药物剂量一样，对临床治疗具有指导意义。在电针治疗脑卒中的临床和实验研究中，对于同一种电针频率模式（如连续波）的不同频率选择的研究较多，而对不同电针频率模式的治疗差异研究较少。电针频率模式的选择参差不齐，其中以连续波的使用最多，疏密波次之，断续波相对较少。频率的选择多以2Hz、5Hz居多。

（七）耳针针法

耳针针法是运用毫针或其他方法刺激耳穴，从而防治疾病的一种方法。临床研究发现，人体的某些特定部位，如耳郭、头皮、手、足底等，分布有与全身各部相对应的穴位系统，其中耳与人体各部位存在着密切的生理联系，耳部不仅可反映人体相应部位的生理病理变化，还可通过一定方法刺激该部位来诊断和治疗疾病。《灵枢·邪气脏腑病形》说："十二经脉、三百六十五络……其别气走于耳而为听。"故针刺耳穴可运行气血，调阴和阳。现代研究表明，耳内存在大量的神经组织和神经感受器、血管、淋巴管等，针刺耳穴可通过神经－体液系统对全身内脏、内分泌器官进行调控，使局部缺血区增加血液灌注量，从而影响人体的神经、内分泌等功能，促进损伤的脑细胞恢复。

操作：采用耳针治疗脑卒中，虽临床应用尚处于初步探索阶段，但其临床疗效肯定。各医家运用耳针治疗脑卒中（包括脑部相关疾病）、内脏疾病和躯干疾病三大类，涉及的疾病主要有呃逆、抑郁、失眠、肢体运动功能障碍、吞咽功能障碍、头痛、认知功能障碍等。取穴原则多以辨证取穴、对症取穴、相应部位取穴、经验取穴为主，所选取的耳穴也较为丰富，多集中在耳甲腔、耳甲艇和对耳屏区。神门在针刺耳穴治疗脑卒中后脑部相关疾病的应用当中出现频次最高，其次为心、肝和皮质下。另外，脑、脑干、脾、胃、肾等耳穴也较多应用。

二、特色针灸技术

《奇经八脉考》说："督者，都也，督脉为阳脉都纲。"督，有总督、统率、都纲之意。督脉，循身之背，背为阳，对全身阳经脉气有统率、督促的作用，有"阳脉之海"之称。督脉循行于背部正中线，督脉的脉气与手足三阳经及带脉、阳维脉交汇，所以督脉的脉气与各阳经都有联系；又因督脉循行于脊里，入络于脑，"脑为元神之府"，所以督脉的生理活动与脑神有密切关系；脏腑的背俞穴受督脉经气的支配，所以脏腑的功能活动均与督脉相关。与督脉关系比较密切的脏器有脑、肾、心、女子胞及生殖器、喉、目、脊柱；与督脉相联系的经脉有手足阳明经、手足太阳经、手足少阳经、冲脉、任脉、足少阴经、足厥阴经、带脉、阳跷脉、阳维脉。另外，手太阳小肠经的后溪穴通于督脉。督脉"并于脊里"。什么是"并于脊里"呢？《灵枢·五音五味》说："冲脉、任脉皆起于胞中，上循脊里。"任脉的第二分支正是循背脊。督脉的第二分支，"其少腹直上者，贯脐中央，上贯心，入喉，上颐环唇，上系两目之下中央"（《素问·骨空论》）。我们认为"并于脊里"是与任脉"并"，这可以"阴中引阳""阳中引阴"，达到"阴阳互补"的作用。督脉的第三分支，"与太阳起于目内眦，上额交巅上，入络脑，还出别下项，循肩膊内，夹脊抵腰中，入循膂，络肾"（《素问·骨空论》）。华佗夹脊穴、定喘穴皆属督脉的经外奇穴。以此为基础，我们在继承山西省针灸研究所老一辈专家学术思想基础上，确立了针灸治疗脑病通督调神、形神同治的指导思想，开创性地研发了对应的特色针法或疗法，在治疗脑病中取得了满意疗效。

（一）解痉纠偏针法

解痉纠偏针法是在师怀堂老教授"治中风独取督脉、夹脊穴"的学术思想引导下，结合我们多年从事中医脑病临床的集体经验，不断挖掘中医经典，创造性地发明的治疗脑卒中后肢体痉挛状态的特色针法。

适应证：脑卒中后肢体痉挛、肌张力高，或者脊髓损伤后肢体肌张力偏高，虚实夹杂，邪气重。

治则：解痉纠偏、疏经通络。

主穴：百会、至阳、尺泽、委中、小海、照海。

辅穴：神庭、承山、阴陵泉、阳溪、郄门。

操作：百会平刺1寸，针刺手法为平补平泻；至阳斜刺1寸，针刺手法为平补平泻；尺泽、委中直刺1~1.5寸，针刺手法为捻转补法，手法宜轻；小海、照海穴直刺0.5寸，针刺手法为捻转泻法，手法宜重。神庭平刺1寸，针刺手法为平补平泻；承山直刺1寸，针刺手法为提插补法，手法宜轻；阴陵泉直刺1寸，针刺手法为提插补法，手法宜轻；阳溪直刺0.5寸，针刺手法为捻转补法，手法宜轻；郄门直刺1寸，针刺手法为捻转泻法，手法宜重。针刺得气后留针30分钟，每周6次，2周为1个疗程，共3个疗程。

针法特色：

1.注重得气：《灵枢·九针十二原》说："刺之要，气至而有效。"针刺进入穴位后，术者手下一定要有深紧感，犹如"鱼吞钓饵"的感觉，同时患者产生酸麻胀重感。一旦得气，就要采取一定的针刺手法来达到补泻的目的。操作中毫针针刺极泉、委中要强刺激，以患者肢体有抽动感为度，速刺不留针，其余穴位采取滞针手法，即强刺激顺时针捻转，针感以患者能够耐受为宜。

2.注重手法：注重穴位的整体结构，善用双手配合，针对不同腧穴解剖位置施用不同进针手法；重视双手应用，右手进针，左手候气，以达有效的治疗目的。

3.注重综合治疗：针灸方法多样化，在针具上采用毫针、梅花针、磁圆梅针等综合治疗，激发经气，显示本针法对针具应用的多样性，具有鲜明的新九针传承性。

（二）解语利窍针法

解语利窍针法是以国医大师吕景山"对穴"理论为基础，在"通督调神"学术思想的指导下，韦玲主任医师总结多年临床实践形成的一种治疗脑卒中后吞咽障碍的针法。

适应证：适用于脑卒中、头部损伤恢复期及后遗症期见构音障碍及吞咽障碍者。

治则：解语利窍、疏经通络。

口腔期主穴：地仓、颊车、大迎、舌尖部位。咽期主穴：风府、哑门、天柱、廉泉。食管期主穴：天突、水突。

操作：在针刺过程中，地仓向颊车方向透刺1~2寸，颊车向地仓方向透刺1~2寸，大迎向地仓方向斜刺0.5寸，以患者口唇部感觉麻木、胀痛为宜；舌尖部位毫针散刺出血，嘱患者进行吮吸，舌体少量出血为宜。风府、哑门、天柱向下颌方向直刺1~1.5寸，在针刺过程中指导患者发音或者做吞咽动作；廉泉取2.5寸毫针，指向舌根部，进针2寸。天突先直刺0.2寸，当针尖超过胸骨柄内缘后，即向下沿胸骨柄后缘，气管前缘缓慢向下刺入0.5~1寸；水突直刺0.5寸。以上诸穴得气后留针30分钟。每日1次，每周6次。

针法特色：

1.分期针刺，精准治疗。我们根据脑卒中后吞咽障碍的临床表现，将脑卒中后吞咽障碍分为口腔期、咽期及食管期，不同分期针刺治疗所选穴位不同，针刺手法各异。

2. 局部取穴注重针感。针刺风府、哑门、风池穴位时，应注意把握针刺角度与深度，并提前与患者沟通，避免患者出现紧张、躁动等异常情绪。

3. 注意动静结合。针刺时，术者与患者配合可提高针刺疗效。

（三）通督醒脑针法

督脉腧穴具有益精填髓、醒神开窍的功能。华佗夹脊穴位于足太阳膀胱经和督脉之间，具有交通两条阳经经气的作用，对于改善人体精神及四肢运动具有良好的疗效。

适应证：脑卒中或高位脊髓损伤后肢体功能障碍；失眠、顽固性呃逆等身心疾病。

治则：益精填髓、通督醒神。

主穴：水沟、百会、风府、陶道、长强。

辅穴：神三针、顶颞前（后）斜线、脑三针、华佗夹脊穴（盘龙刺法）。

操作：患者取坐位，术者针刺水沟，针尖斜向上方，采用雀啄刺法，至眼眶湿润为度，然后起针。帮助患者取俯卧位，平刺百会，针尖向前方，进针 0.5～0.8 寸，得气后快速捻转（200 转 / 分），捻转 1～2 分钟；直刺风府，向下颌方向缓慢刺入 0.5～1 寸，得气后平补平泻；斜刺陶道，斜向上方进针 0.5～1 寸，得气后平补平泻；斜刺长强，针尖向上与骶骨平行刺入 0.5～1 寸，得气后与百会同步行针，快速捻转（200

转 / 分），捻转 1~2 分钟。针尖向后，平刺神三针（即神庭、双侧本神），进针 0.8~1 寸，得气后快速捻转（200 转 / 分），捻转 1~2 分钟。针刺患肢对侧顶颞前斜线，针尖向下沿皮刺 0.8~1 寸，采用接力刺法，得气后快速捻转 200 转 / 分，捻转 1~2 分钟；如果患者以患侧肢体感觉障碍为主，则取对侧顶颞后斜线，刺法同上。平刺脑三针（即脑户、双侧脑空），针尖向下沿皮刺 0.8~1 寸，得气后快速捻转（200 转 / 分），捻转 1~2 分钟。针刺华佗夹脊穴，采用盘龙刺法，胸段进针 0.5~0.8 寸，避免进针过深引起气胸，腰段夹脊穴可进针 0.8~1 寸，平补平泻。

注意事项：患者由于昏迷或其他原因不能采取俯卧位时，可采取侧卧或坐位。

（四）通督解郁针法

脑卒中后抑郁，是指脑血管疾病发生后，患者除出现脑卒中的各种躯体症状外，还出现以情绪低落、机能减退、思维迟滞为主要特征的情感障碍的一类疾病。脑卒中后抑郁患病率高，影响患者预后及康复效果，值得重视。

适应证：脑卒中后抑郁。

治则：通督解郁。

主穴：百会、神庭、内关、通里、三阴交、太冲。

配穴：心脾两虚加心俞、脾俞；肝郁气滞加肝俞、膻中；阴虚火旺加肾俞、太溪；痰瘀互结加丰隆、血海。

操作：患者取平卧位。百会、神庭均用 0.35mm×25mm

的毫针平刺，以 200 转 / 分速度快速捻转 30 秒，以局部自觉胀、痛为度；内关用 0.35mm×40mm 的毫针直刺 1 寸，采用补法，顺时针捻转，以患者自觉双手酸、麻为度；通里用 0.35mm×40mm 的毫针直刺 1 寸，平补平泻，以患者自觉局部酸、麻为度；三阴交用 0.35mm×40mm 的毫针直刺 1.2 寸，采用补法，顺时针捻转，以针感传至双足，患者自觉双足酸、麻为度；太冲用 0.35mm×40mm 的毫针直刺 1 寸，采用泻法，逆时针捻转，以患者自觉局部酸、麻为度。每日 1 次，每周 6 次。配穴常规针刺。

（五）带针康复疗法

带针康复疗法，即根据大脑皮层功能定位在头皮的投影，将头针刺入相应反射区，并带针进行康复训练以激发患者神经功能快速重构的疗法。

适应证：脑血管病、脑外伤、脑瘤术后、脑炎、脑膜炎、内科疾病及理化因素中毒导致的神经系统并发症（肝性脑病、肺性脑病、肾性脑病、低血糖性脑病、一氧化碳中毒性脑病、酒精中毒性脑病等）、认知障碍等。

功效：醒脑开窍、疏通经络、运行气血、调整阴阳。

主穴：神庭、印堂、百会。

辅穴：各个相应功能区。

操作：常规针刺。

（六）导引康复疗法（偏瘫导引康复操）

我们根据多年临床经验，为偏瘫患者设计了一套偏瘫导引康复操。具体练习方法此不赘述。

偏瘫导引康复操，呼吸、运动和意念相互配合，动静相宜，刚柔并济，具有调摄身心、疏通经脉、行气活血、培护元气、扶正祛邪的作用，长期修炼可以帮助偏瘫患者康复。这种康复治疗的方法，就是导引康复疗法。导引康复疗法具有绿色、健康的特点。

（七）点穴疗法

医生根据患者的病种和病情，在患者特定的部位或穴位上，用手进行点、按、掐、拍、叩等刺激，可以起到行气活血、通经活络的作用，从而促进患者康复的方法，即点穴疗法。点穴疗法对于偏瘫患者有一定的康复治疗作用。

上肢常选的穴位有肩髃、曲池、合谷、内关；下肢常选的穴位有环跳、足三里、阳陵泉、昆仑、委中、承山。

软瘫弛缓状态见于急性期，多属元气不足，风、瘀血等浊邪阻滞经络所致。治疗以补法为主，调经脉之气以祛邪。

硬瘫痉挛期多属肝肾亏虚，气血不能濡养经脉。治疗以抑制痉挛为主，刺激力度不可过强。临床为避免强刺激，也可取痉挛对侧经穴为主。

三、针灸名家治疗脑卒中特色针法

（一）石学敏

对于脑卒中，石学敏院士突破了"外风""内风"之说，从脑府立论，创新性地提出脑卒中的基本病机是"窍闭神匿，神不导气"，并于 20 世纪 70 年代创立醒脑开窍针法。他强调在治疗时谨察病机之根本，将治神置于首要位置并贯穿于治疗疾病的始终，正所谓"得神者昌，失神者亡"。脑是神的物质结构基础，治脑即为治神，醒脑即可调神。经过 40 余年的临床及实验研究，醒脑开窍针法治疗脑卒中的疗效已得到医家广泛认可。

醒脑开窍针法可治疗脑卒中的各类病理状态，如肢体活动障碍、吞咽障碍、抑郁、血管性痴呆、尿潴留、尿失禁、共济失调等。醒脑开窍针法治疗脑卒中取效的根本在于对病机的深刻认识，取效的关键在于醒脑开窍针法对针灸处方、配伍腧穴、针刺操作方面进行了量学规范，对针刺方向、深度、手法、实践等均有严格规范。如用雀啄法针刺人中，以眼眶湿润或流泪为度；针刺尺泽、委中均采用提插泻法，以肢体抽动 3 次为度等。规范针刺量学可使针刺由定性的补泻上升到定量的水平，使其具有科学性、规范性、可操作性、可重复性。

醒脑开窍针法主穴取内关、人中、三阴交，辅穴取极泉、尺泽、委中。同时，根据相应症状进行配穴，如吞咽障碍加完骨、风池、天柱、翳风等；足内翻加丘墟透照海；语言不利加上廉泉，金津、玉液放血等；手指握固加合谷；抑郁加百会、印堂、太冲；尿失禁加关元、水道、中极；呃逆加膻中、中脘等。科学研究发现，醒脑开窍针法可有效改善脑卒中患者脑内部相应部位糖代谢，促进血及脑组织 NO 合成，改善微循环，提高超氧化物歧化酶活性，降低过氧化脂含量，减轻脑组织氧化损伤，改善脑组织钙离子的超负荷，减轻脑细胞的坏死或凋亡，故醒脑开窍针法用于脑卒中，可以避免和减少不可逆转的脑损害发生，具有重要的临床应用价值。

（二）吕景山

吕景山教授师从施今墨老先生，为第二批国医大师，从事中医临床、教学、科研工作50余年，精研对药、创用对穴、精于对法。吕景山教授著有《施今墨对药临床经验集》《施今墨对药》《针灸对穴临床经验集》《单穴治病选粹》《糖尿病证治挈要》等10余部著作，对中医的传承及发扬光大发挥了重要作用。

吕景山教授治疗脑卒中匠心独运，强调取穴精简，倡导使用对穴：

如水沟、风府这一对穴均为督脉穴位，一前一后，两穴同用可醒脑开窍、通络止痛。

又如合谷（双）、太冲（双）组合名为四关穴。合谷为手阳明大肠经原穴，属阳主气；太冲为足厥阴肝经之输穴、原穴，属阴主血。两穴均位于四肢末端，一升一降，一阴一阳，一气一血，两穴同用可使阴阳顺接、气血调和，治疗脑卒中属闭证者效果满意。

吕景山教授在治疗脑卒中后下肢拘挛时多选用阳陵泉、阴陵泉这一对穴。阳陵泉为足少阳胆经合穴，是八会穴之筋会，位于膝关节之外，属阳，有疏肝利胆、舒经活络之效；

阴陵泉为足太阴脾经合穴，位于膝关节内侧，属阴，有利水渗湿、清热消肿之效。二穴配伍，一内一外，一阴一阳，一水一土，疏通一身之经气，可使下肢关节通利。

吕景山教授在治疗脑卒中后上肢活动不利时，常选用太溪、中渚这一对穴。太溪为足少阴肾经之输（土穴），可滋肾阴、退虚热、补肝肾、强腰膝；中渚为手少阳三焦经之输（木穴），可清少阳邪热，疏少阳气机。二穴配伍，一补一泻，木土制化，可恢复上肢运动及感觉功能。

吕景山教授创立的同步行针法临证应用屡获良效。所谓同步行针，就是左右两手持针同时捻转行针，捻转角度不超过90°，频率200转/分。在治疗脑卒中时可结合病情同时选取运动区、感觉区，采取异区同步行针法，来治疗患者的运动、感觉障碍等。

吕景山教授针对脑卒中后消化不良引起的恶心、嗳气、灼热感、疼痛、食欲不振，甚至便秘症状，选用脐药灸方剂"脾胃方"填敷脐部，施以艾灸，通过发挥脐、药、灸三者各自独特的作用，达到治疗疾病的目的。

（三）师怀堂

已故山西省针灸研究所所长师怀堂教授是新九针疗法的创始人和推行者。师怀堂教授对古九针进行了改制，创造了新型针具，即新九针。新九针及其针刺手法共同形成了独特的新九针学术思想体系。

新九针治疗脑卒中后遗症往往有良好疗效。师怀堂教授运用磁圆梅针治疗脑卒中多根据患者病情分期及辨证分型来采取不同刺激强度、叩刺方法及叩刺部位。针对脑卒中软瘫患者，师怀堂教授在叩刺时多重刺激，叩至皮下痛感明显为度，手法选用泻法，即逆经脉走向叩刺，叩刺部位以患侧肢体少阳经、太阳经为主，加之健侧之极泉、尺泽、内关、委中、三阴交等穴位重点叩刺。针对脑卒中痉挛期患者，师怀堂教授在叩刺时多采用轻刺激，局部皮肤无明显变化，叩刺时仅仅有振动感为宜，叩刺部位多为手三阳经、足三阳经（拮抗肌）、督脉等，手法以平补平泻为主，即沿经脉中度手法来回叩刺。磁圆梅针通过循经叩击可通经活络，调节脏腑气血功能，恢复肢体功能。

师怀堂教授治疗脑卒中后肢体痉挛疼痛、活动不利属寒凝血滞者，除磁圆梅针之外，还多采用火针疗法，依据"以痛为腧"的原则，寻找痛点，以火针迅速点刺，不仅可驱散局部寒邪，而且可升发人体阳气，促进气血运行，从而起到温经散寒、通脉止痛的作用。针对脑卒中后肢体麻木、酸软患者，师怀堂教授除了选用梅花针在患处叩刺之外，对于肿痛患者还会选用三棱针在至阳、小海、承山、养老、委中等穴位点刺放血，这样可以起到醒神开窍、消肿止痛的功效。

（四）王乐亭

已故北京名老中医王乐亭教授发明的 13 套配穴处方，专门用于脑卒中的治疗。王乐亭教授认为，脑卒中多为虚、火、风、痰、气、血所致，通经活络、醒神开窍、培补脏腑为治疗法则。

1.牵正刺法（水沟、地仓、颊车、颧髎、阳白、四白、大迎、合谷、承浆）。

本法在调理三阳经脉及督脉的同时，配合任脉之承浆，旨在调阳又理阴，使阴平阳和，以期达到调气活血、疏风散寒、通经活络之目的。

2.牵正透法（阳白透鱼腰、攒竹透丝竹空、四白透承泣、风池透风府、太阳透颧髎、禾髎透巨髎、地仓透颊车、曲池透合谷）。

气主骨（关节），血主筋，气血凝滞则筋骨失利而拘挛。所以，透刺的功能主要是通经活络、调补气血、舒筋利节。

3.手足十二针法［合谷（双）、曲池（双）、阳陵泉（双）、足三里（双）、内关（双）、三阴交（双）］。

合谷为原穴，是脏腑元气经过和留止的部位；曲池、阳陵泉、足三里为合穴，是气血流注比较旺盛的部位；内关为手厥阴心包经的络穴，心主血脉；三阴交为肝、脾、肾三经之会穴，肝藏血，脾统血，肾藏精，精血同源。诸穴合用，共奏调和阴阳、通经活络、调气和血的作用。

4.纠偏法（百会、风府、风池、肩髃、曲池、合谷、环跳、委中、阳陵泉、悬钟、太冲）。

方中诸穴表里相配、通达上下，可调和阴阳气血，疏通经络，以促进患侧肢体功能恢复。

5.十二透刺法（肩髃透臂臑、腋缝透胛缝、曲池透少海、外关透内关、合谷透劳宫、阳池透大陵、环跳透风市、阳关透曲泉、阳陵泉透阴陵泉、悬钟透三阴交、丘墟透申脉、太冲透涌泉）。

气主骨（关节），血主筋，气血凝滞则筋骨失利而拘挛。透刺的功能主要是通经活络、调补气血、舒筋利节。透刺的穴位多选在患肢或关节周围。运用透刺时，虚实补泻一定要掌握好，在体质比较虚弱或为虚证时，应当在进针之后首先使之得气，然后再透刺到达对侧穴位；如果体壮证实则可进针直达对侧穴位，再候气、得气，施行补泻手法。

6. 开闭醒神法（三棱针刺百会、四神聪、手足十二井穴、水沟、承浆、风池、风府、合谷、劳宫、太冲、涌泉放血）。

王乐亭教授治疗脑卒中之危急病候，以放血疗法为主，他惯用的治疗方法有三棱针放血和毫针点刺放血两种。前者放血量大，适用于实证、热证；后者放血量少，适用于虚证、瘀证。三棱针放血主要用于脑卒中闭证、热盛窍闭、晕厥、血瘀、疼痛等实证。本法中所用百会、四神聪放血，功能为清脑醒神开闭；十二井穴放血，功能为泄热、平肝、祛痰；水沟、承浆、风池、风府、合谷、劳宫、太冲、涌泉放血，功能为清脑醒神。

7. 回阳固脱法（灸神阙、气海、关元、百会、足三里、内关、涌泉）。

神阙位于脐中，为真气所系；气海可生发元气；关元为任脉与足三阴经之会，为三焦元气所出，联系命门真阳，是阴中有阳的穴位；百会为诸阳之会；足三里补中益气；内关为手厥阴心包经络穴；涌泉以补肾。诸穴合用，共奏回阳固脱之作用。

8.督脉十三针法（百会、风府、大椎、陶道、身柱、神道、至阳、筋缩、脊中、悬钟、命门、腰阳关、长强）。

针刺督脉诸穴能振奋诸阳，以期阳生阴长，有利于偏瘫患者恢复正常。

9.治背俞法（五脏俞加膈俞）。

背俞穴是指脏腑经气输注于背部的腧穴。由于督脉总督一身之阳，阳化气而阴成形，阳气受损则整体功能衰退，人体的整体功能由五脏来体现，且以五脏为中心，故用足太阳膀胱经的五脏俞穴加膈俞，以调理脏腑气血功能，能起到治疗整体的效应。

10.老十针法［中脘、足三里（双）、上脘、下脘、气海、天枢（双）、内关（双）］。

老，是成熟的意思。中脘为六腑之会、胃之募穴；足三里为足阳明胃经之合穴；上脘位于胃上口，下脘当胃下口；气海可生发元气；天枢为手阳明大肠经之募穴；内关为手厥阴心包经络穴。诸穴配伍可调中健脾、理气和血、升清降浊、调理胃肠。本方重在调理脾胃，治在后天，应用范围较广。

11.治任脉法（承浆、廉泉、天突、紫宫、膻中、鸠尾、上脘、中脘、下脘、气海、关元、中极）。

任脉为阴脉之海，其意义在于补阴济阳、疏通气机、开胸宣肺、升清降浊、调理肠胃。用于脑卒中半身不遂，取其调和阴阳与调理肠胃之功。

12.治六腑俞法（背俞穴之六腑俞）。

选用六腑俞，意义与五脏俞加膈俞相似。六腑不通则腑气郁滞，轻者上逆作呕，重则痛、呕、胀、闭四证俱悉，而上下不通矣。六腑属阳，以降为顺，泻而不藏，功主受纳，腐熟运化，输布水谷之精微，传送糟粕，通调三焦气化，通利二便。

13.刺募法（中府、膻中、巨阙、期门、章门、天枢、中脘、关元、中极）。

募穴为五脏六腑的内部精气在胸腹部聚集之处，针刺募穴可调理和促进脏腑功能。

（四）靳瑞

靳瑞教授及其弟子在长期临床实践中总结出来的靳三针疗法，临床运用广泛，因每组配穴均取3个穴位而得名。靳三针疗法蕴含着深刻的理、法、方、针、穴原理，在学术界独树一帜，并因其独特之组方、显著之疗效而蜚声海内外，声誉日隆。靳三针疗法的各个组穴已在临床广泛采用，如脑三针、智三针、颞三针、四神针、鼻三针、脂三针、肥三针、眼三针、肩三针等，几乎每一组三针之组穴都可以开创支撑一个专科门诊，因此，靳三针疗法具有极为广阔的临床应用前景。

靳三针疗法在防治儿童弱智、脑瘫、老年性痴呆、脑卒中等难治性脑病方面进行了系列的研究，取得了一定的成就，显示了其潜在优势。靳瑞教授在临床上对此类患者多采用弱智四项（四神针、颞三针、脑三针、智三针），由于这些穴位的分布位于大脑皮层相关的记忆、思维、躯体感觉和运动等中枢在头皮的反射区内，所以此种配合是对大脑的针对性的治疗，有促进大脑发育、提高智力、改善适应性行为障碍等疗效。脑的研究是一个重大的课题，靳三针疗法对治疗上述难治性脑病所作的努力和贡献为保护大脑开辟了新的途径。

1.颞三针：颞Ⅰ针（在头部颞侧，耳尖直上2寸）、颞Ⅱ针（颞Ⅰ针水平向前旁开1寸）、颞Ⅲ针（颞Ⅰ针水平向后旁开1寸）。颞三针为靳瑞教授专为脑卒中后偏瘫而设，是靳三针疗法组方中使用最广泛的一组配方。靳瑞教授根据脑卒中后偏瘫病位在脑的理论，取位于头部颞侧少阳经分布区域的颞三针，可平肝息风，清泻肝胆之火，鼓舞少阳生发之气机，对脑卒中后半身不遂、口角歪斜、语言不利等各种障碍，均可选用。

操作：针尖与腧穴局部皮肤呈30°向下刺入，针刺深度为成人1~1.2寸，儿童0.8~1寸，针至局部有麻胀感或放射至整个头部为度。

2.肩三针：肩Ⅰ针（在肩部，上肢自然下垂，当肩峰正下方凹陷处）、肩Ⅱ针（肩Ⅰ针前约2寸凹陷处）、肩Ⅲ针（肩Ⅰ针后约2寸凹陷处）。肩三针与颞三针配合，常用于治疗脑卒中后偏瘫，有明显疗效。

操作：直刺或向下斜刺 1～1.5 寸，注意不要刺入关节腔。

3.手三针：曲池、合谷、外关。曲池、合谷为手阳明大肠经之腧穴，阳明经多气多血，且阳明主润宗筋，根据"治痿独取阳明"理论，选取手阳明大肠经之腧穴治疗上肢痿痹等疾病；外关为手少阳三焦经的络穴，又为八脉交会穴，通于阳维脉，阳维脉维系诸阳经，阳主动。3 穴合用，对上肢瘫痪有较好的治疗作用。

操作：曲池，直刺 0.5～1 寸；合谷，直刺 0.5～1 寸，孕妇禁针；外关，直刺 0.5 寸。

4.足三针：足三里、三阴交、太冲。足三里、三阴交、太冲分处下肢的上、中、下三部，足三里为足阳明胃经之合穴，根据"治痿独取阳明"理论，足三里为治疗下肢痿痹之要穴；三阴交虽归属足太阴脾经，但又为足三阴之交会穴，为治疗下肢疾患要穴；太冲为足厥阴肝经之原穴、输穴，为治疗下肢、足部痿痹之要穴。3 穴合用，对下肢瘫痪有较好的治疗作用。

操作：足三里，直刺 1～2 寸；三阴交，直刺 1～1.5 寸，孕妇禁针；太冲，直刺 0.5～1 寸，或朝涌泉方向透刺 0.8～1 寸。

（五）杨甲三

北京中医药大学杨甲三教授认为，脑卒中病位在脑，神窍闭阻，元神之府失去对精神意识及四肢的主宰作用，而致四肢活动不利，所以脑卒中急性期的治疗以开窍醒神、恢复脑的正常功能为先，取穴以头部腧穴为主，如风池、风府、百会、四神聪、神庭、本神；在急性期患者仍处在昏迷状态时，可用十二井穴或十宣放血，放血后可以轻刺人中。杨甲三教授在脑卒中急性期的治疗中也常使用八风、八邪。八风、八邪虽为经外奇穴，但多与十二经脉五输穴之荥穴重合，荥主身热，因此这两组穴位有清热祛风驱邪之效。八风、八邪皆位于四肢末端，而四肢末端是阴阳经脉交接之处，十二经脉气血在此交汇，针刺八风、八邪可调阴阳、通经络、理气血。且八风、八邪所处的四肢末端亦是人体经气的源头，针刺八风、八邪可影响经气的初生，激发全身经气，促使逆乱的气血经脉恢复正常运行。

杨甲三教授认为，导致脑卒中的病因很多，但病性多为下虚上实，肝、脾、肾亏于下，心、肝之火亢于上，故在急性期清头窍之风后，恢复期应重在补下，滋水涵木、养血益气填精以治本，佐以活血化瘀、疏通脑络。杨甲三教授认为，脑卒中虽表现为四肢活动不利，但病位在脑，由于头部问题导致了上下肢体活动受限，所以恢复期的针灸治疗仍以头颈部穴位为主，辅以肘、膝关节以下穴位。针灸基本处方包括风池、风府、百会、前顶、后顶、合谷、曲池、列缺、足三里、丰隆、太冲等。肘、膝以下穴位多为特定穴，如五输穴、原穴、八脉交会穴等，通常具有调整全身的作用。这些腧穴的选用虽然是局部选穴，但是却可以针对脑卒中的病因病机起到调补肝肾、化痰通络的作用。

（六）贺普仁

北京中医院贺普仁教授，是一位深受患者敬仰的针灸大师。他在继承传统针灸技术的基础上，以气血学说和经络理论为立足点，创立了极具特色的针灸三通法。针灸三通法用于治疗脑卒中取得了满意疗效。贺普仁教授认为，气滞在脑卒中的发病过程中是非常重要的环节。由于气可推动血和津液的运行，因此气滞进一步发展常常可引起血瘀、痰饮、水停、湿阻、气郁化火等病理变化，正所谓"病多气滞"。气滞则病，气通则调，调则病愈。《灵枢·经脉》说："经脉者，所以决生死，处百病，调虚实，不可不通。"所以经络畅通是人体健康的必要前提，经络不通，气血呆滞会引起脏腑不和、阴阳失衡，是人体患病的主要原因。针灸治疗脑卒中的原理即在于通经络、调气血。贺普仁教授根据"病多气滞"及经络学说的理论，以"通"为方法，"调"为目的，依据不同针具、施术特点及刺激量的强弱程度创新性地提出三通法，即微通法、温通法和强通法。

微通法是针法的基础，是指通过运用毫针针刺一定腧穴，选择适宜手法进行微调，从而激发人体经气，调整气血平衡，恢复人体健康的一种疗法。关于微通之意，有以下三个层面：在刺激形式上，古人将毫针称为"微针""小针"，故此法的主要工具是毫针；在刺激量方面，微通法是指医者手法轻巧、微妙，给予患者舒适的良性刺激；在刺激效应方面，微通法有微调之意，是指用毫针微通经气，使经气如小河之水、涓涓细流。在脑卒中的恢复期，病情多呈现迁延缠绵的态势，此时运用此法进行微调可以祛邪扶正，使经络通、气血和。

温通法是指给予机体温热刺激以祛除寒邪的一种疗法，以火针和艾灸为代表。《素问·调经论》说："血气者，喜温而恶寒，寒则泣不能流，温则消而去之。"阐明了寒邪凝聚则气血不通的病理变化。"温"代表了火针和灸法的特点，即温热作用，利用温热刺激祛除人体阴寒之气，使寒邪得温则流通，引邪外出，同时增加人体阳气，鼓舞气血运行，激发经气。在脑卒中后遗症期，贺普仁教授主张多使用温通、强通之法。若患者肌张力增高可用火针；若患者瘀滞明显可以局部放血；若患者久病卧床，气血两虚，可通过艾灸神阙、关元等温肾助阳，恢复脏腑功能。

强通法是以放血为主（包括拔罐、推拿等）的疗法。《灵枢·小针解》说："菀陈则除之者，去血脉也。"是指运用放血疗法来祛除恶血从而达到祛瘀滞、通经络的目的。强通法中放血疗法运用三棱针或其他针具刺破人体一定部位的浅表血管，迫血外泄，使邪随血出，从而通调经络、活血化瘀。同时也可通过此法调气，在促进血液流动的同时也推动了气的运行。即刺血以调血，复以血调气，共奏调气血之功。脑卒中急性期多处于气滞、痰火、瘀血等邪气相互作用的过程，需用强通法（水沟、四神聪、十二井穴放血）清热泻火、活血行气、开窍醒神。

研究表明三通法在治疗脑卒中方面有独特优势，这可能与三通法可以启动机体内源性保护机制、增强机体清除自由基的能力、减轻炎症反应，从而起到对脑组织的保护作用有关。

（七）郑魁山

甘肃中医药大学郑魁山教授是享誉海内外的针灸专家。郑魁山教授以祖国医学八纲辨证、八法治病为理论基础，结合临床实践创立了针灸八法。郑魁山教授在针刺手法上同样极具创新，在传统针刺操作的基础上形成了自己的一套独具特色的针刺方法，如穿胛热、温通法、过眼热、关闭法等，并对烧山火、透天凉等针法进行凝练，使之在临床上更为实用有效。

郑魁山教授治疗脑卒中肢体瘫痪、痿软时以虚则补之、实则泻之为原则，针对肢体挛缩属实证者，多双侧取穴或健侧取穴（巨刺法），病在上肢，针大椎、大杼、肩髃、肩髎、曲池、手三里、外关、合谷、后溪等；病在下肢，针关元俞、肾俞、环跳、风市、阳陵泉、足三里、悬钟、太冲等，平补平泻。若兼痰热腑实证，则采用透天凉针法以祛痰通络。针对脑卒中舌强不语属痰热腑实者郑魁山教授多在金津、玉液两穴处采用"金钩钓鱼"针法，即速刺得气后，拇指向前捻转，牵拉并抖提针柄数下，从而达到涌吐痰涎、清热开窍之效。针对肢体弛缓或属虚患者，郑魁山教授则于患侧取穴或分段取穴或少取穴，多针大椎、大杼、肾俞、关元等穴，并采用烧山火针法以振奋阳气、温固肾元。治疗时，郑魁山教授多由上而下针刺，使热感传导至四肢末端，从而起到通经活血、恢复肢体运动功能的作用，这种方法称为通经接气法。郑魁山教授认为，补泻手法至关重要，对于某个穴位来说，补泻手法不同治疗效果可能会截然相反，他强调"补针须补到针下沉紧，泻针须泻到针下松滑"。

学者们发现，热补针法具有镇痛、降脂、升压、修复病变组织的作用，这可能是热补针法治疗脑卒中收效满意的重要因素。关于凉热补泻法治疗脑卒中的机理研究文献还较少，有待我们进一步系统、深入探索。

第二章　脑卒中的康复评定与技术

第一节　脑卒中的康复评定

一、认知功能评定

（一）概述

1.认知：认知的概念有狭义和广义之分，狭义的认知是指认识，而广义的认知是指个体对感觉输入信息的获取、编码、操作、提取和使用过程，是输入和输出之间发生的心理过程。研究表明，积极的心境导致积极的记忆联想，消极心境导致消极认知，通常人们容易做出与心境和谐一致的判断。

2.认知功能障碍：当各种原因引起局部组织损伤时，导致患者记忆、语言、视空间、执行、计算和理解判断等功能中的一项或多项受损，影响个体的日常或社会活动能力，称为认知功能障碍，又称高级脑功能障碍，包括注意障碍、记忆障碍、知觉障碍和执行能力障碍。

（二）认知功能障碍的评定流程

1. 确认患者意识是否清楚：采用格拉斯哥昏迷量表（GCS）（见表 2-1），判断意识障碍的程度。患者意识清楚是认知功能评定的前提条件。

2. 认知功能障碍的筛查：在患者意识清楚的条件下，通过简明精神神经状态检查量表（MMSE）（见表 2-2）、蒙特利尔认知评估量表（MoCA）（见表 2-3）筛查患者是否存在认知功能障碍，这是认知功能障碍评定的关键步骤。

3. 认知功能的特异性检查：根据认知功能筛查的结果，初步确定患者可能存在某种认知功能障碍，并进行有针对性的认知功能评定，如面容失认、意念性失用等。

4. 成套认知功能测验：是对认知功能较全面的定量评定，临床常用的有洛文斯顿认知评价量表（LOTCA）和神经心理学成套测验（HKU-AHMU　BATTERY）。

（三）常见的认知功能障碍评定方法

1. 意识状态评定。根据意识障碍轻重的程度分为以下 3 种：

（1）嗜睡：患者睡眠状态过度延长，当呼唤或推动患者肢体时即可唤醒患者，患者醒后能进行正确的交谈或执行指令，停止刺激后患者又入睡。

（2）昏睡：一般的外界刺激不能使患者觉醒，给予较强烈的刺激时患者可有短时间的意识清醒，患者醒后可简短回答提问，刺激减弱后患者又进入睡眠状态。

（3）昏迷：分浅昏迷和深昏迷两种。患者对强烈刺激有痛苦表情及躲避反应，无自发语言和有目的的活动，反射和生命体征均存在，为浅昏迷；对外界任何刺激均无反应，深、浅反射消失，生命体征发生明显变化，呼吸不规则，为深昏迷。

表2-1　格拉斯哥昏迷量表

项目	状态	评分	实得分
睁眼反应	自发地睁眼反应	4	
	声音刺激有睁眼反应	3	
	疼痛刺激有睁眼反应	2	
	任何刺激均无睁眼反应	1	
运动反应	可按指令动作	6	
	能确定疼痛部位	5	
	对疼痛刺激有肢体退缩反应	4	
	疼痛刺激时肢体过屈（去皮质强直）	3	
	疼痛刺激时肢体过伸（去脑强直）	2	
	疼痛刺激时肢体无反应	1	
语言反应	对人物、时间、地点等定向问题清楚	5	
	对话混淆不清，不能准确回答有关人物、时间、地点等定向问题	4	

项目	状态	评分	实得分
语言反应	语言不流利，但可分辨字意	3	
	语言模糊不清，对字意难以分辨	2	
	任何刺激均无语言反应	1	
总分			

说明：15分，正常；13~14分，轻度昏迷；9~12分，中度昏迷；3~8分，重度昏迷；低于3分，脑死亡。

2. 认知功能障碍的筛查。

（1）简明精神神经状态检查量表总分30分，评定时间为5~10分钟。根据患者的文化程度划分认知障碍的标准，文盲≤17分，小学文化≤20分，中学文化及以上≤24分。在此标准分数线下考虑存在认知功能障碍，需进一步检查。表2-2中，1~5题测试时间定向力，6~10题测试地点定向力，11~14题测试复述能力，15~16题测试辨认能力，17~21题测试计算能力，22~24题测试记忆能力，25~28题测试理解能力，29题测试表达能力，30题测试结构模仿能力，如答错可进行单项测试。

表2-2 简明精神神经状态检查量表

序号	检查内容	评分
1	今年是哪一年？	1
2	现在是什么季节？	1
3	现在是几月？	1

续表

序号	检查内容	评分
4	今天是星期几？	1
5	今天是几号？	1
6	你现在在哪个城市？	1
7	你现在在哪个区？	1
8	你现在住在什么地方（街道）？	1
9	你现在在哪个医院？	1
10	我们现在在几层楼？	1
11	复述：气球	1
12	复述：大象	1
13	复述：香蕉	1
14	复述：请跟我念句子，如"大象比马大"	1
15	辨认：铅笔	1
16	辨认：手表	1
17	计算：100-7	1
18	计算：93-7	1
19	计算：86-7	1
20	计算：79-7	1
21	计算：72-7	1
22	回忆：气球	1
23	回忆：大象	1
24	回忆：香蕉	1

序号	检查内容	评分
25	理解能力测试：用右手拿着纸	1
26	理解能力测试：用双手将纸对折起来	1
27	理解能力测试：将对折的纸放在你的左腿上	1
28	完成指令的能力：念一遍这个句子，如"闭上您的眼睛"，并按照句子的意思去做	1
29	写一个完整的句子，如"生活是美好的"	1
30	看图画画（见图 2-1）	1
总分		

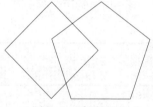

图 2-1　看图画画

（2）蒙特利尔认知评估量表是一个用来对轻度认知功能异常进行快速筛查的评定工具。蒙特利尔认知评估量表评定了许多不同的认知领域，包括：视空间、执行功能、记忆、注意与集中、语言、抽象思维等。完成蒙特利尔认识评估量表检查大约需要 10 分钟。蒙特利尔认识评估量表总分 30 分，≥26 分属于正常。

表 2-3　蒙特利尔认知评估量表

姓名：　　　　　　　　　　出生日期：
　　　　　　　　　　　　　　教育水平：
检查日期：　　　　　　　　性　　别：

视空间与执行功能		复制立方体	画钟表（11点过10分）（3分）			得分
			[ ]	[ ]	[ ]	
			轮廓	数字	指针	___ / 5

命名			
	[ ]	[ ]	[ ]	___ / 5

记忆	读出下列词语，而后由患者重复上述过程2次，5分钟后回忆		面孔	天鹅绒	教堂	菊花	红色	不计分
		第一次						
		第二次						

注意与集中	读出下列数字，请患者重复（每秒1个）	顺背　[ ] 21854	___ / 2
		倒背　[ ] 742	

读出下列数字，每当数字1出现时，患者必须用手敲打一下桌面，错误数大于或等于2个不给分
[ ] 52139411806215194511141905112　　___ / 1

100 连续减7	[ ] 93　　[ ] 86　　[ ] 79　　[ ] 72　　[ ] 65	___ / 3
	4~5个正确给3分，2~3个正确给2分，1个正确给1分，全都错误为0分	

语言	重复：我只知道今天张亮是来帮过忙的人　　[ ]	___ / 2
	狗在房间的时候，猫总是躲在沙发下面　　[ ]	

流畅性：在1分钟内尽可能多地说出动物的名字　　[ ]___(N ≥ n名称)　　___ / 1

抽象思维	词语相似性：如香蕉、橘子、水果　　[ ]火车、自行车　　[ ]手表、尺子	___ / 2

延迟回忆	回忆时不能提示	面孔 [ ]	天鹅绒 [ ]	教堂 [ ]	菊花 [ ]	红色 [ ]	仅根据非提示回忆计分	___ / 5
选项	分类提示							
	多选提示							

[ ]日期　　[ ]月份　　[ ]年代　　[ ]星期　　[ ]地点　　[ ]城市　　___ / 6

总分　　___ / 30

二、运动功能评定

偏瘫是脑卒中后的主要功能障碍。脑卒中所致的偏瘫在发病早期因锥体束休克而表现为弛缓性瘫痪，出现偏瘫侧肢体随意运动障碍并伴有明显的肌张力低下，随着锥体束休克的恢复，肌张力逐渐增高而表现为痉挛性瘫痪。

（一）运动功能整体评定

脑卒中患者整体运动功能评定常用的方法为简式 Fugl-Meyer 运动功能评定法（见表2-4、表2-5）。

表2-4　简式 Fugl-Meyer 运动功能评定法

上肢（坐位）

项目	0分	1分	2分
1. 有无反射活动			
肱二头肌	不能引起反射活动		能引起反射活动
肱三头肌	不能引起反射活动		能引起反射活动
2. 屈肌协同运动			
肩上提	完全不能进行	部分完成	无停顿地充分完成
肩后缩	完全不能进行	部分完成	无停顿地充分完成
肩外展 ≥ 90°	完全不能进行	部分完成	无停顿地充分完成
肩外旋	完全不能进行	部分完成	无停顿地充分完成
肘屈曲	完全不能进行	部分完成	无停顿地充分完成
前臂旋后	完全不能进行	部分完成	无停顿地充分完成

续表

项目	0分	1分	2分
3. 伸肌协同运动			
肩内收、内旋	完全不能进行	部分完成	无停顿地充分完成
肘伸展	完全不能进行	部分完成	无停顿地充分完成
前臂旋前	完全不能进行	部分完成	无停顿地充分完成
4. 伴协同运动的活动			
手触腰椎	没有明显活动	手仅可向后越过髂前上棘	能顺利完成
肩关节屈曲90°，前臂旋前、旋后	开始时手臂立即外展或肘关节屈曲	在接近规定位置时肩关节外展或肘关节屈曲	能顺利充分完成
肩0°，屈肘90°，前臂旋前、旋后	不能屈肘或前臂不能旋前	肩、肘位正确，基本能旋前、旋后	顺利完成
5. 脱离协同运动的活动			
肩关节外展90°，肘伸直，前臂旋前	开始时肘屈曲，前臂偏离方向，不能旋前	部分完成动作或肘关节屈曲或前臂不能旋前	顺利完成
肩关节前屈举臂过头，肘伸直，前臂中立位	开始时肘关节屈曲或肩关节出现外展	肩屈曲中途、肘关节屈曲、肩关节外展	顺利完成
肩屈曲30°~90°，肘伸直，前臂旋前、旋后	前臂完全不能旋前、旋后，或肩肘位不正确	肩、肘位置正确，基本能完成旋前、旋后	顺利完成

续表

项目	0分	1分	2分
6. 反射亢进			
查肱二头肌、肱三头肌、指屈肌三个反射	至少2~3个反射明显亢进	1个反射明显亢进或至少2个反射活跃	活跃反射≤1个，且无反射亢进
7. 腕稳定性			
肩0°，肘屈90°，腕背屈	不能背屈腕关节达15°	可完成腕背屈，但不能抗拒阻力	施加轻微阻力仍可保持腕背屈
肩0°，肘屈握力微弱，腕屈伸	不能随意屈伸	不能在全关节范围内主动活动腕关节	能平滑地进行
8. 肘伸直，肩前屈30°时			
腕背屈	不能背屈腕关节达15°	可完成腕背屈，但不能抗拒阻力	施加轻微阻力仍可保持腕背屈
腕屈伸	不能随意屈伸	不能在全关节范围内主动活动腕关节	能平滑不停顿地进行
腕环形运动	不能进行	活动费力或不完全	正常完成
9. 手指			
屈曲	不能屈曲	能屈曲但不充分	能完成主动屈曲
伸展	不能伸展	能放松主动屈曲的手指	能完全主动伸展

续表

项目	0分	1分	2分
钩状抓握	不能保持要求位置	握力微弱	能抵抗相当大阻力
侧捏	完全不能	能用拇指捏住一张纸，但不能抵抗拉力	可牢牢捏住纸
对捏	完全不能	握力微弱	能抵抗相当大阻力
圆柱状抓握	不能保持要求位置	握力微弱	能抵抗相当大阻力
球形抓握	不能保持要求位置	握力微弱	能抵抗相当大阻力

10. 协同能力与速度（手指指鼻试验连续 5 次）

震颤	明显震颤	轻度震颤	无震颤
辨距障碍	明显或不规则	轻度或规则	无
速度	较健侧长 6 秒	较健侧长 2~5 秒	两侧差别 < 2 秒

下肢

项目	0分	1分	2分

1. 有无反射活动（仰卧位）

跟腱反射	无反射活动		有反射活动
膝腱反射	无反射活动		有反射活动

2. 屈肌协同运动（仰卧位）

髋关节屈曲	不能进行	部分进行	充分进行
膝关节屈曲	不能进行	部分进行	充分进行
踝关节背屈	不能进行	部分进行	充分进行

项目	0分	1分	2分
3.伸肌协同运动（仰卧位）			
髋关节伸展	没有运动	微弱运动	几乎与对侧相同
膝关节伸展	没有运动	微弱运动	几乎与对侧相同
踝关节伸展	没有运动	微弱运动	几乎与对侧相同
踝关节屈曲	没有运动	微弱运动	几乎与对侧相同
4.伴协同运动的活动（坐位）			
膝关节屈曲	无主动运动	膝关节能从微伸位屈曲，但 <90°	屈曲>90°
踝关节背曲	不能主动背屈	主动背屈不完全	正常背屈
5.脱离协同运动的活动			
膝关节背屈（站位）	在髋关节伸展位时不能屈膝	髋关节0°时膝关节能屈曲<90°，或进行时髋屈曲	能自如运动
踝关节背屈(坐位)	不能自主活动	能部分背屈	能充分背屈
6.反射亢进（坐位）			
查跟腱、膝和膝屈肌三个反射	2~3个明显亢进	1个反射亢进或至少2个反射活跃	活跃的反射≤1且无反射亢进
7.协调能力和速度（跟-膝-胫试验，快速连续作5次）（仰卧位）			
震颤	明显震颤	轻度震颤	无震颤

续表

项目	0 分	1 分	2 分
辨距障碍	明显不规则	轻度规则	无
速度	比健侧长 6 秒	比健侧长 2 ~ 5 秒	比健侧长 2 秒

表 2-5　简式 Fugl-Meyer 运动功能评定法评分、分级及临床意义

评分	分级	临床意义
<50 分	I	严重运动障碍
50 ~ 84 分	II	明显运动障碍
85 ~ 95 分	III	中度运动障碍
96 ~ 99 分	IV	轻度运动障碍

（二）下肢主动功能评定

脑卒中患者下肢主动功能评定常用的方法为偏瘫步行能力评定（见表 2-6）和计时起立 – 步行试验（TUGT）。

表 2-6　偏瘫步行能力评定

级别	评价标准
0	不能站立、行走
1	室内在他人扶持下可以行走 10m 以内（室内辅助下步行）
2	室内在他人监护下步行 20m（室内保护步行）
3	室内独立步行 50m 以上，并可独立上下高 18cm 的台阶 2 次以上（室内独立步行）
4	持续步行 100m 以上，可以跨越 20cm 高的障碍物和上下 10 层阶梯（建筑物内步行）
5	持续步行 200m 以上，可独立上下阶梯，步行速度在每分钟 20m 以上（室外独立步行）

计时起立 – 步行试验测试方法：使用一把 46cm 有靠背及扶手的椅子和一个秒表。在距离起点椅子 3m 处粘贴红色胶带加以标记。测试的起始姿势为患者坐在椅子上，背部靠着椅背，双手分别置于扶手上。听到开始口令后，患者由椅子站起，直线走 3m，再转身回到原来的椅子处坐下。秒表记录从测试者口令开始，至行走 3m 折返再坐下，臀部刚刚碰到椅子为止的时间，记录单位为秒。

测试时，允许患者练习 1~2 次，以确保患者理解整个测试过程。

评分标准：< 10 秒，可自由活动；< 20 秒，大部分可独立活动；20~29 秒，活动不稳定；> 30 秒存在活动障碍。

除了记录所用的时间外，对测试过程中涉及的可能会摔倒的危险性按以下标准打分：1 分，正常；2 分，轻度异常；3 分，中度异常；4 分，重度异常。使用助行器具评分标准：未使用，1 分；单脚拐，2 分；回脚拐，3 分；助行架 4 分。

（三）上肢主动功能评定

脑卒中患者上肢主动功能评定常用的方法包括偏瘫手功能分级（见表 2-7）和 WOLF 运动功能评价量表（见表 2-8）。

表 2-7　偏瘫手功能分级

级别	表现
实用手	右利手：能写出会读的字；进餐时能较正常地使用筷子、匙、刀、叉 左利手：虽进餐时不能集中注意力，但能端端正正地拿住饭碗
辅助手	运用时达不到实用手的水平，但靠自身力量能抓东西、固定和释放物品
不完全残废手	达不到上述两者的水平，但有下述可能：可用伸不开手的拳头压住桌上的物品，如压住纸让健手写字或压住菜让健手切等；能用手将放在腹部前方桌子上的物品拨向腹部，并将之固定在患手和腹部之间；被动掰开伸不开手指的患手，在其中塞入东西能持住
完全残废手	主动、被动动作完全无效

表 2-8　WOLF 运动功能评价量表

项目号	项目内容
1	前臂放到桌子上（侧面）
2	前臂由桌子放到盒子上（侧面）
3	在桌子上伸肘（侧面）
4	在桌面有负荷伸肘（侧面）
5	手放到桌子上（正面）
6	手由桌子放到盒子上（正面）
7	在桌面拉回 0.45kg 的物体
8	拿起易拉罐到嘴边
9	从桌子上拿起铅笔
10	从桌面拿起曲别针

项目号	项目内容
11	叠放 3 个棋子
12	翻转 3 张纸牌
13	在锁中转动钥匙
14	叠毛巾
15	提 1.35kg 篮子放到旁边桌子上

评分标准：

0 分：所测试的上肢没有尝试参与测试。

1 分：所测试的上肢没有功能性的参与但试图参加。在单侧动作的测试中，未被测试的上肢有可能帮助测试上肢。

2 分：所测试的上肢参与测试并完成任务，但需要未测试上肢的帮助。

3 分：所测试的上肢参与测试并完成任务，但动作受到协同运动的一些影响，或动作完成较慢及需要努力才能完成。

4 分：所测试的上肢虽参与测试并完成任务，动作接近正常，但完成速度轻度变慢，或缺乏精确度，有良好的协调和流畅性。

5 分：所测试的上肢参与测试并完成任务，表现为正常动作，以健侧上肢动作为正常标准。

三、感觉功能评定与疼痛评估

感觉分为躯体感觉（亦称一般感觉）、特殊感觉和内脏感觉，其中躯体感觉是康复评定中最重要的部分。躯体感觉是人类进行有效功能活动的基本保证。躯体感觉缺失影响正常的运动功能。

（一）感觉的分类

1. 躯体感觉。

（1）浅感觉。包括痛觉、温度觉和触压觉，是皮肤和黏膜的感觉。

（2）深感觉。又称本体感觉，包括位置觉、运动觉、震动觉，是肌腱、肌肉、骨膜和关节的感觉。

（3）复合感觉。包括实体觉、皮肤定位觉、两点辨别觉、图形觉、重量觉、材质觉等。复合感觉是大脑顶叶皮质对深、浅等各种感觉进行分析、比较后综合形成的，也称皮质感觉。

2. 特殊感觉。包括视觉、听觉、嗅觉、味觉、前庭觉或平衡觉等（本节不进行讨论）。

3. 内脏感觉。指由内脏活动作用于脏器壁上的感受器产生的感觉。包括饥饿、饱胀和渴的感觉，窒息的感觉，疲劳的感觉，便意性以及痛的感觉等。内脏感觉性质不确定，缺乏准确的定位。

（二）感觉功能评定

1. 设备。包括：①大头针若干个（一端尖，一端钝）；②两只测试管及试管架；③一些棉花、纸巾或软刷；④4～5件常见物，如钥匙、钱币、铅笔、汤勺等；⑤感觉丧失测量器或心电图测径器头、纸夹和尺子；⑥一套形状、大小相同，重量不同的物件；⑦几块不同质地的布；⑧音叉。

2.检查方法：无论是检查浅感觉、深感觉，还是复合感觉，都应明确以下几个方面情况：①受影响的感觉类型；②所涉及的肢体部位；③感觉受损的范围；④所受影响的程度。

（1）浅感觉。

1）轻触觉。让患者闭目，检查者用棉花或软毛笔对患者体表不同部位皮肤依次轻刷，并且在两侧对称部位进行比较。刺激的动作应轻柔，不应过频。请患者回答有无轻痒感觉。检查四肢时的刺激方向应与四肢长轴平行；检查胸腹部的刺激方向应与肋骨平行。检查顺序通常是面部、颈部、上肢、躯干和下肢。

2）针刺觉。让患者闭目，检查者用大头针尖端轻刺患者需要检查部位的皮肤，请患者指出具体感受及部位，注意对比两侧对称部位。不时用大头针钝端轻触皮肤以判断有无患者的主观误导。

注意事项：①大头针勿重复使用；②施于针刺觉测试时所提供的压力需快速、短暂；③施压时需使皮肤产生凹陷，但勿刺穿皮肤。

3）温度觉。令患者闭目，检查者用两支分别盛有冷水（5~10℃）、热水（40~45℃）的试管交替地、随意地刺激皮肤，请患者说出是"冷"或"热"。试管与皮肤的接触时间为2~3秒。注意：检查的部位要对称；选用的试管管径要小，管底面积与皮肤接触面不宜过大；试管外需保持干燥。

（2）深感觉。

1）位置觉。令患者闭目，检查者将患者某部位肢体移动到一个固定的位置，请患者说出肢体所处位置；或让患者用一侧肢体模仿另一侧肢体的摆放位置。

注意事项：①受试者需处在放松状态；②测试者应以指尖抓握受试者的骨突处，避免与受试肢体有过多的接触面积及提供过多的触觉信息。

2）运动觉。令患者闭目，检查者活动患者的肢体或关节，请患者说出肢体运动的方向。检查者用拇指和食指轻握患者手指或脚趾两侧进行轻微的被动屈伸，若患者感觉不明显可加大活动幅度。

注意事项：①受试者需处在放松状态；②测试者应以指尖抓握受试者的骨突处，避免与受试肢体有过多的接触面积而为患者提供过多的触觉信息。

3）震动觉。令患者闭目，检查者将每秒震动 128Hz 或 256Hz 的音叉放置在患者的骨骼突出部位，询问患者有无震动感和持续时间。检查时应对患者身体上下、左右进行对比。

注意事项：①患者需戴耳机，以避免听觉输入影响测试结果；②测试顺序由患者肢体远端开始，渐至近端位置。

（3）复合感觉。

1）实体觉。令患者闭目，检查者用一些常用的、不同大小和形状的物品（如钥匙、钱币、铅笔、汤勺等）放置于患者手中，请患者抚摸并说出物品的名字。

2）皮肤定位觉。令患者闭目，检查者用棉签或手轻触患者皮肤后，请患者用手指出被触及的部位。

3）两点辨别觉。令患者闭目，检查者用触觉测量器，以两点的形式放在要进行检查的皮肤上，而且两点的压力均等，之后逐渐缩小两点的距离，直到患者感觉两点为一点为止，测量此时两点间的距离。人体的不同部位对两点分辨的敏感度不同。人的两点分辨正常值：舌尖为 1mm，指尖为 3～6mm，手掌、足底为 15～20mm，手背、足背为 30mm。

4）图形觉。患者闭目，检查者用笔或手指在患者皮肤上画图形或数字、简单汉字等，请患者说出所画内容。

5）重量觉。令患者闭目，检查者将大小、形状相同但重量不同的物品置于患者手上，请患者前后对比说出轻重。

6）材质觉。令患者闭目，检查者将材质不同的物品（如皮革、羊毛、丝绸等）放置于患者手上，请患者抚摸并说出物品的材质。

（三）疼痛的评定

疼痛的评定常采用视觉模拟评分（VAS）进行评估（见表 2-9）。

表 2-9　视觉模拟评分

0	1	2	3	4	5	6	7	8	9	10

无痛　　　　　　　　　　　　　　　　　　　极痛

四、平衡与协调功能评定

平衡功能能够维持身体的稳定，是保持姿势、完成日常动作的基本条件。协调功能能够保证动作的准确性与目的性。平衡与协调关系密切，是维持人体正常活动的重要基础。

（一）平衡功能的评定

平衡功能为所有的技巧性运动提供了稳定的条件。平衡功能障碍常影响人体的整体功能，尤其影响患者的各种转移动作及跑、跳等复杂运动。当各种原因导致维持姿势稳定的感觉运动器官或中枢神经系统受到损伤时，平衡功能便出现异常，这时候就需要进行科学的评定。常用的评定方法包括脑卒中患者姿势控制量表（PASS）、Fugl-Meyer 平衡反应测试、Berg 平衡量表（BBS）。临床上可根据患者不同程度的功能状况，选择相应的评定量表。

1.脑卒中患者姿势控制量表。该量表主要用于评估患者的卧、坐、站 3 种动作的平衡能力，分为姿势维持和姿势变换两个部分（详见表 2-10、表 2-11）。

表 2-10　脑卒中患者姿势控制量表——姿势维持

项目	评分标准	得分
无支持状态下保持坐位	0 分：不能保持坐位 1 分：能在轻微的支持下（如用一只手）保持坐位 2 分：能在没有支持下保持坐位 >10 秒 3 分：能在没有支持下保持坐位 5 分钟	
支持位置下保持站位（脚的位置随意，没有任何限制）	0 分：不能保持站立，甚至在支持下也不能完成 1 分：能在 2 个人强有力的支持下保持站立 2 分：能在 1 个人中等强度的支持下保持站立 3 分：能在仅一只手的支持下就可保持站立	

项目	评分标准	得分
无支持状态下保持站位（脚的位置随意，没有任何限制）	0分：没有支持不能站立 1分：能在没有支持下保持站立10秒 2分：能在没有支持下保持站立1分钟 3分：能在没有支持下保持站立＞1分钟	
用非瘫痪侧下肢站立（没有任何限制）	0分：不能用非瘫痪侧下肢站立 1分：能用非瘫痪侧下肢站立几秒 2分：能用非瘫痪侧下肢站立＞5秒 3分：能用非瘫痪侧下肢站立＞10秒	
用瘫痪侧下肢站立（没有任何限制）	0分：不能用瘫痪侧下肢站立 1分：能用瘫痪侧下肢站立几秒 2分：能用瘫痪侧下肢站立＞5秒 3分：能用瘫侧下肢站立＞10秒	

表 2-11 脑卒中患者姿势控制量表——姿势变换

项目	评分标准	得分
从仰卧位翻身到瘫痪侧	0分：不能完成该项活动 1分：在较多帮助下完成该项活动 2分：在较少帮助下完成该项活动 3分：在没有帮助下完成该项活动	
从仰卧位翻身到非瘫痪侧		
从仰卧位到床边坐位		
从床边坐位回到仰卧		
从坐位站起		
从站位回到坐位		
站位从地板上拾起铅笔		

说明：表 2-10、表 2-11 中总分越高表示平衡功能越好。

2.Fugl-Meyer 平衡反应测试：该项测试主要适用于偏瘫患者的平衡功能评定（见表 2-12）。

表 2-12 Fugl-Meyer 平衡反应测试

评定内容		评定标准	初评	中评	末评
无支持坐位	0分	不能保持平衡			
	1分	能保持平衡,但时间短,不超过5分钟			
	2分	能保持平衡,超过5分钟			
健侧展翅反应	0分	被推动时,健肢无肩外展及伸肘			
	1分	健肢有不完全反应			
	2分	健肢有正常反应			
患侧展翅反应	0分	被推动时,患肢无外展及伸肘			
	1分	患肢有不完全反应			
	2分	患肢有正常反应			
支持站立	0分	不能站立			
	1分	完全在他人帮助下站立			
	2分	1人帮助站立1分钟			
无支持站立	0分	不能站立			
	1分	站立少于1分钟或身体摇摆			
	2分	站立平衡多于1分钟			
健肢站立	0分	维持平衡少于1~2秒			
	1分	维持平衡4~9秒			
	2分	维持平衡多于9秒			
患肢站立	0分	维持平衡少于1~2秒			
	1分	维持平衡4~9秒			
	2分	维持平衡多于9秒			
总分					

说明：总分越高表示平衡功能越好。

3. Berg 平衡量表：为综合性平衡功能检查量表，常用于评定脑血管或者脑损伤。通过观察多种功能活动来评价患者重心主动转移的能力，对患者坐、站位下的动、静态平衡进行全面的检查（见表 2-13）。

表 2-13　Berg 平衡量表

姓名		性别		年龄		科室	
检查内容					初评	中评	末评
由坐位到站位 指导：起立。尝试不用手支撑 评分：选出分类的最低分数 4分：能够站立，无需用手即可维持平衡 3分：能够站立，用手可以维持平衡 2分：能够站立，用手可以维持平衡，但要尝试数次 1分：站立或维持稳定需要少量的辅助 0分：站立需要中等或很大量的辅助							
无扶持站立 指导：无扶持站立 2 分钟 评分：选出分类的最低分数 4分：能够站立 2 钟 3分：能够站立 2 钟，需要监护 2分：能够站立 30 秒，不需扶持 1分：能够站立 30 秒，不需扶持，需要几次尝试 0分：无辅助，不能站立 30 秒							

续表

检查内容	初评	中评	末评
无扶持坐位，双脚落地 指导：双臂抱于胸前坐位 2 分钟 评分：选出分类的最低分数 4 分：能够坐 2 分钟 3 分：能够坐 2 分钟，监护下 2 分：能够坐 30 秒 1 分：能够坐 10 秒 0 分：能够坐 10 秒，需扶持			
由站位到坐位 指导：坐下 评分：选出分类的最低分数 4 分：维持平稳坐位，基本不用手扶持 3 分：需用手控制下滑 2 分：用腿的背侧抵住椅子以控制下滑 1 分：可独立坐但不能控制下滑 0 分：需帮助才能坐下			
位置移动 指导：从椅子移动到床上，再从床上移到椅子上，可用手或不用手 评分：选出分类的最低分数 4 分：位置移动较少用手 3 分：位置移动必须用手 2 分：位置移动需语言提示或监护 1 分：需要 1 人辅助 0 分：需要 2 人监护或辅助			

检查内容	初评	中评	末评
无扶持站立，闭眼 指导：闭眼，无扶持静立 10 秒 评分：选出分类的最低分数 4 分：能够安全站立 10 秒 3 分：能够站立 10 秒，监护下 2 分：能够站立 3 秒 1 分：闭眼不能坚持 3 秒，睁眼站立时能保持稳定 0 分：需帮助，防止跌倒			
双足并拢站立 指导：双足并拢站立并尽量站稳 评分：选出分类的最低分数 4 分：可双足独立并拢站立 1 分钟 3 分：双足独立并拢站立 1 分钟，需监护 2 分：双足独立并拢站立不能坚持 30 秒 1 分：需要帮助才能将双脚并拢，但双足并拢可站立 15 秒 0 分：需要帮助才能将双脚并拢，且双足并拢站立不足 15 秒			
手臂前伸 指导：手臂上举 90°，伸直手指，尽可能伸手取远处的物品。（检查者将直尺置于指尖处，臂前伸时勿触及直尺。测量身体尽量前伸时的距离） 评分：选出分类的最低分数 4 分：能够前伸大于 25cm 3 分：能够前伸大于 12cm 2 分：能够前伸大于 5cm 1 分：前伸，需要监护 0 分：试图前伸肘时失去平衡或需外界支撑			

续表

检查内容	初评	中评	末评
自地面拾物 指导：拾起足前的鞋子 评分：选出分类的最低分数 4分：可安全拾起 3分：可拾起，需要监护 2分：不能拾起，差 2 ~ 5cm，可保持平衡 1分：不能拾起，尝试时需监护 0分：不能尝试，或需要辅助避免跌倒			
躯干不动，转头左右后顾 指导：交替转头，左右后顾 评分：选出分类的最低分数 4分：左右后顾时重心移动平稳 3分：只能一侧后顾，另一侧重心移动较差 2分：只能转到侧面，但可维持平衡 1分：转头时需要监护 0分：需要辅助避免跌倒			
转身360° 指导：转身 360°，停顿，反向旋转 360° 评分：选出分类的最低分数 4分：双侧都可在 4 秒内完成 3分：一侧可在 4 秒内完成 2分：能完成转身，但速度慢，用时超过 4 秒 1分：转身时需密切监护或语言提示 0分：转身时需要辅助			

检查内容	初评	中评	末评
双足交替踏台阶 指导：每只脚交替放于板凳上，直到每只脚能踏上板凳 4 次 评分：选出分类的最低分数 4 分：可独自站立，20 秒内踏 8 次 3 分：可独自站立，踏 8 次超过 20 秒 2 分：监护下，无辅助可踏 4 次 1 分：最简单的辅助可踏 2 次或 2 次以上 0 分：需要辅助才能避免跌倒，或不能尝试踏凳			
无扶持站立，一只脚在前 指导：双脚前后位站立，如果困难，增加双足前后距离 评分：选出分类的最低分数 4 分：双足可前后接触位站立 30 秒 3 分：双足前后站立有间距，可站立 30 秒 2 分：可迈小步后独立坚持 30 秒 1 分：迈步需要帮助，坚持 15 秒 0 分：站立或迈步失衡			
单腿站立 指导：不需扶物，单腿站立 评分：选出分类的最低分数 4 分：可抬腿，坚持超过 10 秒 3 分：可抬腿 5 ~ 10 秒 2 分：可抬腿超过 3 秒 1 分：尝试抬腿，不能坚持 3 秒，但可独自站立 0 分：不能尝试，或需要辅助避免跌倒			
总分			

说明：＜40分，预示有跌倒风险（0~20分，平衡能力差，只能坐轮椅；21~40分，平衡能力可，能辅助步行）；41~56分，平衡能力好，能独立前行。

（二）协调功能的评定

人体从事随意运动，需要在大脑皮质、大脑的基底神经节、小脑、前庭迷路系统、本体感觉、视觉等共同作用下，依靠主动肌、拮抗肌、协同肌和固定肌的相互协调来完成，其中任何部分的损伤都会造成协调运动障碍，主要表现为共济失调、不随意运动，以及由肌肉的痉挛、肌肉肌腱的挛缩造成的运动异常等。针对脑卒中后患者的协调运动障碍，主要从两方面进行评定：非平衡性协调运动试验和平衡性协调运动试验（见表2-14、表2-15）。

表2-14 非平衡性协调运动试验

测试方法	左侧	右侧
指鼻试验		
指－他人指试验		
指指试验		
指鼻和指他人指试验		
对指试验		
抓握试验		
前臂旋转试验		
反跳试验		
轻叩手		
轻叩足		

续表

测试方法	左侧	右侧
指示准确试验		
交替跟－膝、跟－趾试验		
趾－他人指试验		
跟－胫试验		
绘圆或横"8"字试验		
肢体保持试验		

说明:5分,正常;4分,轻度障碍,能完成指定的活动,但速度和熟练程度比正常稍差;3分,中度障碍,能完成指定的活动,但协调缺陷极明显,动作慢、笨拙和不稳定;2分,重度障碍,只能发起运动而不能完成;1分,不能完成活动。

表2-15 平衡性协调运动试验

测试方法	得分
双足站立:正常舒适位	
双足站立:两足并拢站立	
双足站立,一足在另一足前方	
单足站立	
站立位,上肢交替地放在身旁、头上方或腰部	
在保护下,出其不意地让受试者失去平衡	
弯腰,返回直立位	
身体侧弯	
直线走,一足放在另一足尖之前	
侧方走和倒退走	
正步走	

续表

测试方法	得分
变换速度走	
突然停止后再走	
环形走和变换方向走	
足跟或足尖着地走	
站立位睁眼和闭眼走	

说明:4分,能完成活动;3分,能完成活动,需较少帮助;2分,能完成活动,需较大帮助;1分,不能完成活动。

五、言语－语言功能评定

言语－语言障碍是指个体语言的产生、理解及应用等方面出现困难的情况,是一种表现较为稳定的、在一定时期内持续存在的语言功能异常,多见失语症、构音障碍等。

(一)Frenchay 构音障碍评定法

Frenchay 构音障碍评定法是 1988 年由河北省人民医院修订完善的。该评定法的检查内容包括反射、呼吸、唇、颌、软腭、喉、舌、言语 8 个大项,每项又分为 2~6 个分项,共 29 个分项。每个分项按严重程度分为 a~e 五级,a 正常,b 轻度异常,c 中度异常,d 明显异常,e 严重异常。可根据正常结果所占比例(a 项／总项数)简单地评定构音障碍的程度。

(二)汉语标准失语症检查表

该检查表是中国康复研究中心听力语言科以日本的标准

失语症检查法为基础，借鉴国外有影响力的失语评价量表的优点，按照汉语的语言特点和中国人的文化习惯所编制，亦称中国康复研究中心失语症检查法（CRRCAE）。该检查法包括两部分内容：第一部分，通过患者回答12个问题了解其语言的一般情况；第二部分，由30个分测验组成，分为9个大项目，包括听、复述、说、出声读、阅读、抄写、描写、听写和计算。该检查只适合成人失语症患者。

（三）汉语失语症评定量表（ABC）

该测验由北京大学医学部神经心理研究室参考西方失语成套测验方法结合国情编制而成。ABC由谈话、理解、复述、命名、阅读、书写、结构与空间、运用、计算等组成，于1988年开始应用于临床。

六、吞咽功能评定

（一）吞咽的生理分期

吞咽是一项复杂的动作。在临床诊疗中，根据食团的位置，吞咽的整个过程可以分为认知期、准备期、口腔期、咽期和食管期。事实上，吞咽的5个期密不可分，只有在中枢神经系统的调控下，各期协同运动才能完成1次有效的吞咽过程。

1. 认知期。认知期又称为先行期。该期是指将食物放入口中之前的时期。在认知期，人们通过视觉、嗅觉、触觉等对眼前的食物进行预判，搜集相关信息，将食物信息传递至中枢神经系统。

2. 准备期。准备期又称咀嚼期。该期是充分张口以接受食团直至完成咀嚼的过程。食物在口腔内，通过对触觉、味觉和温度觉等不同的感受器产生刺激，感知食团、品评食团之味道和质地。触觉、味觉和温觉等信息将被传递至位于脑干的孤束核及更高级的皮质吞咽中枢，而大脑皮层则几乎同时负责该期所有动作的调控。这些动作包括舌肌不断搅拌食物、口唇的闭合等，使食物最终形成适合吞咽的食团。

3. 口腔期。口腔期是指舌把食团往后推送并进入咽部的过程。该期的运动涉及口轮匝肌、咀嚼肌、舌肌、上腭肌、舌骨上肌群等。舌尖向上方运动，目的是把食团往后方推送。舌肌连续地先后收缩，把食团从前向后部推送。此时颊肌收缩，导致口腔内压力升高，有利于食物往后推送。同时，软腭上提，舌的后部下降，舌根略微前移，最终促使食团进入咽部。

4. 咽期：咽期指食团通过反射活动，从口咽部开始到进入食道的过程。咽期的启动标志着吞咽反射的开始。该期一旦开始便不能由个体随意终止。首先，食团"强行"入咽，并向下传送。此时软腭上抬，咽后壁向前突出，咽腔、鼻腔、声门等关闭以防止误吸。同时，舌升起，口腔与咽腔封闭，食团刚一到达咽部，舌根便向下方运动，从而导致咽部下半部分敞开。接着，喉头与舌骨一同向前上方运动，位于喉头口前方的会厌反转，从而关闭了食物进入喉部的入口。最后，上、下咽缩肌先后收缩，食团向下移动并送至食道。

5. 食管期：食团由食道入口处至胃部入口处的这一阶段称为食管期。食团进入食管引起食道的蠕动。这种蠕动是有序的，即食团前端及后端的食道壁肌肉分别舒张和收缩，进而推进食团至胃部。与咽期不同的是，该期并不受吞咽中枢的控制。

（二）吞咽功能障碍评定

1.洼田饮水试验。测试流程及内容：患者端坐，喝下30ml温开水，观察所需时间和呛咳情况。

（1）分级：

1级（优）：能顺利地1次将水咽下，无呛咳。

2级（良）：分2次以上，喝完无呛咳。

3级（中）：能1次喝完，但有呛咳。

4级（可）：分2次以上喝完，但有呛咳。

5级（差）：频繁呛咳，不能全部喝完。

（2）判断：

正常：1级，5秒之内。

可疑：1级，5秒以上或2级。

异常：3~5级判断标准。

（3）康复疗效判定：

治愈：吞咽障碍消失，饮水试验评定1级。

基本恢复：由3级或4级提高到2级。

有效：由4级提高到3级。

2.简易吞咽诱发试验。评估方法：将0.4ml温水滴注到患者咽上部，观察患者的吞咽反射和从滴注到发生反射的时间差。

评估标准：如果在滴注温水后3秒内能够诱发吞咽反射，则判定为吞咽正常。吞咽反射在3秒以上出现或不出现则为吞咽功能异常。可将水加至 2ml，再次进行试验，若 3 秒以内出现吞咽反射为轻度吞咽障碍，若 3 秒以上出现或不出现吞咽反射为吞咽功能异常，存在隐性误吸可能。

3. 染料试验：专用于气管切开患者。让患者服下用蓝色染料（一种无毒的蓝色食物色素）混合调配的水或食物，如蓝染水或食物从气管口咳出来，或是用吸痰器吸出，说明水或食物已进入气道。

4. 颈部听诊法：指把听诊器放置在喉的外侧缘，听取呼吸、吞咽和讲话时气流的声音，对比吞咽前后呼吸音变化，判断咽部是否渗透和误吸的一种评价方法。一般人在呼气相开始吞咽反射，反射结束从呼气相开始再次呼吸。如果从吸气相开始发生吞咽反射或者吞咽后从吸气相开始发生再次呼吸的现象，提示存在吞咽障碍可能。注意：颈部听诊法不能判断隐性误吸。

七、焦虑和抑郁评定

焦虑和抑郁既是一种客观存在的心理问题，又是一种个人对自身状态的主观感受，因此评定方法可采用量表法进行评定。常用的量表有焦虑自评量表（SAS）（见表 2-16）及抑郁自评量表（SDS）（见表 2-17）等。

表 2-16　焦虑自评量表

项目	A	B	C	D	初评	中评	末评
我觉得比平常容易紧张或着急	1	2	3	4			
我无缘无故地感到害怕	1	2	3	4			

项目	A	B	C	D	初评	中评	末评
我容易心里烦乱或觉得惊恐	1	2	3	4			
我觉得我可能将要发疯	1	2	3	4			
我觉得一切都很好，也不会发生什么不幸 *	4	3	2	1			
我手脚发抖打战	1	2	3	4			
我因为头痛、颈痛和背痛而苦恼	1	2	3	4			
我感觉容易衰弱和疲乏	1	2	3	4			
我觉得心平气和，并且容易安静坐着 *	4	3	2	1			
我觉得心跳得很快	1	2	3	4			
我因为一阵阵头晕而苦恼	1	2	3	4			
我有晕倒发作，或觉得要头晕似的	1	2	3	4			
我吸气、呼气都感到很容易 *	4	3	2	1			
我的手脚麻木和刺痛	1	2	3	4			
我为胃痛和消化不良而苦恼	1	2	3	4			
我常常要小便	1	2	3	4			
我的手脚常常是干燥温暖的 *	4	3	2	1			
我脸红发热	1	2	3	4			
我容易入睡并且一夜睡得很好 *	4	3	2	1			
我做噩梦	1	2	3	4			
总分							

说明：每一条文字后有四个字母，A，没有或很少有时间；B，少部分时间；C，相当多时间；D，绝大部分时间。* 号为反序计分。总分越高表示焦虑越严重。一般来说，总分低于 50 分者为正常，50~60 分者为轻度，60~70 分者是中度，70 分以上者为重度。

表 2-17 抑郁自评量表

项目	A	B	C	D	初评	中评	末评
我感到情绪沮丧、郁闷	1	2	3	4			
我感到早晨心情最好 *	4	3	2	1			
我要哭或想哭	1	2	3	4			
我夜间睡眠不好	1	2	3	4			
我吃饭像平时一样多 *	4	3	2	1			
我和异性接触时和往常一样感到愉快 *	4	3	2	1			
我感到体重减轻	1	2	3	4			
我为便秘烦恼	1	2	3	4			
我的心跳比平时快	1	2	3	4			
我无故感到疲劳	1	2	3	4			
我的头脑像往常一样清楚 *	4	3	2	1			
我做事情像平时一样不感到困难 *	4	3	2	1			
我坐卧不安，难以保持平静	1	2	3	4			
我对未来感到有希望 *	4	3	2	1			
我比平时更容易激怒	1	2	3	4			
我觉得决定什么事都很容易 *	4	3	2	1			
我觉得自己是有用的和不可缺少的人 *	4	3	2	1			
我的生活很有意义 *	4	3	2	1			
假若我死了别人会过得更好	1	2	3	4			
我仍旧喜爱自己平时喜爱的东西 *	4	3	2	1			
总分							

说明：根据近 1 周感觉打分。* 号为反序计分。总分越高表示抑郁越严重。一般来说，总分低于 53 分者为正常，53~62 分者为轻度，63~72 分者为中度，72 分以上者为重度。

八、睡眠功能评定

睡眠状况自评量表（SRSS）（见表2-18）是由中国心理卫生协会常务理事、《中国健康心理学杂志》执行主编李建明教授编制，在相关专家的协助下，经全国协作组制定出的中国标准。

此量表有10个自测题，由自评者亲自填写。自评者根据自己1个月内实际情况，在最适合自评者状况的答案序号上打对钩。

表2-18 睡眠状况自评量表

姓名： 性别： 年龄： 职业：

您觉得平时睡眠时间够吗？
1分：睡眠时间过多了
2分：睡眠时间正好
3分：睡眠时间欠一些
4分：睡眠时间不够
5分：睡眠时间远远不够

您在睡眠后是否已觉得充分休息了？
1分：觉得充分休息了
2分：觉得休息了
3分：觉得休息了一点儿
4分：不觉得休息了
5分：觉得一点儿也没休息

您晚上已睡过觉，白天是否打瞌睡？
1分：0~5天
2分：很少（6~12天）
3分：有时（13~18天）
4分：经常（19~24天）
5分：总是（25~31天）

续表

您平均每个晚上大约能睡几小时？
1分：≥ 9 小时
2分：7 ~ 8 小时
3分：5 ~ 6 小时
4分：3 ~ 4 小时
5分：1 ~ 2 小时

您是否入睡困难？
1分：0 ~ 5 天
2分：很少（6 ~ 12 天）
3分：有时（13 ~ 18 天）
4分：经常（19 ~ 24 天）
5分：总是（25 ~ 31 天）

您入睡后中间是否易醒？
1分：0 ~ 5 天
2分：很少（6 ~ 12 天）
3分：有时（13 ~ 18 天）
4分：经常（19 ~ 24 天）
5分：总是（25 ~ 31 天）

您在醒后是否难于再入睡？
1分：0 ~ 5 天
2分：很少（61 ~ 2 天）
3分：有时（13 ~ 18 天）
4分：经常（19 ~ 24 天）
5分：总是（25 ~ 31 天）

您是否多梦或常被噩梦惊醒？
1分：0 ~ 5h
2分：很少（61 ~ 2 天）
3分：有时（13 ~ 18 天）
4分：经常（19 ~ 24 天）
5分：总是（25 ~ 31 天）

为了睡眠，您是否吃安眠药？
1分：0~5天
2分：很少（6~12天）
3分：有时（13~18天）
4分：经常（19~24天）
5分：总是（25~31天）

您失眠后心情（心境）如何？
1分：无不适
2分：无所谓
3分：有时心烦、急躁
4分：心慌、气短
5分：乏力、没精神、做事效率低

说明：每个问题都分5级评分，分数愈高说明睡眠问题愈严重。1次评定在20分钟内完成。

注意事项：

1.评定的时间范围为过去的1个月内。

2.评定结束时，医生应仔细检查一下自评者的自评结果，提醒自评者不要漏评某个项目，也不要在相同的一个项目内打2个对钩（重复评定）。

3.如用于评定疗效，应在开始治疗或研究前让自评者评定1次，然后在治疗后或研究结束时再让他评定1次，以便通过睡眠状况自评量表总分变化分析自评者的睡眠状态变化情况。统计指标和结果分析：睡眠状况自评量表的主要统计指标是总分和每个项目（因子）分。待自评结束后，把10个项目中的各项分数相加，即得到总分。总分范围为10~50分。总分数愈低，说明睡眠问题愈少；总分数愈高，说明睡眠问题愈重、愈多。

九、日常生活活动能力评定

日常生活活动能力评定（ADL）的内容大致包括运动、自理、交流、家务活动和娱乐活动5个方面。不同的评定对象采用的量表不同，具体内容上略有不同。

日常生活活动能力评定主要通过各种标准化量表来进行。这些量表经过信度、效度检验，其统一和标准化的检查和评分方法使得评定结果更具科学性。针对脑卒中患者，日常生活活动能力评定常用的标准化量表有 Barthel 指数评定量表（见表2-19）和工具性日常生活活动能力量表（IADL）（见表2-20）。

表2-19 Barthel 指数评定量表

项目	分数	内　　容	初评	中评	末评
进食	10	可独立在合理的时间内（约10秒吃一口）用筷子、勺子或叉子取食眼前的食物			
	5	需部分帮助（切面包、抹黄油、夹菜、盛饭等）			
	0	需极大帮助或完全依赖他人			
转移	15	自理			
	10	需要少量帮助（1人）或语言指导			
	5	需两人或1个强壮、动作娴熟的人帮助			
	0	完全依赖别人			
修饰	5	可独立完成洗脸、洗手、刷牙及梳头			
	0	需要别人帮忙			

项目	分数	内　容	初评	中评	末评
上厕所	10	可自行进出厕所，不会弄脏衣物，并能穿好衣服。使用便盆者，可自行清理便盆			
	5	需帮忙保持姿势的平衡，整理衣物或使用卫生纸。使用便盆者，可自行取放便盆，但需依赖他人清理			
	0	需他人帮忙			
洗澡	5	可独立完成（不论是盆浴或淋浴）			
	0	需别人帮忙			
行走（平地45m）	15	使用或不使用辅具皆可独立行走45m以上			
	10	需要稍微地扶持或口头指导方可行走45m以上			
	5	虽无法行走，但可独立操纵轮椅（包括转弯、进门及接近桌子、床沿），并可推行轮椅45m以上			
	0	不能完成			
上下楼梯	10	可自行上下楼梯（允许抓扶手、用拐杖）			
	5	需要稍微帮忙或口头指导			
	0	无法上下楼梯			
穿脱衣服	10	可自行穿脱衣服、鞋子及辅具			
	5	在别人帮助下可自行完成一半以上的动作			
	0	需别人帮助			

续表

项目	分数	内　　容	初评	中评	末评
大便控制	10 5 0	能控制 偶尔失禁（每周＜1次） 失禁或昏迷			
小便控制	10 5 0	能控制 偶尔失禁（每周＜1次），或尿急（无法等待便盆或无法及时赶到厕所），或需别人帮助处理 失禁、昏迷或需要导尿			
总分					

说明:60分以上,有轻度残疾;40~60分,中度残疾;20~40分,重度残疾;20分以下,完全残疾。

表 2-20　工具性日常生活活动能力量表

以最近1个月的表现为准

上街购物
1分: 独立完成所有购物需求
2分: 独立购买日常生活用品
3分: 每一次上街购物都需要有人陪
4分: 完全不会上街购物

外出活动
1分: 能够自己开车、骑车
2分: 能够自己搭乘大众运输工具
3分: 能够自己搭乘计程车但不会搭乘大众运输工具
4分: 当有人陪同可搭乘计程车或大众运输工具
5分: 完全不能出门

烹调食物
1分: 能独立计划、烹煮和摆设一顿适当的饭菜
2分: 如果准备好一切作料,会做一顿适当的饭菜
3分: 会将已做好的饭菜加热
4分: 需要别人把饭菜煮好、摆好

家务维持

1分：能做较繁重的家务或偶尔需家务协助（如搬动沙发、擦地板、洗窗户）

2分：能做较简单的家事，如洗碗、铺床、叠被

3分：能做家事，但不能达到可被接受的整洁程度

4分：所有的家事都需要别人协助

5分：完全不会做家事

洗衣服

1分：自己清洗所有衣物

2分：只清洗小件衣物

3分：完全依赖他人

使用电话的能力

1分：独立使用电话，含查电话簿、拨号等

2分：仅可拨熟悉的电话号码

3分：仅会接电话，不会拨电话

4分：完全不会使用电话

服用药物

1分：能自己在正确的时间用正确的药物

2分：需要提醒或少许协助

3分：如果事先准备好服用的药物分量，可自行服用

4分：不能自己服用药物

处理财务能力

1分：可以独立处理财务

2分：可以处理日常的购买，但需要别人协助与银行往来或大宗买卖

3分：不能处理财务

　　说明：总分最低为8分，为完全正常；大于8分为有不同程度的功能下降。

第二节　康复基本理论与技术

一、神经发育疗法

神经发育疗法，又称神经生理学疗法，主要针对中枢神经系统损伤后，根据神经生理学、神经发育学的基本原理和规律，运用诱导或抑制的手段使患者学会正常的运动模式，去完成日常生活的一系列治疗方法。神经发育疗法有很多，比轻典经典的方法有 Bobath 技术、Rood 技术、Brunnstrom 技术、PNF 技术和 MRP 技术等五大治疗技术。

（一）基本理论

神经发育疗法在 20 世纪 50 年代前后得到了迅速发展，这类技术的理论基础很大程度上与运动控制学说相关。运动控制主要理论包括：反射运动控制学说、层次运动控制学说及系统运动控制学说。

1. 反射运动控制学说。该学说强调反射是一切运动的基础，复杂的动作是神经系统通过整合一连串的反射来协调的。Rood 技术为反射运动控制学说的代表技术。但该学说存在局限性，例如：①不能充分解释缺少感觉刺激仍可产生动作的现象；②不能充分解释在动作执行前，中枢神经可前瞻性或预期性地修正即将执行的动作。

2. 层次运动控制学说。该学说认为，中枢神经系统对于运动的控制呈现阶梯状：①最高层是大脑新皮层的联络区域和基底神经节，形成运动总的方向策略，涉及运动的目的和达到目的所采用的最佳运动方案；②中层是运动皮层和小脑，与运动顺序相关，指平稳、准确达到目的所需肌肉收缩的空间和时间顺序；③最低层是脑干和脊髓，与动作执行相关，包括激活运动神经元和中间神经元，产生目的性动作并对姿势进行调整。层次运动控制学说的代表性技术有 Bobath 技术和 Brunnstrom 技术。但该学说存在局限性：在正常情况下，不是所有反射都受高级中枢控制；动作的发展也不完全依照固定的顺序发育。

3. 系统运动控制学说。该学说由主要观点是：①动作控制以达成动作功能为目标；②确认身体其他系统对动作控制的影响；③动作要考虑外在环境的影响；④动作本身相互影响并遵循力学定律。该学说以功能性动作为训练目的。

随着康复医学的发展，在系统理论指导下，我们不仅要考虑单个系统的康复治疗与评价，而且要综合考虑各个系统相互作用的康复治疗与评价。

（二）神经发育疗法中代表性技术的共同点

神经发育疗法中各个代表性技术之间既有共同点，又有不同点，共同点主要包括以下几个方面：

1. 以神经系统作为治疗的重点对象。按照个体发育的正常顺序，通过对外周（躯干和肢体）的良性刺激，抑制异常的病理反射和病理性运动模式，引出正常的反射并促进建立正常的运动模式。

2. 治疗中应用多种感觉刺激。包括躯体、语言、视觉等刺激，强调重复强化训练来增强动作的掌握、运动的控制及协调。

3. 按照从头至尾，从近端至远端的顺序治疗。治疗时强调，先做等长练习，后做等张练习；先练习离心性控制，再练习向心性控制；先掌握对称性的运动模式，后掌握不对称性的运动模式。

4. 治疗与日常生活活动能力训练结合起来。在治疗环境中学习动作，在实际环境中运用已经掌握的动作并进一步发展技巧性动作。

5. 强调早期治疗、综合治疗及相关专业的密切配合。

（三）神经发育疗法中代表性技术的不同点

神经发育疗法中各个代表性技术在治疗观念及基本操作上还存在着分歧和差异，主要表现在以下几个方面：

1. 对运动控制障碍的治疗观念的差异。

（1）Bobath 技术：主张早期抑制不正常的姿势、病理反射或异常运动，再利用正常的自发性姿势反射和平衡反应来诱发正常运动，以提高患者日常生活活动能力。反对使用不正常的反射（联合反应）及阻力（产生扩散效应）来诱发动作。现代 Bobath 技术取得了很大的发展，要求治疗中不仅考虑运动方面的问题，同时强调感觉、知觉及环境对动作的影响，把运动控制障碍的治疗作为一种管理（24 小时管理）

来实施。

（2）Rood 技术：强调多种感觉刺激，运用正确的感觉输入来产生正确的运动反应，用有控制的感觉输入来反射性地诱发肌肉活动。

（3）Brunnstrom 技术：主张早期充分利用姿势反射、联合反应、共同运动（包括正常的或异常的运动模式）等各种方法诱发出运动反应，再从异常运动模式中引导、分离出正常的运动成分，最终脱离异常运动模式，逐渐向正常的功能性的运动模式过渡。

（4）PNF 技术：强调通过刺激本体感受器来改善和促进肌肉功能。该技术有一些基本原则：PNF 是一种整体性的方法，治疗均是直接作用于整个人，而不是针对特定障碍或身体躯段。基于所有患者都存在尚未开发的潜力，医生将集中精力调动患者的潜能。PNF 技术治疗的主要目的是帮助患者达到最高功能水平。

2. 针对运动控制障碍的基本技术不同。

（1）Bobath 技术：通过对身体关键点的手法操作、反射性抑制、促进姿势反射及刺激固有感受器和体表感受器等基本技术，达到运动控制，促进功能性活动的目的。

（2）Rood 技术：主要采用的是促进技术和抑制技术。促进技术通过刺激皮肤、本体感觉等来诱发肌肉反应；抑制技术通过挤压、牵张等来抑制痉挛。

（3）Brunnstrom 技术：弛缓期通过对健侧肢体施加阻

力，引出患侧肢体的联合反应或共同运动，利用本体感受性刺激和局部皮肤刺激，促进较弱的肌肉收缩。

（4）PNF 技术：主要应用本体感觉刺激，如挤压、牵伸、抗阻等，结合视觉刺激及医生的口令进行螺旋、对角线性的运动来达到治疗目的。

二、Bobath 技术

（一）概述

Bobath 技术是由英国的物理治疗师 Berta Bobath 和她的丈夫（神经学家）Karel Bobath 在 20 世纪 40 年代共同创立的。

Bobath 技术是一种采用抑制异常姿势，促进正常姿势的发育和恢复的方法。Bobath 技术主要用于治疗中枢神经损伤性疾病，如偏瘫、脑瘫，因此 Bobath 又称为通过抑制和促进而实现治疗目的的神经发育治疗方法。

（二）基本理论

1. 传统 Bobath 技术理论（1990 年之前）。

（1）肌张力可以得到抑制。在各种姿势中，起支撑身体作用的肌群，需保持一定的紧张性（通常用肌张力来表示），以维持姿势的稳定。姿势性肌张力与脊髓终末神经突触的兴奋冲动与抑制冲动的比率、本体感受器传导的感觉性冲动的反馈、身体支撑面的相对位置对本体感受器的刺激而诱发肌肉反应等相关。因此，Bobath 提出"影响张力性姿势"的概念，即在某些特定的姿势下，肌张力是可以得到抑制的。

（2）姿势的自主控制功能是反射活动。人类进行各种有目的的活动，是在中枢神经系统的综合协调下，通过全身的姿势与运动的协调来完成。Bobath 认为，姿势的自主控制功能是反射活动，中枢神经损伤后，失去了上位神经中枢的控制，出现了异常的姿势与运动模式，首先应利用抑制技术来抑制和修正异常的姿势、运动模式，再利用调正反应、平衡反应及保护性伸展反应等促进技术来诱发正常的姿势反应和运动模式，最终达到恢复功能。

（3）运动感觉可以通过学习而获得。学习是人类固有的特性，运动的感觉是可以通过后天不断地学习而获得的。Bobath 强调，一定要给予患者正确的感觉刺激，通过不断地重复练习使患者掌握基本的运动功能。

2. 现代 Bobath 技术理论（1990 年以后）。

（1）新的运动控制模型。在复杂环境下，人类的运动来自对选择性运动的精确控制和联合。运动控制应考虑运动、感觉、认知、知觉、生物力学 5 个因素。现代 Bobath 技术是针对中枢神经系统损伤的患者进行逐步评价与治疗，治疗中通过医生与患者之间的沟通互动（见图 2-2），给予各种向心性信息输入，促使患者完成更有效的、更

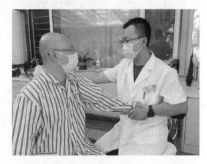

图 2-2 医生与患者之间的沟通互动

具功能性的运动再学习。

（2）神经、肌肉可塑性。神经可塑性是神经系统的一种适应能力，也是神经系统自我调节结构、组织和功能的能力，是功能恢复的关键因素。现代 Bobath 技术认为，肌张力异常有神经性与非神经性两种因素，治疗时利用多种感觉输入、重复运动和体位模式能加强突触链，增强功能连接，并对肌肉进行牵伸以达到促进正常运动恢复目的（见图 2-3）。

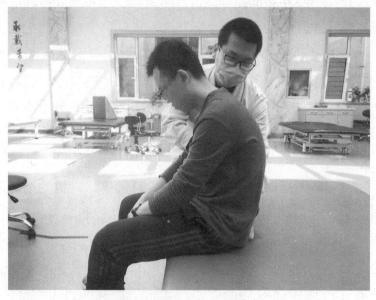

图 2-3　促进正常运动的恢复

（3）姿势控制与运动控制。姿势控制和运动控制是相互联系的，姿势控制不能从运动控制中独立。姿势控制包括姿势稳定性和姿势定位、定向两个方面。姿势稳定性即控制重心与支撑面间的关系，姿势定位、定向即维持良好的身体各节段间及身体与环境间的关系。运动控制强调远端肢体的活动性。运动控制共同通过脊髓回路来控制，如前庭脊髓束促使步态摆动后期伸肌活跃，站立期抗重力肌活跃；网状脊髓束促使伸肌兴奋，屈肌抑制，做姿势的准备（见图2-4）。因此，Bobath技术首先是激活躯干肌，增强核心肌的稳定。Bobath技术认为，患者的姿势控制，尤其是核心控制能力，是患者步行功能、上肢和手功能及日常生活活动的基础。

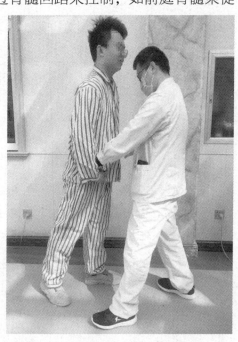

图2-4　姿势控制与运动控制

（4）正常的相反神经支配机制。正常情况下，相反神经支配的一种现象为某肌群一旦兴奋即抑制其拮抗肌，另一种现象是当肌肉出现伸张反射时，起拮抗该肌肉运动作用的拮抗肌出现弛缓。中枢神经对运动的方向、速度、位置的变化及关节活动度随意地进行调控以进行精细运动，相反神经支配是正常姿势反射活动的基础，保证了姿势与运动能有效地完成。中枢性神经损伤后，正常的相反神经支配机制受到影响，表现出相反神经支配过剩，即过度的同时收缩（缺乏相反抑制）或过度的同时抑制（缺乏同时收缩），出现痉挛或强直、姿势异常等。现代 Bobath 技术主张通过阶段性、系统性的刺激、强化诱导以自动运动为主的多种多样的正常运动模式，达到促通效果，以激活中枢内的抑制机制。

三、Rood 技术

（一）概述

Rood 技术源于 19 世纪发育学和神经生理学理论的发展，由美国具有物理治疗师、作业治疗师双重资格的 Margaret Rood 在 20 世纪 50 年代提出。Rood 技术的主要观点是：感觉输入决定运动输出；运动反应按一定的发育顺序出现；身、心、智是相互作用的。Rood 技术的基本理论基于以下认识：人体活动是由先天存在的各种反射，通过不断地应用和发展，在反复的感觉刺激下不断地被修正，直至在大脑皮质这一意识水平达到最高级的控制。该技术多应用于脑瘫、成人偏瘫及其他运动控制障碍的脑损伤患者的康复治疗中。

（二）基本理论

1. 通过相应的感觉刺激可使肌张力正常化并诱发正确的动作应答。主要观点是：感觉输入决定运动输出；运动反应按一定的发育顺序出现；身、心、智是相互作用的。

2. 利用个体运动发育顺序促进运动控制能力。

个体运动控制的发育水平分为 4 个阶段：

（1）关节的重复运动阶段：任何动作的形成和掌握都需要经过主动肌收缩与拮抗肌抑制的反复练习，这种重复性运动在运动学习的初期往往是一种无目的性的运动。例如，新生儿自由舞动上、下肢是这一阶段的典型活动。

（2）关节周围肌群的协同收缩阶段：指在肌肉的协同收缩下支撑体重，是人类运动发育初期重要功能，此时表现为肢体近端关节固定，允许远端部分活动。

（3）远端固定 – 近端关节活动阶段：即一边支撑体重，一边运动。

（4）技巧性活动阶段：技巧性活动是最高水平的运动控制，是活动性和稳定性的结合，如行走、爬行、手的使用等，往往要求近端固定，活动远端。如画家创作时需要肩及身体很高的稳定性，同时要求手和腕关节准确的灵活性。

3. 按发育的顺序由低级向高级感觉、运动觉水平发展。

Rood 根据人体发育规律总结为 8 种运动模式：

（1）仰卧屈曲模式。

（2）转体或滚动模式。

（3）俯卧伸展模式。

（4）颈肌协同收缩模式。

（5）俯卧伸屈模式。

（6）手膝位支撑模式。

（7）站立。

（8）行走。

（三）多种感觉刺激疗法

Rood 疗法又称为多种感觉刺激疗法，突出的特点是通过施加在皮肤上的刺激引起刺激或抑制。

1. Rood 疗法的具体方法和技术：

（1）对肌肉的促进和抑制：

1）促进的方法：适用于弛缓性瘫痪、收缩力弱等情况。①触觉的：A. 快速刷指：用一小型电动刷子，一头装有成束的软毛，电刷转动时软毛张开，刺激皮肤或毛发 3～5 秒，如 3～5 秒仍无反应，可重复刺激 3～5 次，亦可在相应的节段皮肤上刺激 5 秒。该法兴奋了高阈的 C 感觉纤维，促进 γ 运动神经元。效应在刺激后 30～40 分钟出现高峰。B. 轻敲皮肤：轻敲受刺激的皮肤，可促进梭外肌的反应，轻敲手背后指间、足背趾间皮肤或掌心、足底可引起肢体的回撤反应。此法兴奋了低阈值的 A 纤维（见图 2-5）。②温度的：主要应用冰刺激、局部刺

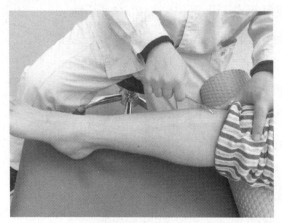

图 2-5　刺激胫骨前肌诱发踝背屈运动

激 3～5 秒，可促进肌收缩，也是兴奋了 C 感觉纤维的结果，

但冰刺激后的 30 秒左右常引起反跳现象，即由兴奋转为抑制，这是应该注意的。③本体感觉等：快而轻地牵张肌肉；牵张手的内附肌；伸到 ROM 的极限后再进一步牵张；抗阻收缩；在肌腹上加压或推摩；轻叩肌腱或肌腹；在骨突上加压；有力地压缩关节。④特殊的感觉刺激：视听觉刺激等。

　　2）抑制的方法：适用于痉挛或其他肌张力高的情况（见图 2-6）。①轻轻地压缩关节；②在肌腱附着点上加压；③持续地牵张；④缓慢地将患者从仰卧位或俯卧位翻到侧卧位，缓解痉挛，⑤中温刺激、不感温局部浴、热湿敷等。

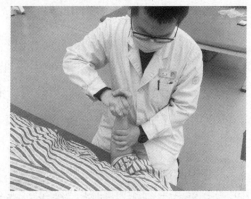

图 2-6　关节挤压减轻腕关节肌张力

　　（2）对运动过度（适用于手足徐动症等）情况，进行远端固定、近端运动的方法。如让患者采取手、膝位，手、膝的位置不动，但在此位置上，使躯干进行前后、左右和对角线式的活动，如范围较局限，可慢慢地抚摸或擦拭皮肤。

　　（3）对运动功能的

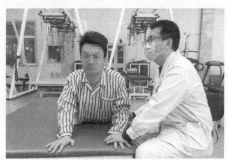

图 2-7　对运动功能的再训练

再训练（见图2-7）。主要原则是按运动的发育顺序进行。

1）从整体考虑：在训练运动控制方面，按照活动度→稳定度→受控的运动→技巧性运动的顺序进行。

2）从局部考虑：应采取屈先于伸，内收先于外展，尺侧先于桡侧，最后才是旋转。在远近端孰先孰后的问题上，应按照肢体近端固定、远端活动→远端固定、近端活动→近端固定、远端游离顺序学习技巧性活动。

2. 目前人们对Rood疗法的评价：

（1）Rood疗法有坚实的神经生理学基础。

（2）冰冻和刷拂的促进作用，仅在治疗当时和停止45~60秒内有效，其中刷拂的效果较好。

（3）刺激的时间长，停止后作用不能持久。

（4）此法进一步发展了传统的PNF技术。

（5）先进行皮肤刺激，继之以牵拉肌肉进行促进时，二者间隔30分钟是错误的，实际上间隔超过5分钟就已无效。

四、Brunnstrom技术

（一）概述

Brunnstrom技术由瑞典著名的物理治疗师Signe Brunnstrom创立，是用于偏瘫患者运动功能障碍的评价方法和治疗技术。

（二）基本理论

1. 原始反射的抑制和释放。中枢神经系统结构的成熟是从脊髓向脑干等上位中枢进展的过程，与皮层下结构相比，大脑皮质的髓鞘化稍迟。新生儿出生后会具备许多运动反射，其中脊髓和脑干水平的原始反射在正常的运动发育过程中，会因高位中枢的成熟而被抑制。原始反射的出现和肢体的共同运动模式都是正常运动发育过程中早期的必然阶段，会随着中枢神经系统的发育成熟而消失。脑损伤发生后，由于中枢神经系统受损，原始反射和肢体共同运动模式脱离上位中枢的抑制而被释放出来，成为偏瘫患者恢复正常的随意运动以前必须经过的阶段。

2.异常运动模式是偏瘫患者康复的必然阶段。中枢神经系统损伤之后的恢复过程是运动模式的变化，即通过联合反应－共同运动之后才会出现分离运动。那些异常的运动模式是偏瘫患者康复的必然阶段，没有必要也很难被抑制，而应该在恢复的早期阶段，利用这些运动模式来让偏瘫患者活动自己的肢体，让偏瘫患者看到自己仍然可以活动，从而刺激偏瘫患者康复和主动参与的欲望，之后达到从共同运动模式向分离运动发展，最终实现偏瘫患者进行独立运动的目的。

（三）中枢神经系统损伤后的恢复阶段

Brunnstrom 在对偏瘫患者进行长期、细致的观察后注意到，偏瘫的康复几乎是一个固定的连续过程，于是提出了著名的偏瘫患者康复六阶段理论：

1.阶段Ⅰ。弛缓阶段，患侧肌肉呈持续弛缓状态，肌张力消失。

2. 阶段Ⅱ。痉挛阶段，患肢开始出现运动，这种运动伴随着痉挛、联合反应和共同运动的特点，患者试图活动时出现不伴有关节活动的微弱肌肉收缩。

3. 阶段Ⅲ。共同运动阶段，痉挛程度加重，患者可以进行随意运动但始终伴随着共同运动的特点。

4. 阶段Ⅳ。部分分离运动阶段，痉挛程度开始减轻，运动模式开始脱离共同运动模式的控制，出现了部分分离运动的组合。

5. 阶段Ⅴ。分离运动阶段，运动模式进一步脱离共同运动的模式，出现了难度较大的分离运动的组合（见图2-8、图2-9）。

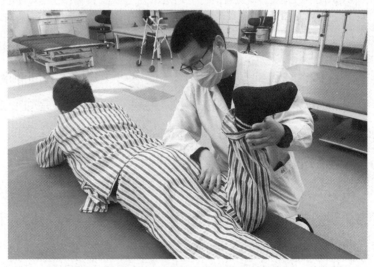

图2-8 髋膝关节的分离运动

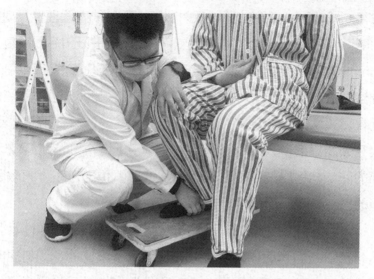

图 2-9 踝关节与膝关节的分离运动

6.阶段Ⅵ。协调运动阶段，痉挛消失，各关节可以完成随意运动，运动的协调性与速度接近正常。

从阶段Ⅲ过渡到阶段Ⅳ，并向阶段Ⅴ发展时，是逐渐从肢体整体运动模式中脱离出来的。如从手背到身体后面，肩胛带上提，肩关节伸展并稍外展，肘关节屈曲，将手伸向对侧腰后部，手背触后背的同时进行手的上、下运动。从阶段Ⅵ开始，分离运动充分，痉挛消失，肩、肘、前臂、手的单关节运动正常或接近正常，但手在精细动作方面可能有所欠缺，患手多可以进行活动或作为辅助手使用。

（四）原始反射

中枢神经系统损伤后，由于上运动神经元的损伤使低位运动中枢失去高位运动中枢的调节，导致已经被抑制、在脑

161

发育未成熟时才存在的原始反射重新出现，成为病理性反射，如能适当地利用这些反射的特点，则可以促进损伤后的康复。

1. 紧张性颈反射。紧张性颈反射是由于颈部关节和肌肉受到牵拉而引起的一种本体反射。引起反射的感觉末梢位于枕骨、寰椎、枢椎之间关节周围韧带的下方，冲动由感觉纤维经颈髓后根进入中枢神经系统，止于上两个颈节和延髓下部的网状结构内的中枢，最后通过反射弧传出通路，刺激肌梭的兴奋而引起反射活动。

紧张性颈反射包括对称性和非对称性两种。对称性紧张性颈反射是当颈后伸时双上肢伸展而双下肢屈曲，颈前屈时双上肢屈曲而双下肢伸展；非对称性紧张性颈反射是当身体不动而颈部旋转时，头转向侧的肢体趋向于伸展，而另一侧的肢体趋向于屈曲，如同拉弓射箭的姿势一样，故又名拉弓反射。

对脑卒中患者来说，当从卧位向坐位转换伴屈颈低头时，由于对称性紧张性颈反射的影响，常因抬头导致下肢伸肌张力增高影响该动作的完成。当头转向健侧时，由于非对称性紧张性颈反射的影响，偏瘫侧的上肢屈肌张力增高，如果此时患者想伸展患侧上肢，就必须将头转向患侧。

2. 同侧屈伸反射。是同侧肢体的单侧性反应。刺激上肢近端伸肌可引起同侧下肢伸肌收缩；相反，刺激上肢近端的屈肌可引起同侧下肢屈曲反射。

3. 交叉屈伸反射。当一侧肢体近端的伸肌受到刺激时，会引起该侧肢体和对侧肢体的伸展倾向；反之，当屈肌受到刺激时，会引起该侧肢体和对侧肢体的屈曲倾向。

4.阳性支撑反射。当足底受到刺激时，引起踝关节跖屈及髋关节、膝关节伸展。

5.紧张性腰反射。指骨盆固定时让患者躯干上部旋转，躯干转向侧上肢屈肌和下肢伸肌肌张力增高，而对侧上肢伸肌和下肢屈肌肌张力增高。

（五）脑卒中后的运动模式

1.联合反应。联合反应是脑卒中后偏瘫的一种非随意性的运动和反射性的肌张力增高。当偏瘫患者健侧肢体进行抗阻运动或主动用力时，诱发患侧相应肌群不自主地肌张力增高或出现运动反应。联合反应是伴随患侧肌群肌张力的出现而出现的。软瘫期不存在联合反应。联合反应的强弱与痉挛程度相关，痉挛程度越高联合反应就越强，随着痉挛程度减弱联合反应也逐渐减弱，但只要痉挛存在联合，反应就不会消失。患侧的联合反应导致的运动模式与健侧的运动相似，但不同于健侧，而是原始的运动模式的表现。如在仰卧位下，当健侧下肢抗阻内收时，患侧下肢出现相同的动作，下肢的这种联合反应又称为 Raimiste 现象。应该注意的是，联合运动与联合反应是完全不同的两个概念，联合反应是病理性的，联合运动可见于健康人，是两侧肢体完全相同的运动，通常在要加强身体其他部位运动的精确性时才会出现，例如羽毛球、乒乓球、网球运动时非握拍手出现的运动。

2.共同运动。共同运动是偏瘫患者期望完成某项患肢活动时引发的一种不可控制的特定的运动模式，在用力时表现特别明显。从意志诱发这一点来看是随意的，从运动模式不能随意改变这一点来看又是不随意的。共同运动是脊髓水平的原始粗大运动，是脊髓中支配屈肌的神经元和支配伸肌的神经元之间交互抑制关系失衡的表现。患侧的上下肢都可以表现为屈曲共同运动模式和伸展共同运动模式。

五、PNF 技术

（一）概述

PNF 技术，即本体感觉神经肌肉促进技术，是由美国的神经生理学家 Herman Kabat 在 20 世纪 40 年代创立并应用于脊髓灰质炎患者的康复治疗的。物理治疗师 Margaret Knot 和 Dorothy Voss 参与了此项技术的发展工作，并把 PNF 技术的应用范围从小儿脊髓灰质炎与骨科疾患的康复治疗，逐步扩展到中枢神经系统障碍的康复治疗。1956 年，由 Susan S. Adler 等人合作出版了第一部关于 PNF 理论与技术的专著书籍——《PNF 的模式与技术》，促进了 PNF 技术的推广与普及。

（二）基本理论

PNT 技术是通过对本体感受器刺激，达到促进相关神经肌肉反应，以增强相应肌肉的收缩能力的目的，同时通过调整感觉神经的异常兴奋性，以改变肌肉的张力，使之以正常的运动方式进行活动的一种康复训练方法。

PNF 技术是一种治疗理念，也是一种全新的哲学思想，即所有人类（包括残疾人），都具有尚未被利用的潜能。PNF 技术有一些基本原则：①PNF 技术是一种整体性的方法，每次治疗均是直接作用于整体个人，而不是针对特定障碍或身体躯段；②基于所有患者都存在尚未开发的潜力，医生将集中精力调动患者的潜能；③治疗方案始终是积极的，在身体和心理两个层面上加强并利用患者可进行的活动；④治疗的

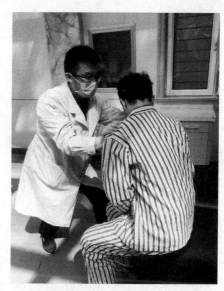

图 2-10　躯干的 PNF 技术运动训练

主要目的是帮助患者达到最高功能水平；⑤为了达到最高功能水平，医生将运动控制与运动学习的原理相结合。包括对身体结构水平、活动水平及参与水平的治疗（见图 2-10）。

（三）基本的神经生理学原理

1.交互神经支配（或称交互神经抑制）。当主动肌收缩时，拮抗肌的活动会受到抑制。在人体的协调活动中，交互神经支配是必要的组成部分。PNF 技术中的放松技术利用了此原理。

2.连续性诱导。拮抗肌受刺激产生肌肉的收缩后，可引起主动肌的兴奋使之产生收缩。PNF 技术中涉及的逆转技术

利用了这种特性。

3.扩散。当刺激的强度和数量增加时，人体产生反应的强度和传播速度也随之增加。这种反应可以是兴奋性的，也可以是抑制性的。

4.后续效应。停止刺激后，其反应仍会持续。随着刺激强度及时间的增加，延续的作用也随着增加。在持续静态肌肉收缩后，其肌力增加的现象是后续效应的结果。

5.时间总和。在特定的时间内，连续阈下刺激的总和造成神经肌肉的兴奋。

6.空间总和。同时在身体的不同部位给予阈下刺激，这些刺激可以相互加强引起神经肌肉的兴奋。时间和空间的总和可以获得较大的躯体活动。

六、MRP 技术

MRP 技术，即运动再学习技术，是 20 世纪 80 年代初澳大利亚学者 J.H.Carr 和 R.B.Shepherd 教授提出的一套主要应用于成人脑卒中后运动功能恢复的康复治疗方法。之后，随着脑功能研究及人类运动力学研究的不断深入，MRP 技术相关理论和方法越来越广泛地被接受并应用到各种运动功能障碍的康复治疗中，尤其是中枢神经系统损伤导致的运动功能障碍。

（一）概述

MRP 技术是通过分析与运动功能障碍相关的各种异常表

现或缺失成分，针对性地设计并引导患者主动练习运动缺失成分和功能性活动，获得尽可能接近正常的运动技能。MRP技术将成人中枢神经系统损伤后运动功能的恢复训练视为一种再学习、再训练的过程，它主要以生物力学、运动学、神经学、认知心理学、行为学等为基础，在强调患者主动参与的前提下，以任务或功能为导向，按照科学的运动学习方法对患者进行再教育，以帮助患者恢复运动功能。其侧重点主要是鼓励患者主动参与，反复训练，尤其在脑卒中早期，患者应尽可能开始训练，重新学习丧失了的运动功能，并掌握这些运动技巧。

（二）基本理论

1. 运动控制机制。过去认为神经系统对运动的控制是自上而下的，即等级理论，这一理论降低了"下"水平的重要性。近年来，取而代之的是神经网络理论，认为大量神经元之间交互连接组成复杂的网络体系，这种连接的牢固性因反复使用而增强，因失用而减弱。人类学习并获得的运动技能就是在发育过程中，反复实践，通过成功与失败的经验，在中枢神经系统逐渐形成优化的神经网络，对运动进行程序化控制，这种程序化控制包括在某项运动中对参与运动的肌肉进行选择和分工，并设定肌肉收缩的顺序、速度和力量等。程序化使得复杂的运动控制变得简单和具有自发性，反复的实践，促使神经网络或运动控制程序不断优化，形成节能而高效的运动模式。

中枢神经系统不同的组成部分在网络的形成中起着不同的作用，比如脊髓是主要的传出和传入通路。近年来，人们还发现，脊髓中存在节律性运动的发生源（如对行走的控制）；小脑在运动学习、平衡控制、反馈信息的调整等方面具有重要作用；间脑将来自脊髓、小脑和脑干等许多信息进行处理，然后传送至皮质的其他区域；基底节参与运动的策划和认知功能；大脑皮质主要将来自不同区域和途径的信息（如触觉、视觉、本体感觉等）进行整合，并根据所执行任务的目的性和兴趣性发出指令，启动运动。

MRP技术关于运动控制的主要设想为：①重新获得行走、伸手和起立等运动作业能力，并包含一个学习过程。残疾者和非残疾者一样具有学习需要，也就是说，他们需要实践，得到反馈和理解治疗目标。②以预期的和不断发展的两种形式进行运动控制训练，把调整姿势和患肢运动结合起来。③特殊运动作业的控制最好通过该作业练习来获得，并需在各种环境条件下进行。④与运动作业有关的感觉传入有助于动作的调节。

2. 运动技能的学习。

运动技能的学习过程可分为以下3个阶段：

（1）认知阶段。此阶段需要患者注意力高度集中，充分理解或在引导下练习所学项目的要点，经过不断尝试，逐渐掌握选择有效、舍弃无效的方法。

（2）联系阶段。是进一步发展运动技能也是优化运动程序的过程。

（3）自发阶段。此阶段患者的注意力已从动作本身转移到了对周围环境的关注上，而动作变成了自发性的反应。任何一项运动技能只有达到了第三阶段才算真正学会并形成了持久的记忆。

3. 功能重建的机制。

（1）脑的可塑性。脑组织损伤后除了自然恢复外（如病灶周围水肿消退、血肿吸收、侧支循环建立、血管再通等），功能的恢复主要依赖脑的可塑性，即通过残留部分的功能重建和非损伤组织的再生，以新的方式完成已丧失的功能。脑功能重建的主要方式包括：靠近损伤区正常轴突侧支出芽以支配损伤区域；潜伏通路和突触启用；病灶周围组织代偿；低级中枢部分代偿；对侧半球代偿；由功能不同的系统代偿（如触觉取代视觉）等。当然不是所有脑损伤都可以功能重建，它与许多已知和未知因素有关，比如：损伤部位、面积大小、程度；有无认知功能障碍以及其他并发症；康复治疗开始的早晚及有效程度；年龄大小；患者主动性及家庭成员参与程度等，都会影响功能恢复的程度。

（2）促进功能重建的因素。大量实验研究和临床观察证明下列因素可以促进功能重建：

1）具体的训练项目或目标：在抓取物品这项具体任务中失败和成功的反馈，促使运动模式不断调整，形成优化的神经网络和运动程序，支配相关肌群以特定的顺序、速度和力量等力学特点配合完成这项具体任务（见图2-11）。但是，如果上肢只做屈伸或单纯前伸而无具体目标的话，就会失去上述综合信息的输入和整合，运动的力学特点也完全不同，变成一项空泛的关节活动。如果是被动活动，就相距更远了。

2）反复强化：中枢神经系统的功能重建需要功能性活动的反复强化（见图2-12）。有研究证明，采用限制健侧而强迫使用患侧上肢时，大脑室管膜下神经细胞出现向病灶周围迁移，同时病灶周围毛细血管增生；而当解除限制后，这种迁移减弱甚至消失。

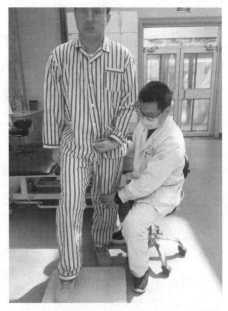

图2-11　上下台阶训练，
增强患肢的负重能力

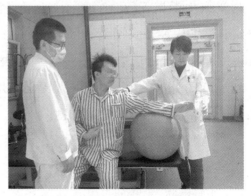

图2-12　反复地够物训练

3）兴趣性和挑战性：兴趣是一种强大的内在驱动力，可以促进神经网络的形成和优化。实验证明，意向性训练

170

（嘱咐患者想象着试图做某项活动）可以兴奋相关的中枢支配区域，躯体训练和意向性训练的结合比单纯的躯体训练更能促进技能的掌握。当技能的难度处于患者能力边缘时，才会有失败和成功的体验，神经网络和运动程序才能不断优化，进步的速度才会提高，过难或过易均不利于技能的学习。

4）觉醒度和社会交流性：中枢神经系统的觉醒度是技能学习的基础和前提，因此，当出现意识障碍时，早期丰富感觉的输入和促醒技术非常重要。而社会环境隔离、社交支持缺乏会减弱患者内在动力，降低康复效果，只有从丰富的实际交流环境中患者才有学习和优化各种技能的机会，包括运动、认知、语言、行为、情感体验和控制等。

5）避免或减少损伤后的适应性改变：中枢神经系统损伤后，机体很快会在功能方面或结构方面出现继发性或适应性改变，避免或减少适应性改变是功能重建的保障。

七、强制性运动疗法

（一）概述

神经发育疗法虽在治疗环境中具有良好的效果，但在患者生活的环境中却常常难以发挥良好的效果。为此，医学家不得不寻找更为有效的治疗方法。强制性运动疗法就是一种新的康复治疗方法。

强制性运动疗法是指限制脑卒中、脑外伤等神经系统疾病患者使用健侧肢体，强制性反复使用患侧肢体的一种康复治疗技术。中枢神经系统损伤后通常可出现患侧肢体运动功能和感觉功能的抑制，健侧肢体代偿性使用，从而使患侧肢体废用。由于这种废用是损伤后学习而来的，故称为习得性废用。强制性运动疗法的重点在于限制健肢，克服患肢习得性废用，同时加入强化训练，并引入重塑训练技术，反馈性强化大脑的功能重组能力，激发脑细胞活动，从而改善患侧肢体的运动功能。

（二）基本理论

中枢神经系统在受到严重损伤后会出现"休克"现象，由此导致运动神经元控制，从而使运动功能受到抑制。动物实验发现，在神经休克期间，动物试图使用患侧肢体，常出现疼痛或异常运动模式，如拖步、摔倒、平衡性差等，当利用健侧肢体时则能较好地代偿日常活动，从而强化了健侧肢体的使用。几个月后，随着神经休克缓解，神经功能开始恢复。此时，个体虽具备了使用损伤肢体的潜能，但这种限制性使用的影响仍然存在，从而使个体难以主动地去使用患侧肢体，即形成了习得性废用。强制性运动疗法可使患者在神经功能恢复过程中建立正常的运动模式，避免习得性废用。这种功能重建依赖于使用模式的反复输入和改良，最终形成新的神经网络或程序，所以也称之为使用依赖性重建。

（三）发展史

1. 起源。从 20 世纪 20 年代到 60 年代，不断有研究发现并证实，通过限制锥体束损伤后猴子的健侧肢体活动，可以逐渐恢复猴子患侧肢体的功能。由猴子身上得出的结果，科学家们相信该方法能扩展到人类脑损伤后的康复应用。

2. 发展。通过对猴子一侧肢体的去感觉神经的传入，发现了习得性废用现象。在克服习得性废用后，可以显著提高动物患侧肢体的功能水平。经过临床验证，这种强制性使用患肢的治疗方法扩展到人类脑卒中和脑外伤的康复，并取得了很好的治疗效果。强制性运动疗法不是单纯的康复治疗技术，而是通过塑形技术、行为技术和限制技术等行为因素，改变患者形成的习得性废用，强制形成使用患肢完成日常活动的习惯，使患肢功能得到提高。专家建议，对于有 20° 腕背伸和 10° 伸指，且没有感觉障碍和认知障碍的患者使用强制运动疗法，患者应进行至少 2 周，每天 6~8 小时的训练才有益。该方法简便易行，确实对患者上肢在真实环境中的使用能力具有显著恢复效果，这种功能重组是该疗法具有长期疗效的神经学基础。

由于最初的强制性运动疗法可能出现患者不适从而导致患者不能够很好坚持，所以有人提出了改良强制性运动疗法（即强制使用患侧，但不限制健侧，减少患侧每日的任务训练时间，而延长疗程）并取得了良好效果。近年来，强制性运动疗法或改良强制性运动疗法不再局限于脑卒中和脑外伤上肢康复的治疗，已扩展到对下肢运动功能障碍、失语症、儿童脑瘫、幻肢痛和局部手指张力障碍导致的肢体功能障碍的康复治疗。

第三章 脑卒中针灸康复治疗

第一节 脑卒中后意识障碍针灸康复治疗

一、临床概述

意识障碍（DOC）是指患者对自身和周围环境刺激的觉醒感知能力不同程度地降低或丧失，包括觉醒障碍和意识内容障碍。

脑卒中后患者合并意识障碍，以昏迷、嗜睡、精神错乱为主要临床表现。意识的维持依赖于大脑皮质的兴奋。脑干上行网状激活系统接收各种感觉信息的侧支传入，发放兴奋从脑干向上传至丘脑的非特异性核团，再由此弥散投射至大脑皮质，使整个大脑皮质保持兴奋，维持觉醒状态。因此，上行网状激活系统或双侧大脑皮质的损害均可导致意识障碍。

中医古籍中并没有明确记载脑卒中后意识障碍的病名。《内经》依据临床表现和发病情况，将脑卒中后意识障碍称为仆击、大厥、薄厥，其描述的症状"暴露不知人"，与昏迷相似，但无相关病名。中医古籍中的"神昏""昏蒙""不省人事""卒中""厥证"等与脑卒中后意识障碍相似，治疗时可参考相关内容。在中医内科学中，脑卒中根据神志是否清楚可分为中经络和中脏腑，而脑卒中后意识障碍就属于中脏腑范畴。

二、病因病机

在古人对卒中等认识的基础上，大部分现代中医学家认为，脑卒中后意识障碍是由于内伤积损，加之劳逸失调、情志不调、饮食不节、外邪侵袭等诱因导致体内脏腑阴阳失调，气血逆乱，脑窍失养，发而为脑卒中。

脑卒中的病因是风、火、气、痰、瘀、虚，病机是脏腑功能失调，气血逆乱，脑窍失养。我们提出"形神失用，督脉痹阻"是脑卒中的发病关键，故在治疗时提出形神同治的总治则。脑卒中后意识障碍的发病与督脉有很大的关联。督脉"上入络脑"，与脑窍有直接的关系。《脉经》说："尺寸俱浮，直上直下，此为督脉，腰背强痛，不得俯仰，大人癫病，小人风痫疾。"可见，督脉的病变可导致神志的异常。脑卒中后意识障碍的病位在脑窍，故可采用通督脉、醒神来治疗脑卒中后意识障碍。

三、诊断与鉴别诊断

（一）诊断

1. 中医诊断标准：参照国家中医药管理局脑病急症科研协作组制订的《脑卒中病诊断与疗效评定标准》（1994），符合脑卒中（卒中）诊断标准，同时以昏迷、神志不清为主要表现者。

2. 西医诊断标准：

（1）参照中华医学会神经病学分会、中华医学会神经病学分会脑血管病学组《中国脑出血诊治指南》《中国急性缺血性脑卒中诊治指南》（2014），符合脑出血、脑梗死诊断标准。

（2）意识障碍符合《神经病学》（十二五普通高等教育本科国家级规划教材，第7版，人民卫生出版社）诊断标准。

（二）评估

目前临床上对意识障碍的诊断大部分靠量表进行，常用的评分量表包括格拉斯哥昏迷量表、昏迷恢复量表（CRS）等。

1. 格拉斯哥昏迷量表。该量表是苏格兰格拉斯哥大学神经科学研究所的研究者发明的。格拉斯哥昏迷量表包括睁眼、语言、运动三个子量表，每个子量表包含5个问题，评分从最低3分到最高15分。格拉斯哥昏迷量表是临床评估意识水平最常用的一个量表，在外伤和急救工作中有广泛的应用。

随着人们对意识障碍的深入认识，该量表出现了一定的局限性，如格拉斯哥昏迷量表对如何区分植物状态（VS）和最小意识状态（MCS）并不明确，同时，该量表也受评价人的专业性和主观性影响。

2. 昏迷恢复量表（CRS）。昏迷恢复量表主要用来进行行为方面的鉴别和注意意识的恢复情况。该量表经修正后改为修订的昏迷恢复量表（CRS-R），其内容涵盖 6 个部分，包括听觉、视觉、语言、运动、交流和觉醒水平，每一部分根据患者的反应进行打分，最复杂的动作予以最高分，原始反应予以最低分，所有得分相加后得到最后评分，来判断患者的意识水平。

（三）鉴别诊断

1. 晕厥。晕厥是一过性脑供血不足引起的突发性短暂性意识丧失。晕厥的症状是意识障碍突然出现，发作前有诱因或者先兆，病情发作较迅猛，无后遗症。

2. 闭锁综合征。闭锁综合征又称去传出状态，病变位于脑桥基底部，双侧皮质脊髓束和皮质脑干束均受累。患者意识清醒，因运动传出通路几乎完全受损而呈失运动状态，眼球不能向两侧转动，不能张口，四肢瘫痪，不能语言，仅能以瞬目与眼球垂直运动示意与周围建立联系。闭锁综合征也可由脑血管病引起。

3. 木僵。木僵表现为不吃不喝、不动不语，对外界刺激缺乏反应，甚至出现大小便潴留，多伴有蜡样屈曲、违拗症，语言刺激触及其痛处时可有流泪、心率增快等情感反应，缓解后多能清楚回忆发病过程，见于精神分裂症的紧张性木僵、严重抑郁症的抑郁性木僵、反应性精神障碍的反应性木僵等。

四、治疗

意识障碍的出现往往是脑功能受抑制的表现，尤其昏迷时间较长、意识障碍程度较深者，往往预后较差。有文献表明，昏迷的程度及时间与患者的预后有直接的相关性。因此，如何能在较短时间内恢复意识，是治疗意识障碍患者的首要目的。临床表明，治疗意识障碍较有效的方法是以中西医结合治疗为主，康复训练、高压氧治疗为辅。脑卒中患者一旦出现意识障碍，必须引起足够重视，只有采取及时有效的治疗，才能降低脑卒中患者的死亡率及致残率。

（一）内科基础治疗

脑卒中后意识障碍急性期的患者应卧床休息，维持生命体征和内环境稳定，防治肺部感染、应激性溃疡、上消化道出血、泌尿系感染、深静脉血栓、便秘等。医生可根据患者的病情变化调节血压、血脂、血糖等危险因素至正常范围，并使用控制脑水肿、降低颅内压、改善脑代谢等药物治疗。临床常用药物包括纳洛酮、盐酸纳美芬、甘露醇、依达拉奉等。

（二）针灸治疗

1.通督醒脑针法。

治则：通督醒脑、调神导气。

主穴：百会、长强、人中、内关（双）、劳宫（双）、涌泉（双）。

辅穴：曲池（双）、足三里（双）、合谷（双）、太冲（双）、十二井穴。

操作：针刺百会、长强，得气后同时行针以通督开窍；针刺人中，在鼻中隔下向上斜刺0.3~0.5寸，用重雀啄泻法，以眼球湿润或流泪为佳；直刺内关0.5~1寸，采用捻转提插相结合的泻法，操作1分钟；劳宫、涌泉直刺捻转泻法1分钟；曲池、足三里、合谷、太冲，采用平补平泻手法；针刺十二井穴，三棱针点刺放血1~2滴。每日1次，每周6次。

2.其他针灸疗法。

（1）放血疗法。取十宣、十二井穴、气端，三棱针点刺放血1~2滴以接气通经、开窍通络，隔日1次，每周2~3次。

（2）艾灸疗法。脑卒中后意识障碍（气虚者），可采用神阙、关元、气海艾条灸或隔物灸。合并大小便失禁者，可采用吕氏脐药灸；合并胃肠功能障碍者，可艾灸足三里、上巨虚、三阴交等。注意避免烫伤皮肤。

（三）中医其他方法治疗

1.推拿疗法。为脑卒中后意识障碍患者推拿时应以脏腑推拿为主，采用团揉、颤法、切法等手法，并结合补泻的不同，随着患者的呼气由轻而重地逐层施术（使患者不至于因压力突然增大而出现不快的感觉），要"按而留之"，患者出现得气的感觉（感到腹动脉搏动或患者的双下肢出现酸、麻、胀、热、凉等感觉）后再持续推拿数分钟，以加强开通闭塞或补益虚损的目的，然后可随着患者的吸气将手抬起。每次推拿20分钟，每日1次。

2. 中药疗法。

治则：开窍通闭、豁痰醒神。

方药：三香促醒方。

人工麝香 3g、苏合香 10g、檀香 10g、人工牛黄 10g、节菖蒲 10g、郁金 10g。

随证加减。

用法：水煎服。1 日 1 剂，6 剂为 1 个疗程。

（四）康复治疗

1. 周围神经电刺激治疗。利用周围神经的传入通路，将电信号从周围神经导入至中枢神经，起到对中枢神经意识网络的刺激作用，进而产生促醒效果，其中促醒证据最多的是正中神经电刺激（MNS）。较多研究认为，正中神经电刺激治疗可使意识水平恢复得更快，格拉斯哥昏迷量表的评分更高，ICU 住院时间更短（ICU 平均减少 9 天），并且没有明显的毒副作用。

2. 常规康复训练。常规康复训练具有一定的促醒作用，包括被动关节活动度训练、肌肉牵伸训练和深感觉刺激等。研究发现，相对于没有得到正式康复治疗的患者，康复治疗的患者在意识水平和出院的比例上均有显著提高。

3. 多感官刺激。视觉、听觉、触觉、嗅觉、味觉和本体感觉刺激也被证实有明显的促醒效果。多项研究发现，多感官刺激可提高意识障碍患者格拉斯哥昏迷量表的评分，缩短促醒时间，改善患者的意识和认知功能。

4. 经颅磁刺激（TMS）。经颅磁刺激是 20 世纪 80 年代英国学者首先提出和实施的一项现代高科技的非侵入性脑部治疗新技术，具有非侵入性、无痛、无损、安全性高、易操作等优点，现已广泛地用于神经病学领域，且在治疗抑郁、癫痫、认知障碍方面取得较显著效果。经颅磁刺激的理论依据是物理学中的法拉第电磁定律，即变化的磁场能够产生感应的电场。使用 Magstim 经颅磁刺激治疗仪时，应按照国际脑电图标准将线圈中心放置在患者右侧背外侧前额叶皮层对应的头皮位置，注意与头皮的位置相切，线圈连接柄位置注意不影响治疗操作。刺激强度为静息状态运动阈值的 110%，个别患者刺激出现头痛等不适症状可适当降低为 100%。采用重复性脉冲方式，频率 20Hz，每次 5 分钟，每天 1 次。在磁刺激治疗过程中，医生应做好安全保障工作，记录所有的不良事件，于治疗全程监测患者血压、脉搏等生命体征，需要时可检查心电图状况。

5. 高压氧治疗（见图 3-1）。高压氧是近年来国内较为推崇的一种治疗脑卒中后意识障碍的方法，对脑卒中后意识障碍的早期促醒及后期神经功能的恢复起明显的促进作用。高压氧可促进弥漫性轴索损伤的修复与再生，并形成新的突触联系，达到促进受损神经元修复的目的。高压氧还可激活上行性网状激活系统，加速清醒，促进意识恢复。部分文献认为，高压氧治疗的时间越早，疗程越长，效果越好。

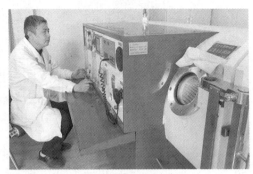

图 3-1　高压氧治疗

6. 带针康复疗法。

治则：通督调神、醒神开窍。

主穴：选取头部督脉穴位（百会、神庭、印堂）。

配穴：四神聪、本神（双）。

操作：选用 1.5 寸毫针针刺双侧穴线，每穴线 2～3 针，接力法，与头皮呈 30° 夹角进针，刺入后快速捻转，200～260 转／分，并保持留针。留针 1～3 小时，留针期间配合康复训练。每日 1 次，每周 5～6 次。

方义：百会、神庭、印堂可通督脉、调脑神；四神聪、本神可补益脑髓。

五、康复教育

护理人员应详细了解患者的病情、症状，对患者意识障碍的程度进行正确评估并制定相应的体位护理、口腔护理、饮食护理等计划。

（一）保持呼吸道通畅

患者应仰卧，头偏向一侧，护理人员应即刻清理呼吸道的阻塞物。舌后坠的患者护理人员应除去患者枕头，使患者头部后仰，同时可使用口咽通气管，必要时行气管插管。

（二）建立静脉输液的准备工作

护理人员应及时为患者建立静脉输液的准备工作，配合医生为患者进行药物治疗。

（三）密切观察患者的生命体证

护理人员应保证心电监护仪、输液器等的线路和管路畅通，密切观察患者的生命体征，有异常时及时通知医生。

（四）预防肺炎、深静脉血栓和褥疮

护理人员应定时为患者翻身、拍背、吸痰、清洁口腔；保持患者床铺的清洁卫生，尿湿的床单及时更换，防止患者发生褥疮；被动活动患者患肢，预防深静脉血栓形成。

（五）功能位的摆放

护理人员应帮助患者进行功能位摆放，目的是预防患者发生关节挛缩、足下垂等。

（六）安全护理

护理人员应做好安全护理工作，防止患者发生烫伤、坠床等意外情况。

第二节　脑卒中后认知障碍针灸康复治疗

一、临床概述

脑卒中后认知障碍（PSCI）的临床表现为感觉迟钝、幻觉、感知觉综合障碍、记忆缺损、记忆错误、思维逻辑障碍等，严重影响患者生活质量及生存时间，给家庭和社会带来了沉重负担。

脑卒中后认知障碍已成为近年来国际脑卒中研究和干预的热点。有研究显示，65 岁以上患者脑卒中后认知障碍的发生率显著增加。另有研究显示，脑梗死患者与脑出血患者相比，脑梗死患者发生认知障碍的概率更高，但结果差异却无显著性（$P > 0.05$）；而病变部位在左半球，病灶为多部位、大面积及再发、复发、多发的患者，他们认知障碍的发生率则显著升高（$P < 0.01$）。脑卒中反复发作或存在脑部损伤时将增加认知障碍的发生风险。

总之，认知障碍的相关危险因素多，发生率高，危害严重。中国是脑卒中大国，脑卒中后认知障碍人群如何早期发现和管理，是目前亟待解决的重要课题。

二、病因病机

中医认为，脑卒中后认知障碍的病位在脑，与五脏紧密相关，病机为髓减脑消，痰瘀滞留脑络，神机失用，终致认知障碍。脑卒中后认知障碍的发生与脑卒中关系密切，脑卒中可为痰瘀所致，痰浊蒙窍，瘀血痹阻，脑髓失养，神机失用；脑卒中后又以虚为病理基础，气血虚，不能濡养脉络，脉络空虚，神机失用。

（一）心脾肾亏虚

脑卒中后认知功能障碍以虚为主，心、脾、肾三脏亏虚，先后天不足，机体运行功能下降，精神活动异常，出现健忘等意识、思维及情志方面的异常。因此心、脾、肾亏虚是脑卒中后认知障碍发病的基础。

（二）气血亏虚

脑卒中后因气血不调，血脉不畅，脑络瘀血阻滞，或气血亏虚，不能上荣脑髓，影响脑髓正常生理功能，进而出现健忘、痴呆等认知障碍。当脑髓因气血不足，脉络瘀阻，代谢产物堆积，影响脑髓正常功能的运行，脑髓不荣或不用导致精神活动异常，出现记忆力下降、思维错乱等认知障碍。可见，气血亏虚是脑卒中后认知障碍发病的主要原因之一。

（三）痰瘀互阻

脑卒中后阴阳失调，气必上逆，痰随气上，停留壅塞脑络，脑髓不荣，进展为健忘、痴呆等认知障碍。虚是缺血性脑卒中发病的根本，痰瘀交阻是缺血性脑卒中发病的病理基础。脑卒中后脑络瘀阻，营养物质不能上输濡养脑部，痰瘀浊气汇于脑髓，使清窍不清，神明失用，出现反应迟钝、记忆力减退等症。因此，痰瘀是脑卒中发病的主要病理因素，亦是脑卒中后认知障碍发病的主要病理因素。

综上所述，脑卒中后认知障碍的病因病机变化主要是本虚标实，本虚与五脏密切相关，气血亏虚是其发病的主要病机，尤其是心、脾、肾三脏的亏虚，标实责之为痰瘀的病理产物，故治疗脑卒中后认知障碍可依据上述病因病机进行辨证施治，以提高治疗效果。

三、诊断与鉴别诊断

（一）诊断

1. 脑卒中后痴呆（PSD）的诊断。痴呆的诊断必须建立在基于基线的认知功能减退，≥1个认知域受损，严重程度影响到日常生活能力。痴呆的诊断必须依据认知测验，至少评估4项认知域（执行能力、注意力、记忆力、语言表达能力、视空间结构能力）。日常生活能力受损应独立于继发血管事件的运动、感觉功能缺损。

2. 脑卒中后认知障碍非痴呆（PSCIND）的诊断。PSCIND 的分类必须依据认知测验，至少应评估4个认知域（执行能力、注意力、记忆力、语言表达能力、视空间结构能力）。PSCIND 的诊断必须依据基于基线的认知功能减退的假设和至少1个认知域受损。工具性日常生活能力可正常或轻度受损，但应独立于运动、感觉症状。

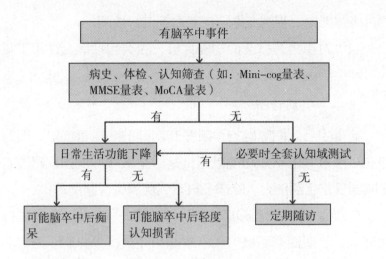

说明：Mini-Cog 量表，即简易认知评估量表；MMSE 量表，即简易精神状态检查表；MoCA 量表，即简易蒙特利尔认知评估量表。

图 3-2　认知功能筛查流程图

对脑卒中后认知障碍高危人群进行标准化筛查和评估（见图 3-2），能早发现、早诊断、早治疗及早干预，延缓病程，提高脑卒中后认知障碍患者的生活质量。

评估的具体方式及步骤如下：

（1）对患者既往病史进行详细询问，主要包括患者认知功能损害的领域、疾病发生的形式、患者自身受教育程度、既往病史、并发疾病、家族遗传史及知情者的旁证。

（2）对患者进行生命体征全面检测，主要对患者进行神经系统检测。

（3）对患者神经心理情况进行检测，观察患者认知功能变化情况，对患者自身行为及执行能力、记忆力、注意力、语言表达能力、视觉空间结构能力等进行检测。

（4）对患者进行全面功能评价，主要包括综合性和工具性日常生活活动能力。

（二）鉴别诊断

脑卒中后认知障碍的诊断多有明确的脑血管病史，同时存在基于基线的认知功能减退，≥1个认知域受损，严重者影响到日常生活能力。临床多与下列疾病进行鉴别：

1. Pick病。患者起病较早（多在50～60岁），有进行性痴呆，早期即有明显的人格改变和社会行为障碍、语言功能受损，记忆等认知功能的障碍相对较晚。CT或MRI检查显示，有显著的额叶和（或）颞叶萎缩。

2. 路易体痴呆。患者有三大核心症状，即波动性的认知障碍、反复生动的视幻觉、锥体外系症状，伴有短暂的意识障碍、反复跌倒及晕厥，可被误诊为血管性痴呆，但影像学上无梗死灶，神经系统检查无定位体征。

3. 帕金森病痴呆。帕金森病痴呆早期出现锥体外系受累症状如静止性震颤、肌强直、运动迟缓等表现。认知功能的损害一般出现在晚期，而且以注意力、计算力、视空间、记忆力等受损为主。一般无脑卒中病史，无局灶性神经系统定位体征，影像学上无梗死、出血及白质病变等。

四、治疗

近年来，针对脑卒中后认知障碍的治疗既有单纯的中医中药治疗，也有单纯的西医西药治疗，不管哪种方法都存在一定的局限性，为了充分发挥中医和西医的优势，取得较好的疗效，中西医结合治疗越来越受到重视。西医对痴呆早期、中期及部分晚期患者有改善症状和控制病情发展的作用，但临床疗效有限，也常有副作用的出现，对于痴呆前期（MCI/VCI）则全无疗效。中医对痴呆前期、中期、晚期的核心症状及伴发症状均有一定疗效。末期，中西医皆无疗效可谈。因此，中西医结合，取长补短，应为目前治疗脑卒中后认知障碍的良好方略。

总之，西医诊断要明确，中医辨证要准确，针药结合细看护，分期诊疗不松懈。

总体目标：尽量改善痴呆诸症状，尽量延缓病情发展，尽量维持基本生活能力，尽量保证患者临终前的生活质量。

（一）内科基础治疗

一般来说，脑卒中后认知障碍急性期的患者应卧床休息，维持生命体征和内环境稳定，防治肺部感染、泌尿系感染、深静脉血栓形成，对症治疗。根据病情变化调节血压、血脂、血糖等至正常范围，控制脑水肿，降低颅内压，改善脑代谢。脑卒中后认知障碍综合干预包括对已知危险因素的干预和预防，以及药物治疗和康复治疗。

1.脑卒中后认知障碍的预防。积极控制高血压可减轻认知功能下降，推荐存在高血压病的患者积极控制血压（Ⅰ级推荐，A级证据）；积极控制高血糖对预防脑卒中后认知障碍可能是合理的（Ⅱa级推荐，B级证据）；积极控制高脂血症对预防脑卒中后认知障碍可能有益（Ⅱb级推荐，C级推荐）。

2. 脑卒中后认知障碍的药物治疗。胆碱酯酶抑制剂多奈哌齐、加兰他敏用于脑卒中后认知障碍的治疗，可改善患者的认知功能和日常生活能力（Ⅰ级推荐，A级证据）；美金刚的安全性和耐受性好，但认知及总体改善不显著（Ⅱa级推荐，B级证据）；卡巴拉汀作用尚需进一步证实（Ⅱb级推荐，B级证据）；尼麦角林、尼莫地平、丁苯酞对改善脑卒中后认知障碍可能有效（Ⅱb级推荐，B级证据）；双氢麦角毒碱、胞磷胆碱、脑活素及某些中成药对脑卒中后认知障碍的疗效不确切（Ⅲ级推荐，C级证据）。

3. 脑卒中后认知障碍精神行为症状治疗。治疗轻微精神行为症状应首选非药物治疗方式（Ⅱb级推荐，B级证据）；治疗抑郁推荐选择性5-羟色胺再摄取抑制剂（Ⅱb级推荐，C级证据）。

4. 脑卒中后认知障碍康复治疗。脑卒中后认知功能的恢复有赖于受损神经细胞的修复和皮质重建，而强化功能训练可加速皮质重建过程，对患者的康复训练大致可分为补偿训练策略和直接修复认知训练。

康复训练应该个体化，并需要一个长期的目标，以尽可能地使患者能够恢复一些生活能力（Ⅱa级推荐，C级证据）；脑卒中后认知障碍对脑卒中的康复带来不利影响，应当纳入脑卒中后综合管理体系中。

（二）针灸治疗

中医认为，脑卒中后认知功能障碍的病因病机变化，主要是本虚标实，本虚与五脏密切相关，气血亏虚是脑卒中后认知障碍的主要病机，尤其是心、脾、肾三脏的亏虚，标实责之为痰瘀的病理产物，故治疗脑卒中后认知功能障碍可在此指导下辨证施治，遵循标本兼顾、扶正祛邪的治疗原则，以提高疗效。

1.通督益智针法。

治则：通督调神、填髓益智。

主穴：人中、脑空、脑户、风府、华佗夹脊穴。

辅穴：百会、神庭、本神、四神聪、肾俞、悬钟。

操作：人中向鼻中隔施雀啄手法，以眼球湿润为度（人中不留针，人中刺激强度以患者耐受为宜）；脑空、脑户，向下平刺，得气后采取平补平泻手法；风府，直刺 1~1.2 寸，得气为度，捻转补泻，不提插；华佗夹脊穴针入 1.5 寸，得气后采取平补平泻手法。百会、神庭、本神均从前向后沿皮平刺，小幅度、高频率捻转手法，施术 1 分钟；四神聪进针 0.3 寸，向百会方向透刺，采取平补平泻手法；肾俞直刺 0.5~1 寸，悬钟直刺 0.5~0.8 寸，均采取平补平泻手法。每日 1 次，留针 20 分钟。

2.梅花针或磁圆梅针疗法。

循经叩刺头部督脉、足太阳膀胱经各循行线，重叩百会、四神聪（见图 3-3），叩刺强度以患者能够耐受为宜，每日1次，每周6次。督脉与脑的关系密切，而脑为髓海、元神之府，是神气的本源，脏腑、经络活动的主宰。督

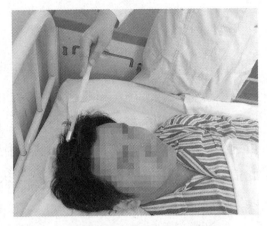

图3-3 梅花针疗法

脉循行路径附近有额叶底部、眶部皮质、蓝斑、缝际核、延髓网状结构抑制区及上行网状系统等神经中枢体表投影，刺激督脉可以直接作用于脑。

3. 耳针疗法。

取穴：神门、皮质下、肾、脑点、交感、心、枕等穴。

操作：针刺选用0.5寸毫针，每次选用2~3穴（双耳取穴）。每日1次，20次为1个疗程。亦可将王不留行用胶布固定在相应穴位上，每日按压数次。

4. 艾灸疗法（脐药灸）。脐药灸主要是通过药物在脐部的刺激作用，将药物和艾灸的刺激信息从经络传导，渗透传入体内，以激发经气，疏通经络，促进气血运行，调节人体阴阳与脏腑功能，从而达到治疗疾病的目的。脐药灸结合了中药、穴位、艾灸3种疗法。脐部通十二经脉和五脏六腑，是中医的神阙。刺激神阙，能通过脐部的经络循行速达病所，

起到疏通经络、调达脏腑的作用。现代研究表明，穴位及经络都与神经末梢、神经束、神经节有着密切关系，因而脐药灸不仅可以作用于经络，而且也可以作用于神经。研究表明，不断地刺激脐穴，会使脐部皮肤的神经末梢进入活动状态，以促进人体的神经调节作用，提高免疫力，改善各组织器官的功能活动，调节自主神经功能紊乱，从而起到防病、治病作用。

根据辨证分型制备相应脐药灸专用药物（将相关药物研末，打粉），每次取用 3～5g 药粉装入滤纸包。治疗前关闭门窗。患者取仰卧位，暴露腹部，注意保暖。制作面圈（直径 10～12cm，内径 2～3cm，高 0.8～1.2cm）。清洁患者脐部，将面圈以脐为中心，置于脐部。将装有药粉的滤纸包放置于面圈中，倒入无菌注射用水，放入青盐 3g。点燃艾条，放入艾灸盒内，将艾灸盒放置于治疗部位。治疗时间为 120 分钟。治疗结束后，移除艾灸盒。用一次性无菌纱布将治疗部位清理干净，休息 10～20 分钟后，协助患者穿衣。每周 2 次。

（三）中医其他方法治疗

1. 推拿疗法。有神经功能缺损的患者，根据肢体活动功能缺损程度和状态进行中医推拿治疗。可使用不同手法以增加关节活动度、缓解疼痛、抑制痉挛和被动运动等。按摩手法常用揉法、捏法，亦可配合其他手法，如弹拨法、叩击法、擦法等。或以手足三阴经推拿法，采用推法，作用于经筋，可有效缓解肌肉紧张。每日 1 次，每周 5～6 次。痴呆患者配合头项部推拿及点穴，主要手法多采用滚、按、揉、拿、拨、搓、擦、牵引、拔伸、旋转等手法。患者正坐或平躺，医者分别按揉风池、风府、天柱、百会、四神聪、完骨、本神等穴，以达到疏经通络、行气活血、聪脑明目的目的。

2. 中药疗法。

治则：益精填髓、开窍醒神。

方药：开窍活血方加减。

熟地 10g、山萸萸 15g、炒山药 15g、枸杞 15g、川牛膝 10g、菟丝子 10g、龟板胶 10g（烊）、郁金 10g、节菖蒲 10g。

随证加减。

用法：水煎服。1 日 1 剂，6 日为 1 个疗程。

静脉滴注可选用具有活血化瘀功能的中药注射液，如银杏叶制剂等。

（四）康复治疗

1. 注意力训练：基本技能训练在治疗性训练中，要对注意的各个成分进行从易到难的分级训练。基本技能训练包括反应性训练，注意的稳定性、选择性、转移性及分配性训练。

2. 记忆训练：分为内辅助训练和外辅助训练。内辅助训练通过调动患者自身因素，以损害较轻或正常的功能代替损伤的功能，从而达到改善或补偿记忆障碍的目的，包括复述、视意象、语义细加工、首词记忆术等。外辅助训练是借助于他人或他物来帮助记忆缺陷者训练的方法，通过提示将由于记忆障碍给日常生活带来的不便减少到最低限度。记忆的外辅助工具可以分为储存类工具，如笔记本、录音机、时间安排表、计算机等；提示类工具，如报时手表、定时器、闹钟、日历、寻呼机、留言机、标志性张贴；口头或视觉提示等。环境调整是为了减轻记忆的负荷，环境应尽量简化，如房间要整洁、家具杂物不宜过多，用醒目的标志提醒患者等。

3.计算力训练：训练方案建立在正确诊断和分型基础上。例如，额叶型失算患者要运用控制策略来改善注意力障碍，减少持续现象。空间型失算患者常伴有单侧空间忽略，可以运用划销任务、图形复制与视觉搜查任务、均分线段任务和画钟任务，帮助改善单侧空间忽略，同时使用阅读记号标注技术帮助空间型失算患者阅读。训练包括数字概念、计算负荷、算术事实、算术法则、心算、估算、日常生活（理财）能力等。

4.思维训练：让患者进行一些简单的分析、判断、推理、计算训练，合理安排患者脑力活动的时间，训练患者的思维活动。例如，让患者围绕某一个物品或动物尽量说出一些与之相关的内容（如"猫有什么特征，会做哪些事？"）；让患者看报纸、听收音机、看电视等，帮助患者理解其中的内容，并与患者讨论这些内容。

5.知觉障碍训练：躯体构图障碍训练，识别自体和客体的身体各部位，身体的左右概念等；单侧忽略训练，通过视觉扫描训练、感觉觉醒训练等方法进行训练；空间关系综合征训练，基本技能训练与功能训练相结合的方法训练；失认症训练，物品失认患者可进行与物品相关的各种匹配强化训练，如图形与汉字匹配、图形的相似匹配、声与图匹配、图形指认等；失用症训练，对于意念性失用的患者，可采用故事图片排序，根据患者的进步可逐渐增加故事情节的复杂性。

6. 带针康复疗法。

治则：通督调神、益精填髓。

主穴：百会、顶颞前斜线、顶颞后斜线。

配穴：四神聪、本神（双）、神庭。

操作：选用 1.5 寸毫针针刺双侧穴线，每穴线 2～3 针，接力法，与头皮呈 30°夹角进针，刺入后快速捻转，200～260 转/分，并保持留针。其他穴位常规针刺并留针。留针 1～3 小时，留针期间配合康复训练。每日 1 次，每周 5～6 次。

注：百会、四神聪、神庭是治疗认知障碍被选频率最高的穴位。研究表明，头针疗法可降低血黏度，提高与智能关系密切的血清三碘甲腺原氨酸（T3）、甲状腺素（T4）、游离三碘甲腺原氨酸（FT3）水平，对神经干细胞 NSCs 增殖、神经递质均有影响，改善脑部血液循环，提高智力，增强认知功能。针刺某些头部穴位与多个特异脑区激活密切相关。在大脑皮层相应的头皮投射区针刺可直接兴奋中枢运动神经，加强神经冲动，改善大脑局部血液循环，调节大脑神经细胞的兴奋性，激发细胞活化，使受损的处于半休眠状态的细胞复苏，甚至达到正常脑细胞的功能。

五、康复教育

护理人员应详细了解患者的病情、症状，对患者认知障碍的程度进行正确评估并依此制定护理教育方案等。脑卒中后认知障碍的治疗应寻求中西医结合的互补模式，利用现代医学的评估管理手段，及早发现，尽早干预，全面加强规范化的脑卒中后认知障碍管理与用药，提高脑卒中后认知障碍患者的康复效果。

（一）入院介绍

护理人员应为入院患者介绍主管医生、责任护士、病区环境、制度等。

（二）基本护理

护理人员应对患者进行用药指导，协助患者服药，送药到口，必要时进行良肢位的摆放、皮肤护理、导管护理，做好并发症的预防与护理、各种检查和治疗的指导等。

（三）情志护理

护理人员应主动关心患者，因人而异地通过安慰、解释、劝导、鼓励等措施达到缓解患者的心理问题。

（四）安全护理

对于患者出现的精神症状，护理人员应加强管理，改善病房设施，清除患者周围环境中的危险物品，防止患者烫伤、坠床、跌倒、碰伤及患者自伤、自杀等意外事件的发生。患者下床活动、如厕时，应有专人陪护，还应防止患者走失。

（五）健康教育

预防脑卒中后认知障碍的基本方法是控制脑卒中的危险因素（如高血压病、糖尿病、高脂血症等），对患者及家属进行健康宣教，减少脑卒中的发生，延缓脑卒中的进展。

（六）脑卒中后认知障碍的康复治疗目标

脑卒中后认知障碍的康复治疗目标是改善患者的认知功能和行为障碍，延缓疾病进展，提高患者的日常生活能力。康复治疗可遵循早期、个体化、循序渐进的原则，及早识别脑卒中后认知障碍并积极综合干预。具体实施时应综合考虑患者的病程阶段、临床表现、年龄等因素，在认知训练的基础上联合生活方式干预，增加运动锻炼，或与虚拟现实、神经调控等技术结合，进行多模态干预，可明显改善脑卒中预后。

（七）发挥中医的优势作用

针灸治疗脑卒中后认知障碍的临床疗效确切，可延缓病情进展，明显改善患者生存质量。因此，临床上除了借助西医的治疗手段外，同时还要发挥中医的优势作用。

第三节　脑卒中后偏瘫迟缓期针灸康复治疗

一、临床概述

脑卒中后偏瘫迟缓期，是指偏瘫早期，瘫痪侧肢体表现为肌张力丧失或减弱，不能维持肢体的自主活动，在Brunnstom分期中属于Ⅰ～Ⅱ级，也称为软瘫期。病变主要表现为肌肉的力量及肌肉的张力下降甚至消失，常伴有偏瘫侧躯体感觉及运动功能障碍。此期如不重视，运动功能会因长期得不到改善，导致肌纤维萎缩，各种并发症亦会随之发生。长此以往，还可出现肌肉被结缔组织代替，出现肌肉组织的萎缩、各肢体关节逐渐僵直，从而导致运动能力的减退或者丧失，最终难以恢复。

中医学认为，脑卒中后偏瘫迟缓期的主要表现是肢体萎废不用，属中医学"痿证""偏枯""半身不遂"之范畴。

二、病因病机

脑卒中后偏瘫迟缓期是在气血虚弱的基础上，因情志刺激、劳倦内伤、偏食膏粱厚味、嗜食烟酒等原因，引起阴阳失调，气血上冲于脑，导致气血阻于脑窍或血溢脉外。病理因素主要为风、火、痰、瘀、气虚，此类因素之间可相互影响或兼见同病，为本虚标实之证。软瘫期为发病初期，此期为脑卒中初期或者刚刚进入恢复期，为风、火、痰、瘀交织，标实为主。

三、诊断与鉴别诊断

（一）诊断

脑梗死或脑出血患者早期符合肌肉松弛、肌张力低下、无自主性运动（软瘫期）者即可诊断为脑卒中后偏瘫迟缓期。

（二）鉴别诊断

中医主要与痿证鉴别。脑卒中后偏瘫迟缓期与痿证皆可以有肢体瘫痪、活动无力等表现。痿证一般起病缓慢，以双下肢瘫痪或四肢瘫痪为多见；脑卒中后偏瘫迟缓期引起的肢体瘫痪多起病急骤，且以偏瘫不遂为主。痿证起病时无神昏，脑卒中后偏瘫迟缓期则常有不同程度的神昏。

脑卒中后偏瘫迟缓期多为锥体病变所致，锥体束损害的急性期由于产生锥体束休克，在锥体束休克期内肌张力减低，瘫痪的肌肉松弛，被动运动时无阻抗感。亦可见于小脑性疾患，由于肌张力减低，使肢体产生姿势异常，如处于过伸过屈位，除了静止时肌张力表现低下之外，被动运动时也可见到明显的肌张力减低，主动运动开始与终止时缓慢，自觉无力，容易疲劳，由于肌张力减低，腱反射也减低或消失，可见到钟摆动样腱反射，亦可因肌张力减低和拮抗肌作用不足而出现反击征。

脑卒中后偏瘫迟缓期还应与肌张力减低的其他疾病相

鉴别：

1.肌原性疾病：

（1）进行性肌营养不良症：这是一组由遗传因素所致的肌肉急性疾病，表现为不同程度和分布的骨骼肌进行性加重的无力和萎缩。其肌张力减低与肌萎缩平行，往往在肌萎缩部位伴有肌张力减低。

（2）其他肌病：同样有肌萎缩部伴有肌张力减低，与肌萎缩呈正相关，实验室检查有助于诊断，如多发性肌炎在急性期可见血清肌酸磷酸激酶和免疫球蛋白增高，尿中肌蛋白出现，肌酸增加，肌电图可出现纤颤和插入活动增加。

2.神经源性疾病：

（1）周围神经病变：多发性神经炎的肌萎缩主要分布于肢体的远端，与肌张力减低有平等关系。由于肌张力减低，腕关节、指与踝关节动幅增大，呈过伸过屈的异常姿势。根据多发性神经炎的病因，受损肌亦有选择，如酒精中毒性多发性神经炎，胫骨前肌麻痹最明显，肌张力减低也最突出，故往往表现为足下垂。

（2）单神经病：是因单根神经或一组神经受损所引起的疾病。如上肢尺神经、正中神经损害明显时，上肢的屈肌群张力减低明显，上肢伸肌群（拮抗肌）张力占优势。桡神经高位损伤时，因肱三头肌瘫痪和张力减低而出现肘关节不能伸直及垂腕征，并因肱桡肌力弱和张力减低而使前臂在半旋前位不能屈曲肘关节。

（3）脊髓后根后索病变：脊髓后根后索病变时肌张力减低是突出症状之一，以脊髓痨（神经梅毒）为代表。有静止性肌张力减低，同时也伴有姿势性与运动性肌张力异常。患者仰卧位时胫骨甚至可贴床面，站立时膝关节部张力低，不能保持膝关节固定而出现"膝反张"，下肢肌张力低下较上肢明显。

（4）肌萎缩性侧索硬化症（ALS）：多见于 30~60 岁男性，因为脊髓前角细胞和锥体束均受累，所以有上、下运动神经元损害并存的特征。上肢有肌萎缩、肌无力、肌束颤动和腱反射亢进。颈膨大的前角细胞严重损害时，锥体束症状被掩盖，此时上肢出现肌萎缩，肌张力减退，腱反射减低或消失，被动运动肢体时动幅增大。

四、治疗

（一）内科基础治疗

脑卒中后偏瘫迟缓期患者应卧床休息，维持生命体征和内环境稳定，防治肺部感染、泌尿系感染、深静脉血栓形成，根据病情变化调节血压、血脂、血糖等至正常范围，控制脑水肿，降低颅内压，改善脑代谢。

（二）针灸治疗

遵循标本兼顾、扶正祛邪的原则，治疗脑卒中后偏瘫迟缓期应利用各种方法提高肢体肌力和肌张力，诱发肢体的主动活动，及早进行床上的主动性活动训练，同时应注意预防肿胀、肌肉萎缩、关节活动受限等并发症的发生。

1. 复原纠瘫针法。

治则：调神导气、振痿通络。

主穴：百会、水沟、足三里。

辅穴：①患侧：肩髃、肩髎、臂臑、曲池、外关、合谷、阳陵泉、丘墟、足临泣、环跳、殷门。②健侧：极泉、尺泽、内关、委中、三阴交。

操作：先针刺健侧穴位，采取提插泻法（有触电感即可出针，不留针）；后针刺患侧穴位，采取平补平泻法。环跳、殷门不留针。毫针针刺得气后，配合电针治疗（见图3-4），留针20分钟。每日1次。待肌张力正常

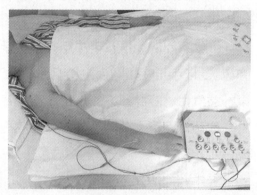

图3-4 电针治疗

后即可停用电针治疗。

2. 温针灸法。

取穴：患肢肩髎、曲池、血海、足三里。

操作：选取0.30mm×60mm一次性毫针，各穴均直刺，得气后，于针柄上或裹以纯艾绒的艾团，或取约2cm长之艾条套在针柄之上，无论是艾团还是艾条，均应距皮肤2～3cm，再从其下端点燃施灸。每次如用艾团可灸3～4壮，

如用艾条则只需 1 条。留针需待艾团或艾条燃烧完毕，大约 30 分钟。每日 1 次，每周 6 次。

（三）中医其他方法治疗

1. 拔罐疗法。选取患肢手足三阳经为主，在肩关节、髋关节、膝关节周围进行拔罐，以行气活血、疏通经络。每次留罐 10 分钟，每周 2 次。

2. 穴位注射疗法。药物选取丹参注射液、红花注射液或维生素 B_1 注射液 100mg、维生素 B_{12} 注射液 500μg。

3. 推拿疗法。推拿手法用兴奋类手法（捏、拿、点、叩、弹拨），以手足三阳经为主，手法轻柔，采用补法，顺经推拿，以补益气血、舒经通络。每日 1 次，每次 20~30 分钟。

取患侧肩髃、曲池、环跳、足三里、阳陵泉等穴位注射，隔日 1 次。

4. 中药疗法。

治则：补气活血、振痿通络。

方药：复原通络方加减。

黄芪 30g、当归 10g、赤芍 10g、生白芍 15g、川芎 12g、鸡血藤 15g、甘草 6g、人参 10g、山茱萸 20g。

随证加减。

用法：水煎服。1 日 1 剂，6 日为 1 个疗程。

静脉滴注可选用具有活血化瘀、益气养血功能的中药注射液。

（四）康复治疗

对患者进行早期康复宣教，注重良肢位的摆放，采取正确的转移方法（床上翻身或转移、床或椅转移、坐起），并对患者进行早期并发症的预防（下肢深静脉血栓、骨质疏松、压疮、关节活动受限、废用性肌萎缩等）及心理干预，鼓励患者及家属重拾信心，积极康复。

1.康复训练。利用 PNF 技术诱发肌肉主动运动，利用联合反应对健侧施加阻力诱发患侧运动，进而诱发随意运动的出现。

（1）运动治疗：

1）刺激技术的应用：利用 Rood 技术、Bobath 技术进行感觉刺激挤压采用毛刷轻刷患肢前臂、胫骨前部，并同时应用拍打、震动等手法，促进伸腕和踝背屈动作的出现。

2）良肢位的摆放：主要采用抗痉挛体位，定时变换体位；床上体位转移训练，包括翻身、坐起等，同时鼓励患者主动参与。

3）关节的主被动训练：利用关节活动技术，维持患者的关节活动度，同时不要过度牵拉，避免软组织损伤。

4）呼吸训练：改善通气和换气功能，呼吸肌的力量、耐力和协调性，建立有效的呼吸方式，可采用缩唇呼吸、腹式呼吸、呼吸训练器等，保持或改善胸廓的活动度；利用体位引流，增加咳嗽效率。

5）躯干的核心肌群训练：主要包括上肢肩胛带的控制，下肢骨盆的控制。可采用 PNF 技术促进肩胛骨的活动（见图 3-5），激活前锯肌和菱形肌，促进肩胛骨的稳定。

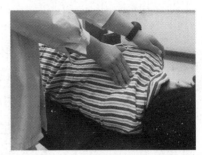

图 3-5　采用 PNF 技术促进
肩胛骨的活动

仰卧位滞空练习（见图 3-6）：在医生的帮助和控制下，患者运动患侧上肢进行自律性运动并使上肢停滞在空间的某些位置。

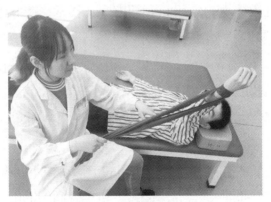

图 3-6　仰卧位滞空练习

上肢在滞空状态下的抗干扰训练可增加前锯肌和肩袖肌群的功能性力量，提高肩关节的稳定性。

骨盆的控制主要采用桥式运动，如静态到动态的训练、双侧到单侧的训练、稳定到不稳定的训练。

借助滚筒等不稳定平面进行躯干及骨盆的控制训练（见图3-7）。

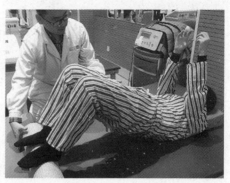

图3-7　躯干及骨盆的控制训练

6）坐位平衡训练：尽早让患者坐起，能防止肺部感染，改善心肺功能。先从半坐位开始，如患者无头昏等不适症状，可加大角度、延长坐起时间，然后让患者坐到床上或椅子上。

（2）器械训练：

1）电动起立床训练：每次45分钟。可提高患者的心肺能力、站立能力，预防直立性低血压，减少骨质疏松、泌尿系感染等。

2）MOTO-MED训练：被动活动肢体，预防深静脉血栓、关节强直；同时进行主动辅助训练，增强肌力。

3）四肢联动训练：增强患者四肢的肌力、耐力及改善四肢的协调。

4）平衡训练仪训练：改善患者站立位重心转移及重心的控制。

5）SET悬吊训练：激发核心肌群收缩，增强躯干控制，利于诱发肢体随意运动。

6）Thera-Band训练：肌力训练、平衡训练、协调训练、床上转移训练。

7）情景互动训练：坐位平衡训练，增加趣味性。

8）上、下肢机器人训练：促进正确模式的建立。

（3）物理因子治疗：

1）气压疗法：改善四肢血液循环，预防手部肿胀、下肢静脉血栓。

2）低、中频电子疗法：预防废用性肌肉萎缩，促进神经肌肉功能的重建。

3）电子生物反馈疗法：刺激失活肌肉收缩，激活肌肉功能。

4）经颅磁刺激疗法：增强神经、肌肉联系，加快患者肌力恢复。

5）微波疗法：治疗肩痛。

2.特色康复技术：

（1）带针康复治疗。

治则：通督调神、培元纠瘫。

主穴：选取头部督脉穴位（百会、神庭、印堂）。

配穴：顶颞前斜线上 1/5 治疗对侧下肢和躯干瘫痪，中 2/5 治疗上肢瘫。

操作：选用 1.5 寸毫针针刺双侧穴线，每穴线 3 针，接力法，与头皮呈 30°夹角进针，刺入后快速捻转，200～260 转 / 分，并保持留针。留针 1～3 小时，留针期间配合康复训练。每日 1 次，每周 6 次。

（2）肢体训练配合手指点穴。

取穴：①上肢：臂臑、曲池、手三里、内关、合谷等穴。②下肢：伏兔、梁丘、足三里、承山、解溪等。

医生指导患者进行肢体训练时，可同时配合手指点穴或锟针点穴为患者治疗，多采用点法、按法、一指禅轻度揉法，以补法为主。每日1次，每周6次。

五、康复教育

脑卒中后偏瘫迟缓期的中西医康复原则是利用各种方法提高患者的肢体力量，诱发患者肢体的主动活动，使患者及早进行床上的主动性活动训练，同时应注意预防肿胀、肌肉萎缩、关节活动受限等并发症的发生。

（一）良肢位摆放

良肢位摆放是早期偏瘫治疗的重要措施之一。

（二）被动活动

患者如病情较稳定，在病后第3日起患肢所有的关节都应做全范围的关节被动运动，以防关节挛缩。每日3次。活动从大关节到小关节循序渐进，缓慢进行，切忌粗暴，直到主动运动恢复。

（三）对患肢进行按摩

按摩可促进血液、淋巴回流，阻止和减轻浮肿，同时又是一种运动感觉刺激，有利于运动功能恢复。按摩要轻柔、缓慢、有节律的进行，不使用强刺激性手法。

（四）主动运动

护理人员应尽早指导患者进行床上的主动性活动训练，包括翻身、床上移动、床边坐起、桥式运动等。

（五）心理护理

护理人员应利用鼓励、暗示、疏导的方法对患者进行心理调节，最大限度调动患者治疗的信心。患者治疗有了信心，情绪就会逐渐好转。

（六）健康教育

护理人员应教育患者主动参与康复训练并持之以恒，积极配合治疗原发病。护理人员应指导患者进行有规律的生活，合理饮食，睡眠充足，适当运动，劳逸结合，保持大便通畅。护理人员应鼓励患者日常生活自理，争取获得有效的社会支持，包括家庭、朋友、同事、单位等的支持。

第四节　脑卒中后痉挛性偏瘫针灸康复治疗

一、临床概述

痉挛性瘫痪是脑卒中后临床常见症状。痉挛性偏瘫严重影响患者运动功能，进而影响患者的生活质量。痉挛性偏瘫主要表现在肌张力增高，患者可出现偏瘫上肢的屈肌张力与运动超过伸肌，肩关节内收，肘、腕关节和手部关节屈曲，髋、膝关节伸直和踝关节拓屈，刚开始训练迈步动作时髋、膝、踝不完全屈曲，站立位时膝、踝关节伸展太过。除肌张力增高外，还有腱反射亢进、踝或膝阵挛、肢体协同、屈肌或伸肌共同收缩、病理征等，也可能出现紧张性颈反射或紧张性前庭反射亢进。

中医学中没有明确提出痉挛性偏瘫这一概念。由于痉挛性偏瘫临床常表现为筋脉拘急，肢体随意活动受限，或兼见疼痛、麻木及关节挛缩、屈伸不利症状，肌肉常见不自主收缩、萎缩不明显或日久轻度萎缩，属于中医学中的"筋痹""痉证""拘挛""经筋病""瘛疭"等范畴。

二、病因病机

在现存中医文献中，类似痉挛性偏瘫的描述最早见于《内经》。《灵枢·终始》说："手屈而不伸者，其病在筋。"之后历代医家对痉挛性偏瘫的病因和治法进行了深入的探讨和发挥。《医贯》《中风要旨》《诸病源候论》均进一步阐明了风与肢体拘挛的密切关系。可见，风是痉挛性偏瘫的主要致病因素。明·张景岳在《景岳全书》中指出，气血不调是肢体活动不利的重要病机，肝脏与肢体拘挛关系密切，筋病会导致各种肢体强直症状。

中医学认为，肢体瘫痪是由于风痰流窜经络，血脉痹阻，经络不畅，气不能行，血不能濡，致使肢体瘫痪。若中气不足，血不养筋，则表现为迟缓性瘫痪；若阴血内虚，筋失濡养，风阳内动，则形成痉挛性瘫痪。《灵枢·邪气脏腑病形》说："肺卫不足，发病为偏枯痿，四肢不举。"可见脑卒中发病的前提是气血不足，病因是肺卫不足。《难经·二十九难》说："阴跷为病，阳缓而阴急；阳跷为病，阴缓而阳急。"中医学亦指出，阳气之开合影响筋脉的濡养。《素问·生气通天论》说："阳气者，精则养神，柔则养筋。"明确指出阳气对筋脉的重要性，阳气受损，致筋不柔，而发为拘挛。可以看出脑卒中的病因在于内伤积损，复又外邪侵袭或痰瘀痹阻，导致阴阳失调，或精血亏损，筋脉失养，或阳气受损不能濡养筋脉，发为肢体痉挛拘急。

从解剖学上看，痉挛发生的部位和程度与患者脑血管病变的范围和部位有关，如果病变范围大，随意运动更难得到控制和恢复，则痉挛更严重。脑血管病变导致脑干反射与脊髓反射都亢进，如果病变累及皮质脊髓束的椎体系部分，则只引起轻度痉挛与肢体乏力，如果病变累及锥体外系、脑干等部位，则易产生严重的肌肉痉挛。对于上下肢都出现肢体痉挛的病情较严重的脑卒中后遗症患者来说，上下肢的损伤都比较严重，损伤程度相差不大。对于病情不太严重的偏瘫患者来说，如肌力在2级以上者，上肢比下肢出现痉挛的概率较大。

西医学对痉挛性瘫痪的发病机制最普遍的认识是，痉挛是由牵张反射的增强引起的。当肌肉受到外界力量的牵拉时，位于肌纤维上的感觉神经末梢就会产生并发放冲动，这些冲动由Ⅰa类纤维经背根传入脊髓。此Ⅰa神经纤维与脊髓内支配该肌肉的 α 运动神经元发生联系，使该 α 运动神经元兴奋，相应的肌纤维收缩，以使该肌肉向着外力的反方向收缩，此为牵张反射。与此同时，Ⅰa类纤维的冲动经其纤维的侧支兴奋同侧脊髓的中间神经元，从而兴奋支配其协同肌的运动神经元、抑制支配其拮抗肌的运动神经元，以使运动更加协调。当脊髓前角的 γ 运动神经元兴奋时，位于梭内肌纤维两端的收缩部分因兴奋而收缩，而位于中段的感受部分由于被牵拉而产生兴奋，该兴奋经传入纤维到达脊髓以兴奋 α 运动神经元，从而使其支配的梭外肌产生收缩。此反射活动被称为 γ 环路。上运动神经元经由下行通路影响脊髓前角的 α 、γ 运动神经元的兴奋性，从而调节肌紧张。脑卒中时，上运动神经元受到损伤，导致其对 γ 运动神经元的兴奋性的抑制减弱或丧失，γ 运动神经元进而兴奋，最终导致 α 运动神经元支的梭外肌持续收缩，出现痉挛。

脑卒中后痉挛性偏瘫的基本病机属本虚标实，在本为阴阳、气血不足，在标为风、火、痰、瘀闭阻络脉，但以阳气虚弱，风痰阻络，筋脉失养为常见病机，患者常表现为患肢拘急痉挛、疼痛、肿胀、畏寒等症状，阳虚则寒，寒主收引凝滞，复加风痰阻络，气血不畅，筋脉失养，故肢体拘急痉挛、疼痛。阳虚不得卫外故见畏寒。阳虚则津液不化，水湿停留，故见肢体肿胀，同时水湿也易浸淫筋脉，加重拘急。因此，脑卒中后痉挛性偏瘫的主要病因是阳气虚弱，风痰阻络，筋脉失养，治疗当以温阳为主，息风化痰为辅。

三、诊断与鉴别诊断

（一）诊断

参照国家中医药管理局脑病急症协作组制定的《中风病诊断与疗效评定标准》（1994），符合脑卒中的诊断标准，且具有一侧肢体肌肉痉挛、关节挛缩、僵硬等症状。

参照中华医学会神经病学分会、中华医学会神经病学分会脑血管病学组制定的《中国脑出血诊治指南》（2019）、《中国急性缺血性脑卒中诊治指南》（2018），符合脑出血、脑梗死的诊断标准。

痉挛期为 Brunnstrom Ⅱ～Ⅳ期。此期的功能特点为肌张力增高、腱反射亢进、随意运动时伴随共同运动的方式出现。

（二）鉴别诊断

脑卒中后痉挛性偏瘫为锥体束、锥体外系病变所致，临床症状随病变部位有所不同，诊断中应该识别：

1. 锥体束病变。锥体束病变于休克期后，或隐袭起病的锥体束损害，在瘫痪侧出现肌张力增高，明显的锥体束损害出现三重屈曲，如下肢的髋关节、膝关节与掌关节痉挛性屈曲。锥体束病变时，肌张力增高的部位与瘫痪部位一致，静止状态下肌张力也增高，触诊肌肉较硬，被动运动时有摺刀样的阻抗感。

2. 锥体外系病变。

（1）帕金森病：帕金森病，又称震颤性麻痹，临床表现为震颤，肌强直，姿势及步态不稳，起步及止步困难，面部无表情，假面具样面容等。

（2）扭转痉挛：扭转痉挛，又名变形性肌张力障碍，是躯干的徐动症，为一少见的基底节病变。在临床上以肌张力增高和四肢躯干甚至全身的剧烈而不自主的扭转为特征。肌张力在肢体扭转时增高，扭转停止时则正常。

3. 药物性肌张力异常。

（1）急性肌张力障碍：发病急，用药后不久即出现，多见于青年人，以奇异的肌痉挛为特点。主要是颈、头部肌肉受累，最常见的是舌和口腔肌肉的不随意痉挛，以致咀嚼肌紧张地收缩，嘴张不开，讲话、吞咽困难，面部作怪相，或伴发痉挛性斜颈。急性肌张力障碍与个体的敏感性有关，应用抗震颤麻痹药物、抗组织胺类药物或巴比妥类药物有效。

（2）迟发性运动障碍：发病慢，在服用抗精神病药物数周、数月或数年后发生，甚至停药后出现。表现为刻板的、重复的嘴唇、舌的不自主运动，有时伴有肢体或躯干的舞蹈样动作，手足徐动症样运动。应用抗震颤麻痹药物非但无效，有时反而使症状加重。亦可有肌张力低下，可涉及颈肌、腰肌等，如腰不能直起、凸腹、颈软、不能抬头、行走时迈不开步、提不起腿、足跟拖地而行。

4.脑干病变。脑干病变引起的肌张力增高以中脑最为明显，中脑病损时表现为肌强直，属于去大脑强直的一种，四肢的近端明显，主要在伸肌群。上肢伸直，腕屈曲并内收；下肢伸直，内旋内收，称之为去中脑强直。大脑皮质下白质弥漫性病变，如脑炎、重度脑外伤、脑出血时，也可出现四肢强直，与去中脑强直的区别点在于前臂屈曲位，其他表现完全与去中脑强直相同，称之为去皮质强直。

5.肌原性病变：肌肉疾患虽可有肌张力增高，但腱反射正常或减低，绝不出现腱反射亢进。

（1）先天性肌强直症：先天性肌强直症仅在运动情况下出现肌张力增高，静止时则肌张力正常。先天性肌强直症的肌张力增高，肌强直收缩见于运动之初，当反复运动后即恢复正常。触诊时肌肉有特殊硬韧感，似胶皮样硬，于机械刺激后肌肉强直收缩时更加明显。

（2）僵人综合征：为一种病因不明的痛性痉挛。患者躯干、四肢及颈部肌肉持续性或波动性僵硬，腹肌呈板样坚实，主动肌和对抗肌可同时受累。叩击、声光、精神紧张等可诱发而加重，常见四肢近端开始向身发展，肌力和腱反射正常。睡眠时僵硬症状消失。

6.其他疾病。

（1）破伤风：破伤风早期局部肌张力增高，常见的是两侧咀嚼肌痉挛性收缩，同时伴有颈肌强直，继之面肌痉挛，如躯干伸张肌张力增高占优势时呈角弓反张，屈肌张力增高占优势时呈前弓反张，患者的体位似胎儿的宫内位（头前屈、膝与腭紧贴，足靠近臀部）；躯干一侧肌张力增高占优势时身体呈现侧方弯曲，谓之侧弓反张（头肩向一侧倾斜，该侧肩下垂，身体弯如月牙形）。

（2）手足搐搦症：血钙低是手足搐搦症的主要原因。肌张力增高主要见于四肢远端，偶可波及躯干。

四、治疗

（一）内科基础治疗

根据病情变化调节血压、血脂、血糖等危险因素至正常范围，给予改善脑代谢等治疗，可选用神经递质抑制剂、苯二氮卓类药物、骨骼肌松弛药物等抗痉挛药物。

（二）针灸治疗

脑卒中后运动障碍的治疗应遵循标本兼顾、扶正祛邪的治疗原则。脑卒中后运动障碍的特点为肌张力增高、腱反射亢进、随意运动时伴随共同运动的方式出现。治疗重点在于控制肌痉挛，促进分离运动的出现。

1.解痉纠偏针法。

治则：通督调神、缓急柔筋。

主穴：百会、至阳、尺泽、委中、小海、照海。

辅穴：神庭、承山、阴陵泉、阳溪、郄门。

操作方法：百会平刺1寸，针刺手法为平补平泻；至阳斜刺1寸，针刺手法为平补平泻；尺泽、委中直刺1~1.5寸，针刺手法为捻转补法，手法宜轻；小海、照海直刺 0.5 寸，针刺手法为捻转泻法，手法宜重；神庭平刺 1 寸，针刺手法为平补平泻；承山直刺 1 寸，针刺手法为提插补法，手法宜轻；阴陵泉直刺 1 寸，针刺手法为提插补法，手法宜轻；阳溪直刺 0.5 寸，针刺手法为捻转补法，手法宜轻；郄门直刺 1 寸，针刺手法为捻转泻法，手法宜重。针刺得气后留针 30 分钟，每周 6 次。2 周为 1 个疗程，共 3 个疗程。

2. 磁圆梅针疗法。用磁圆梅针圆头循经叩刺手三阴经、足三阳经（拮抗肌）及督脉，采用轻度到中度手法叩刺，手法轻柔，叩至局部微红为度。每条经脉叩刺 3~5 遍，每日 1 次。

3. 刺络放血拔罐疗法。

取穴：患肢曲泽、委中等穴。

操作：局部定位、取穴后，用三棱针进行点刺放血，随即拔罐治疗，留罐约 10 分钟，保持局部干燥，3 天内不沾水。每周 1~2 次。

（三）中医其他方法治疗

1. 中药熏蒸疗法。

中药处方：伸筋草 30g、苏木 15g、桂枝 15g、透骨草 30g、艾叶 20g。

操作：诸药煎成 2 000ml 药液，加入智能型中药熏蒸汽自控治疗仪中，调节温度 37~41℃，以患者能够耐受为度。患肢局部 20 分钟，每日 1 次。

2. 推拿疗法。根据肢体活动功能缺损程度和状态进行中医推拿治疗，可使用不同手法以增加关节活动度、缓解疼痛、抑制痉挛和被动运动等。避免对痉挛肌肉群强刺激，是偏瘫按摩中应注意的问题。推拿手法常用揉法、捏法，亦可配合其他手法，如弹拨法、叩击法、擦法等。或对手足三阴经进行推拿，采用推法，作用于经筋，可有效缓解肌肉紧张。1日1次，每周5~6次。

3. 中药疗法。选用养血柔肝、舒筋活络、活血化瘀的药物治疗。

治则：柔肝缓急、舒筋活络。

方药：养血柔筋方加减。

生白芍 15g、甘草 12g、川芎 12g、当归 10g、丹参 10g。

随证加减。

用法：水煎服。1日1剂，6剂为1个疗程。

静脉滴注可选用具有养血柔筋功能的中药注射液。

（四）康复治疗

1. 康复训练：

（1）运动技术治疗：改善关节活动度。可采用肌肉牵伸技术、关节松动技术、肌肉能量技术（MET）等。

1）肌肉牵伸技术。胸大肌、喙肱肌、胸小肌、肩胛下肌、肱二头肌、旋前圆肌或旋后肌等肌肉的牵伸，改善上肢屈肌痉挛模式；内收肌群、缝匠肌、髂腰肌、小腿三头肌等肌肉的牵伸，改善下肢的伸肌痉挛模式。

2）关节松动技术。腕关节、踝关节等挛缩关节的关节松动训练，改善关节活动度。

3）肌肉能量技术。使用轻柔的等长收缩，通过自发抑制或交互抑制，放松并拉长肌肉。

（2）运动控制训练：即姿势的维持和控制训练（见图3-8），通过神经肌肉促进技术（PNF技术、Rood技术、Bobath技术、Brunnstrom技术）、悬吊训练、感觉统合训练等改善患者的异常模式。中枢性瘫痪后，患者运动及其本体感觉受损，需要重新建立其卧位、坐位、跪位、站位平衡及干扰下维持平衡的能力。

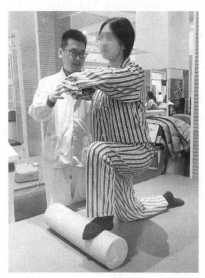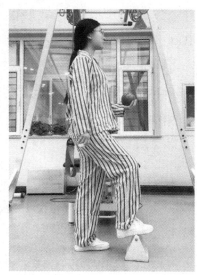

图3-8 姿势的维持和控制训练

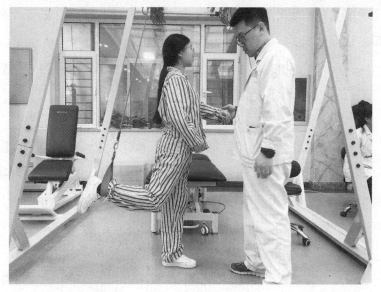

图 3-9　下肢髋、膝、踝关节的分离训练

（3）分离运动训练：上肢肩、肘、腕关节的分离运动训练，下肢髋、膝、踝关节的分离训练（见图 3-9）。通过运动再学习方案优化技巧，改变体位，增加负重，并逐渐增加难度。

（4）作业治疗：根据患者功能恢复的情况，结合日常活动，通过选择带有任务导向的分解步骤训练，最大限度地激发患者的功能恢复。方法包括肩胛带控制训练、上肢分离运动诱发训练、进食训练、握杯子训练、穿脱衣服训练、洗漱刷牙拧毛巾训练、不同环境下的行走训练、上下楼梯训练、如厕训练等。

（5）手功能训练：根据患者兴趣设计相应的辅助手及实

用手能力的训练。可通过书法、贴画、投球、编织、插花、和面、切菜、拧螺丝、木工等精细运动进行训练。

（6）步行功能训练：通过步态评估对患者步行的异常姿势进行针对性训练，提高患者的步行能力。

（7）器械训练：

1）负重训练：利用器械（阶梯、楔形站立架、平衡软榻、振动台等）进行患腿负重训练，增加本体感觉的输入及跟腱牵伸训练，改善患者的痉挛模式。

2）上肢机器人训练：针对患者的不同功能障碍采用相对应的训练，增强反馈，从而改善患者的上肢运动模式。

3）下肢机器人训练（见图3-10）：减重下的步态训练，促使患者建立良好的步行模式。

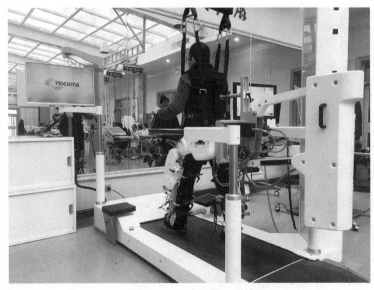

图3-10　下肢机器人训练

4）平衡训练仪、情景互动训练等：通过早期站立位重心转移训练改善患者站立位平衡；设置不同情景下的模拟训练，改善患者的肌力、平衡、重心转移、步行等。

5）四肢联动训练：通过四肢协调性训练，增强患者四肢肌力及心肺功能。

6）MOTO-MED 上下肢智能训练：在缓解肢体肌张力的同时，训练患者双上肢或者双下肢的运动控制。

7）S-E-T 悬吊训练：在悬吊的控制下，激活患者神经肌肉控制，并改善患者的核心控制能力。

8）矫形器训练：通过踝足矫形器、腕手关节矫形器等训练，维持患者的关节活动度。

（8）物理因子治疗：

1）痉挛肌治疗仪疗法：刺激患者痉挛肌和拮抗肌，使二者交替收缩，通过交互抑制使痉挛肌松弛，并提高拮抗肌的肌力和肢体功能。

2）冷疗法：将手反复多次浸泡在冰水中，每次约 10 秒后取出。

3）温热疗法：各种传导热、辐射热、内生热等局部治疗可以缓解肌肉痉挛。

4）电子生物反馈疗法：对患者进行电刺激并接受患者的肌电、生物反馈信号，从而达到改善肌肉紧张、治疗肌肉松弛的作用。

2.特色康复技术：

（1）带针康复治疗：

治则：通督调神、解痉纠瘫。

主穴：选取头部督脉穴位（百会、神庭、印堂）。

配穴：顶颞前斜线上 1/5 治疗对侧下肢和躯干瘫痪，顶颞前斜线中 2/5 治疗上肢瘫。

操作：百会、神庭、印堂常规针刺。选用 1.5 寸毫针针刺顶颞前斜线上 1/5、中 2/5 之双侧穴线，每穴线 3 针，接力法，与头皮呈 30° 夹角进针，刺入后快速捻转，200～260 转 / 分，并保持留针。留针 1～3 小时，留针期间配合康复训练。每日 1 次，每周 6 次。

（2）康复训练配合手指点穴：

取穴：①上肢：曲泽、尺泽、小海、列缺、内关等；②下肢：血海、委阳、承扶、丰隆、丘墟、昆仑等。

操作：医生指导患者进行肢体训练时配合手指点穴，点穴手法多采用点法、按法、一指禅揉法等，边点按穴位，边进行牵伸等康复训练。每日 1 次，每周 6 次。

五、康复教育

痉挛性偏瘫为脑卒中的主要伴随症状，约 65% 的脑卒中患者会表现为痉挛性偏瘫，故减轻肌张力、恢复合适的活动能力是脑卒中后痉挛性偏瘫患者康复训练的首要任务。

1.体位摆放：患者宜采用仰卧位、健侧卧位、患侧卧位、床上坐位，此为防止痉挛模式的出现、保护关节及早期诱发分离运动而设计的治疗性体位。

2. 饮食宜忌：患者应进食低盐、低脂、低糖饮食，不宜吸烟、饮酒，不宜过饱，更不要暴饮暴食。

3. 卧床护理：护理人员应定期为患者翻身拍背，避免局部组织长期受压，避免潮湿及排泄物的刺激，改善局部血液循环。

4. 心理护理：护理人员应及时与患者沟通，与患者建立良好的关系，同时做好患者家属的思想工作，在生活上、情感上、经济上给予患者支持，帮助患者建立战胜疾病的信心，使患者更加积极主动地参加康复训练和治疗。

5. 安全护理：护理人员应做好防坠床、防跌倒、防烫伤护理，防止意外事故发生。

第五节　脑卒中后平衡障碍针灸康复治疗

一、临床概述

脑卒中后偏瘫患者由于中枢神经系统受损及由此引起的其他系统的功能改变，易导致平衡失调。脑卒中后偏瘫是脑卒中患者最常见的功能障碍，而偏瘫患者平衡能力的丧失或减退表现尤为突出。临床中，部分患者肌力达到一定的水平，仍然不能正常行走，致使出现平衡障碍。患者随意运动出现广泛的不协调，身体各部位控制力差，严重威胁患者自身安全，患者日常生活无法自理，导致患者生活质量严重下降，给家庭及社会造成很大负担。脑卒中后平衡障碍患者随意运动完成不协调，相比脑卒中后偏瘫，治疗更为棘手，疗程更长，预后也更不确定。

中医学中虽没有"平衡障碍"这个病名，但临床表现与历代文献中的"骨摇""眩冒"相类似。《灵枢·根结》说："骨摇者，节缓而不收也。所谓骨摇者，摇故也。"《灵枢·海论》说："髓海不足，则脑转耳鸣，胫酸眩冒，目无所见，懈怠安卧。"

二、病因病机

西医学认为，平衡是指人体所处的一种姿势或稳定状态，以及不论在何种位置，当运动或受到外力作用时，能自动地调整并维持所需姿势的过程。当人体重心垂线偏离稳定的支撑面时，应能立即通过主动或反射性的活动，使重心垂线返回到稳定的支撑面内，这种能力称为平衡能力。平衡障碍则是这种能力的异常甚至丧失。脑卒中患者姿势不对称，重心偏向一侧；步行困难，典型表现是重心由健侧向患侧转移相对受限，患肢负重能力差，因而患肢单侧站立持续时间比健侧相对要短一些，同时健肢代偿性控制，使这种情况表现得更加复杂；身体摇晃不稳，肢体动作笨拙。现代研究证明，针刺疗法可明显改善脑血流量，促进脑坏死区域的侧支循环及早建立，并激活损伤中枢功能低下的神经细胞和神经纤维，改善因脑细胞缺血、缺氧而致的神经功能缺损而改善平衡障碍。

平衡障碍属于中医"中风"范畴。中风患者平衡功能障碍，主因其髓海空虚，兼痰浊瘀血上扰而发病。《灵枢·海论》说："髓海有余，则轻劲多力。自过其度，髓海不足，则脑转耳鸣，胫酸眩冒，目无所见，懈怠安卧。"朱丹溪在《丹溪心法·头眩》中说："头眩，痰挟气虚并火。"可见平衡障碍的主要病位在脑，病机在于气虚血瘀，痰瘀阻络，治以益气祛瘀、宣通经络。中医学认为，"头为诸阳之会"，经气通达头部，会聚而成元神之府，职司大脑。依据中医学"穴之所在，主治所及"的原则，可以取头部腧穴或经过头部经脉上的腧穴，以治疗脑卒中后平衡障碍，改善患者肢体的功能。

三、诊断与鉴别诊断

（一）诊断

参照中华医学会神经病学分会、中华医学会神经病学分会脑血管病学组《中国脑出血诊治指南》《中国急性缺血性脑卒中诊治指南》（2014），符合脑出血、脑梗死的诊断标准；平衡障碍符合《神经病学》（十二五普通高等教育本科国家级规划教材，第7版，人民卫生出版社）诊断标准；以上两种疾病具有相关性。

（二）鉴别诊断

脑卒中后平衡障碍涉及锥体系、锥体外系、小脑系统疾病，应与以下疾病鉴别：

1. 脊髓亚急性联合变性：患者多中年以后起病，隐匿起病，缓慢进展，可有脊髓后索、侧索及周围神经损害的症状与体征，血清中维生素 B_{12} 缺乏，患者表现为步态不稳、踩棉花感，但患者无明显锥体束损害体征，可进一步检查血清维生素 B_{12} 浓度，必要时用试验性治疗进行明确。

2. 颈椎病：脊髓型颈椎病患者可出现下肢共济失调或括约肌功能障碍，以及四肢麻木无力、感觉和运动障碍，通过检查颈椎 MRI 可帮助鉴别。

3. 脊髓压迫症：患者有神经根痛和感觉障碍，脑脊液动力学试验呈部分梗阻或完全梗阻，脑脊液蛋白升高，椎管造影及 MRI 检查可帮助鉴别。

4. 多发性硬化：起病较急，患者可有明显的缓解、复发交替的病史，一般不伴有对称性周围神经损害。患者首发症状多为视力减退，可有眼球震颤、小脑体征、锥体束征等。

5. 感觉性共济失调：患者多症状明显，表现为站立不稳，迈步的远近无法控制，落脚不知深浅，踩棉花感，睁眼时症状较轻，黑暗中或闭目时症状加重。患者体征少，有右上肢腱反射增强。

6. 小脑性共济失调：患者多有协调运动障碍，伴有肌张力降低、眼球运动障碍及语言障碍，MRI 提示病灶在小脑。

7. 脊髓痨：见于患者梅毒感染后 15～20 年，起病隐袭，表现为脊髓症状，如下肢针刺样或闪电样疼痛、进行性感觉性共济失调、括约肌及性功能障碍等。

四、治疗

（一）内科基础治疗

基础治疗包括抗血小板聚集、营养神经、抗自由基、控制原发病（高血压、糖尿病），以及维持生命体征和内环境稳定，防止肺部感染、泌尿系感染、深静脉血栓等并发症。

（二）针灸治疗

1. 通督息风针法。

治则：通督固本、柔肝息风。

主穴：脑空、风府、天柱、脑户、风池、太溪。

辅穴：肾俞、肝俞、阳陵泉、绝骨、焦氏平衡区。

操作：毫针 1.5～2 寸，捻转手法。脑空透刺风府，脑户透刺风池，行平补平泻手法，留针 30 分钟。可加电针，通以疏密波，以头部微微颤动为度。

2. 磁圆梅针疗法。患者取俯卧位。医生用磁圆梅针圆头循经叩刺患者督脉（自命门叩至神庭）、双侧夹脊穴（颈夹脊及华佗夹脊穴），自上而下，叩刺强度以患者能够耐受为度，叩至局部皮肤微红为宜。每次 20 分钟，每日 1 次。

3. 通阳药物游走罐疗法。选用息风通络、益肾填髓药物，打成粉剂后均匀涂抹于患者督脉、双侧膀胱经，然后涂抹少量精油，进行游走罐，以患者能够耐受为度。每周 1 次。

4. 电项针结合头针疗法。

取穴：风池（双）、脑空（双）、曲差（双）、玉枕（双）、五处（双）、百会。

操作方法：针刺风池后，连接电针治疗仪，通以疏密波；头针取脑空、曲差、玉枕、五处、百会等，或平衡区、运动区、晕听区、舞蹈震颤控制区。

说明：电项针疗法是在项部腧穴予以电针治疗，使肌肉有节律地跳动，加快项部血管，尤其是椎动脉的血流速度，从而促进椎－基底动脉系统的血液循环，改善小脑的血液供应，使小脑的功能得以恢复。

5. 醒脑开窍针法结合颅后窝排刺法。

主穴：人中、内关（双）、三阴交（双）。

配穴：小脑在头皮的投影区平衡区，选取双侧风府、哑门等在颅后窝进行排刺。

说明：可协调阴阳、开窍启闭、宁心安神；结合现代解剖学，针后加电针，配合督脉、足太阳膀胱经排刺，以改善小脑供血，治疗小脑病变后导致的平衡障碍等。

（三）中药治疗

治则：补益肝肾、柔肝息风。

方药：柔肝息风汤加减。

熟地 10g、山茱萸 15g、枸杞 15g、生白芍 15g、钩藤

10g、怀牛膝 10g、当归 10g、丹参 10g、生晒人参 10g、沙苑子 15g。

随证加减。

用法：水煎服。1 日 1 剂，6 日为 1 个疗程。

静脉滴注可选用具有活血化瘀功能的中药注射液。

（四）康复治疗

1. 现代康复训练。平衡训练方法按患者的体位，可分为前臂支撑下俯卧位训练、手肘膝跪位训练、双膝跪位训练、半跪位训练、坐位训练和站立位训练；按是否借助器械，可分为徒手平衡训练和借助器械平衡训练；按患者保持平衡的能力，可分为静态平衡训练、动态平衡训练（自动态平衡训练和他动态平衡训练）。

（1）静态平衡训练。

临床上进行平衡功能训练时，一般先从支撑面最大、最稳定，患者比较容易掌握平衡技巧的卧位开始。

1）仰卧位训练。

适用范围：主要适合于偏瘫患者早期的平衡功能训练。

训练目的：训练腰背肌和提高骨盆的控制能力，诱发下肢分离运动，缓解躯干及下肢的痉挛，提高躯干肌肌力和平衡能力。患者病情稳定后应尽早进行桥式运动训练。

训练方法：桥式运动。可根据患者控制能力改善的程度逐渐调整桥式运动的难度，如由双桥运动（双侧下肢同时完成此动作为双桥运动）过渡到单桥运动（单侧下肢完成此动作为单桥运动）。

2）坐位训练（见图 3-11）。

适用范围：主要适合偏瘫患者
早期的平衡动能训练。

训练目的：促进患侧躯干肌力，
促进患侧下肢肌力及承重力。

训练方法：

a.适应性训练：由静态姿势维
持床上靠坐位过渡到床边端坐位。
早期脑卒中患者易发生直立性低血
压，为防突然体位变化造成的反应，
可在训练之前先进行适应性训练。

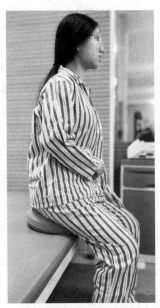

图 3-11　坐位训练

b.静态平衡训练：患者取端坐位，早期可在背部给予患者
一定量的扶持，帮助患者保持静态平衡，之后逐渐减少辅助量。

c.干扰平衡训练：医生要求患者通过侧屈或旋转躯干看向
各方向；医生从不同的角度向患者抛球，并逐渐增加抛球的距
离和力度以增加训练难度；患者坐于训练球或平衡垫上，医生
向各个方向推动患者，推动的力度和范围随训练进程逐渐增加，
训练时应注意循序渐进，防止患者精神紧张和加重痉挛。

3）前臂支撑下俯卧位训练。

适用范围：主要适用于恢复前期患者的平衡功能训练。

训练目的：上肢和肩部的强化训练及持拐步行前的准备
训练。

训练方法：根据患者的功能状况，可选择不同的支撑平面，由质地坚硬的稳定支撑面逐渐过渡到多维度的不稳定性支撑面。

4）手肘膝跪位训练（见图 3-12）。

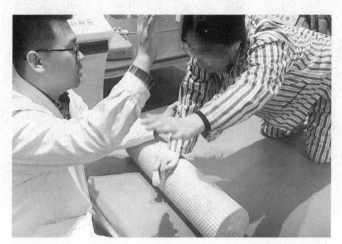

图 3-12　手肘膝跪位平衡训练

适用范围：步行前及坐站转移前的躯干稳定性训练。

训练目的：增强躯干的本体感觉反馈，促进躯干的核心运动控制。

训练方法：根据患者的功能状况，医生可给予患者一定程度的帮助或打破患者的稳定极限来诱发患者的调整能力。

注意事项：可将枕头、滚筒等物品置于患者腹部下方，在患者疲劳或动作失败时支撑身体；练习患侧上肢支撑身体时，要注意对腕关节、肘关节和肩关节的保护，防止外伤；年长患者训练时要注意心肺功能。

5）双膝跪位训练（见图 3-13）或半跪位训练。

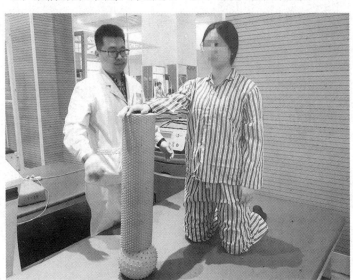

图 3-13　双膝跪位训练

适用范围：躯干与骨盆的控制训练。

训练目的：加大平衡反应的难度，提高平衡反应水平。

训练方法：患者取双膝跪位或半跪位，并保持平衡，由医生和患者进行抛接球训练。或跪于平衡垫上，向各个方向够物，推动的力度和范围，随训练进程逐渐增加。

6）站立位训练。

适用范围：在患者跪位平衡、坐位平衡及耐力改善后，可以开始进行站立位平衡训练。

训练目的：为步行做好准备并最终达到步行的目的。

训练方法：

a. 静态平衡训练：辅助站立训练，患者未能独立完成站立前，先进行辅助站立训练。可借助肋木、平行杠等帮助保持站立平衡，并根据患者平衡改善程度逐步减少辅助量，再逐渐过渡到独自站立平衡训练。

b. 独自站立平衡训练：患者可在姿势镜的帮助下了解自己的姿势，便于进行自我调整及保持正确姿势。

（2）动态平衡训练。

1）各方向活动训练：患者双足保持不动站立，身体交替向前后、左右倾斜，转动并保持平衡。

2）交替负重训练：借助踏板交替使用左右侧下肢支撑体重，每次均保持 5~10 秒，或向不同方向进行够物训练、抛接球训练。

3）平衡测试仪训练：可使用平衡测试仪进行站立位动态平衡训练。

4）步态平衡训练：患者在步行训练过程中增加多重任务，如步行过程中交谈、抛接球、跨越障碍物、侧方行走、倒走等，提高患者的平衡反应能力。

2. 带针康复治疗（见图 3-14、图 3-15）。

治则：通督调神、平衡纠偏。

主穴：选取头部督脉穴位（百会、神庭）。

配穴：双侧枕下旁线、枕后线。

操作：常规针刺百会、神庭，保持留针。选用 1.5 寸毫针刺双侧枕下旁线、枕后线穴线，每穴线 3 针，接力法，与头皮呈 30° 夹角进针，刺入后快速捻转，200~260 转 / 分，并保持留针。留针 1~3 小时，留针期间配合康复训练。每日 1 次，每周 6 次，2~3 周为 1 个疗程。

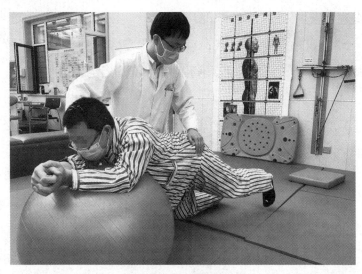

图 3-14　带针康复治疗

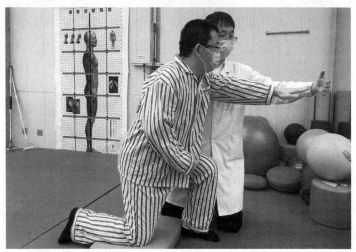

图 3-15　带针康复治疗

五、康复教育

请参照其他章节的康复教育内容。

第六节　脑卒中后言语 – 语言障碍针灸康复治疗

一、临床概述

脑卒中后对口语、文字或手势的应用或理解的各种异常均属于言语 – 语言障碍（包括失语症在内）。脑瘫或幼年疾病引起的语言缺陷、理解障碍及学习困难等都不属于言语 – 语言障碍的范畴。

脑卒中后言语 – 语言障碍一般可分为两种类型，一种是流利型，一种是非流利型。流利型言语 – 语言障碍患者的感知理解能力较差。自发语的流畅度可以很好，但常答非所问，因为不能正确理解说话者表达的意思。非流利型言语 – 语言障碍患者的感知和理解能力一般都有部分保留，只是自发语的生成和自我的表达不流畅、找词困难等。脑卒中后非流利型言语 – 语言障碍是由于神经中枢的损害而导致的大脑思维存在障碍，口语表达障碍、文字表达障碍、理解障碍等，排除视觉、听觉、书写、构音等相关器官的功能障碍。非流利型言语 – 语言障碍常由于脑卒中后遗症引起，在神经解剖学和神经影像学上可显示相应位置的大脑皮层损害，损害的位置不一样往往出现不一样的临床表现。造成言语－语言障碍的病变位置一般位于大脑优势半球的额叶、颞叶及分水岭区等。我国常采用的是改良波士顿失语症诊断分类：外侧裂周围失语综合征（Broca 失语、Wernicke 失语、传导性失语）、经皮质性失语综合征（经皮质运动性失语、经皮质感觉性失语、经皮质混合性失语）、完全性失语、命名性失语、皮质下失语（基底节性失语、丘脑性失语）。

中医对脑卒中后言语－语言障碍有"喑痱""风懿""风喑"等记载。《素问·脉解》说："内夺而厥，则为喑痱，此肾虚也。"《备急千金要方》说："风懿者，奄忽不知人，咽中塞，窒窒然，《巢源》作'噫噫然有声'，舌强不能言，病在脏腑。"《诸病源候论》说："风邪之气，若先中于阴，病发于五脏者，其状奄忽不知人，喉中噫噫然有声，舌强不能言。"《医学纲目》说："风喑者，以风冷之气客于中，滞而不能发，故使口禁不能言也。与前所谓涎塞心肺同候，此以口噤为瘥耳。""喑痱""风懿""风喑"皆以言语－语言障碍为主症。"喑痱"指完全不能言语，"风懿"虽不能言语，但喉中噫噫然有声，二者的临床表现符合现代言语－语言障碍定义；"风喑"相当于运动性失语、命名性失语。

二、病因病机

脑卒中后言语－语言障碍多因肝郁气滞、心脾两虚、气结痰阻、脾肾两虚所致。《张氏医通》说："口噤不能开，肝风乘胃故也。……风邪乘虚入其筋则挛，故令口眼歪斜，牙关急而口噤也。"

中医学认为，脑卒中后言语－语言障碍的发生与很多因素有关。主要病理因素有风、火、痰、瘀，这些因素导致了相关脏腑的异常病变，使其脏腑失调，气机逆乱。此为言语－语言障碍最基本的病因病机。虽然言语－语言障碍的病因病机非常复杂，但都是正气虚衰、邪气内侵导致的。近代中医学家提出了风邪与肝火上冲激脑，从而引发脑卒中的论点，并且总结出"肝火盛，气血逆乱，夹痰上逆，上冲髓海"的最新观点，为脑卒中后言语－语言障碍的病因提供了理论基础。

《素问·灵兰秘典论》说："心者，君主之官，神明出焉。"《灵枢·邪客》中称心为"五脏六腑之大主"。《素问·灵兰秘典论》说："凡此十二官者，不得相失也，故主明则下安，以此养生则寿，殁世不殆，以为天下则大昌；主不明则十二官危，使道闭塞而不通，形乃大伤，以此养生则殃……"脑卒中后言语－语言障碍的基本病机是脏腑功能失调，病位在脑，与心、肝、脾、肾有关，病多虚实兼见。脑卒中后耗伤气血津液，脾失健运，气血生化乏源，心失所养，心脾两虚，舌窍失濡，故可见语言謇涩；脾胃为后天之本，肾为先天之本，脾肾两虚，髓海空虚，脑失所养，故可见舌强不语；肝藏血，肝郁气滞，气血运行不畅，心失所养，脑窍失濡，故可见口噤不开；脾失健运，脾气郁结，脾为生痰之源，气结痰阻，脑窍失濡，故可见语言謇涩。

三、诊断与鉴别诊断

（一）诊断

参照国家中医药管理局脑病急症科研协作组制订的《中风病诊断与疗效评定标准》（1994），符合脑卒中病的诊断标准，同时具有舌强语謇、言语不利等主要表现。

参照中华医学会神经病学分会、中华医学会神经病学分会脑血管病学组《中国脑出血诊治指南》及《中国急性缺血性脑卒中诊治指南》（2014），符合脑出血或脑梗死的诊断标准。

言语 - 语言障碍符合《神经病学》（十二五普通高等教育本科国家级规划教材，第7版，人民卫生出版社）诊断标准。失语症采用《汉语失语症检查法》诊断标准。

脑卒中后言语 - 语言障碍主要表现为失语症和构音障碍。

1. 失语。指在神志清楚，意识正常，发音和构音没有障碍的情况下，大脑皮质语言功能区病变导致的语言交流能力障碍，表现为自发谈话、听理解、复述、命名、阅读和书写6个基本方面能力残缺或缺失，如患者构音正常但表达障碍、肢体运动功能正常但书写障碍、视力正常但阅读障碍、听力正常但语言理解障碍等。

2. 构音障碍。患者具有语言交流所必备的语言形成及接受能力，仅表现为口语的声音形成困难，主要为发音困难、发音不清，或者发声、音调及语速的异常，严重者完全不能发音。

（二）鉴别诊断

1.口僻：主要症状是口眼歪斜，多伴有耳后疼痛。因口眼歪斜有时伴流涎、言语不清，多由正气不足，风邪入中脉络，气血痹阻所致，不同年龄均可罹患。

2.痉病：以四肢抽搐、项背强直，甚至角弓反张为主症。病发亦可伴神昏，但无半身不遂、口舌歪斜、言语不利等症状。

3.痿病：以手足软弱无力、筋脉弛缓不收、肌肉萎缩为主症，以双下肢或四肢为多见，或见有患肢肌肉萎缩，或见筋惕肉眴。起病缓慢，起病时无突然昏倒、不省人事、口舌歪斜、言语不利。

四、治疗

（一）内科基础治疗

1.一般治疗。并发症的预防和治疗，合并感染及发热的处理等。

2.控制危险因素。积极控制高血压，采取有效措施降低血黏度、血脂，治疗肥胖病及糖尿病；改善生活方式，包括停止吸烟、有计划的体育运动、限制饮酒、调整饮食结构（采取低脂、低钠饮食）；减轻精神负担，消除紧张情绪，保证充足睡眠。据报道，言语－语言障碍合并认知障碍患者给予胆碱酯酶抑制剂可改善言语、改善认知功能。

（二）针灸治疗

1.解语利窍针法。

治则：通督调神、利窍解语。

主穴：哑门、风池（双）、廉泉、四神聪、百会、水沟。

辅穴：通里、颊车、地仓。

操作：患者取坐位，哑门，斜刺 1~1.5 寸，以患者有触电感为度；风池，刺入 2~2.5 寸，针刺向喉结方向，捻转得气；廉泉，向舌根方向针刺，捻转强刺激，不留针；四神聪、百会透刺 0.5~0.8 寸；水沟，采用搓法；通里、颊车、地仓常规针刺，采用平补平泻手法。留针 30 分钟。每日 1 次，每周6 次。

2.舌针疗法。取舌前 1/3 部位，选用 0.35mm×40mm（1.5 寸）针灸针，点刺不留针，针刺方向与舌面垂直，进针1 寸。点刺时嘱患者自然伸舌于口外，为防止回缩，术者可左手用消毒纱布轻轻固定舌体，以舌尖少量出血为度，针刺完毕后嘱患者进行吮吸。隔日 1 次。

3.梅花针疗法。梅花针叩刺手少阴心经、足太阴脾经、足厥阴肝经，轻度刺激，以皮肤微红为度。每日 1 次，每周 6 次。

（三）中药治疗

治则：化痰开窍、通络解语。

方药：星蛭解语方加减。

炙南星 9g、水蛭 6g、白附子 9g、檀香 9g、白僵蚕30g、郁金 10g、节菖蒲 10g。

随证加减。

用法：水煎服。1日1剂，6剂为1个疗程。

（四）康复治疗

1.现代康复治疗。

（1）构音障碍的康复治疗。

1）敲打或深压咬肌以激活咬肌。患者持续咬牙时，医生用双手触摸患者的咀嚼肌，接着医生用食指、中指及无名指的指腹敲打咀嚼肌或缓缓深压咬肌，可使松弛的肌肉紧张，提高肌力。患者在咀嚼或者吃东西的时候敲打咬肌效果更好。

2）下颌运动受限治疗。医生将大拇指的指尖放在患者下颌缘上侧，食指弯曲放在患者下颌缘下侧，用力向上提患者的下颌，同时让患者用力向下抵抗。此时，患者的下颌已处于低位，医生将大拇指向下压下颌，患者用力向上抵抗，下颌又处于高位，如此反复交替，促进患者下颌运动。

3）咀嚼法。

a.咀嚼运动：患者想象咀嚼一块很大的口香糖，大幅度地运动下颌和舌头进行咀嚼（张开嘴时上下牙齿之间的距离至少有两指宽），重复数次。

b.咀嚼拟声训练：模拟咀嚼的同时，发出一些简单的音，如"ya、ya、ya""ye、ye、ye"等，这样的声音听起来比较放松、柔和。

c.咀嚼发声训练：逐渐减小咀嚼运动的幅度，发"娃娃"或"呱呱"及与之相关的词组，如"娃娃的手机"等。

发音的时候，可以延长韵母的发音时间。在进行这项训练的时候，其音调应该接近于自然音调。

4）唇部肌张力过低的治疗。

a. 刺激面部法（面部按摩法）：医生将双手拇指稳定在患者下颌，食指、中指和无名指指腹放在患者的面部远端，然后轻缓地按摩紧张的面部肌肉，逐渐向唇移动。

b. 协助指压法：医生拇指指腹平放在患者的口轮匝肌上，稍向下用力按口轮匝肌，维持数秒，然后用拇指顺时针方向按口轮匝肌1周，重复数次。

5）缩唇口部运动治疗。

a. 拉纽扣：医生将系有牙线的纽扣放进患者双唇内侧与牙齿之间的空隙内，患者用双唇将纽扣包住，然后医生轻轻用力向外拉牙线，嘱患者双唇用力把纽扣包住。医生可给予一定辅助。

b. 吹口哨：将嘴唇噘起，缓慢而均匀地吹一口气，尽量让时间延长。

6）舌后缩的治疗。

a. 刺激舌尖法：用按摩刷从舌尖向侧边刷，增加舌肌运动感觉。

b. 舌肌被动训练：医生用舌肌训练器吸住患者舌尖，将舌被动拉向各个方向。

c. 舌尖推物法：医生把压舌板放在舌尖处，让患者用舌尖推开。

（2）言语－语言障碍的康复治疗。

1）言语－语言障碍刺激疗法：言语－语言障碍刺激疗法是多种言语－语言障碍治疗方法的基础，以对损害的语言符号系统应用强的、控制下的听觉刺激为基础，最大限度地促进言语－语言障碍患者的语言再建和恢复。

言语－语言障碍刺激疗法的基本原则：①采用强的听觉刺激。是刺激法的基础，因为听觉模式在语言过程中居于首位，而且听觉模式的障碍在失语症中也很突出。只有听理解改善，其他刺激才能产生反应。②采用恰当的语言刺激。采用的刺激必须能输入大脑。要根据语言障碍的类型和程度，根据患者的兴趣，选用适当的控制下的刺激，在难度上要使患者感到有一些难度，但尚能完成为宜。③利用多途径的语言刺激。如给予听刺激的同时给予视、触、嗅等刺激（实物或仿制品），可以相互促进效果。④反复利用刺激。一次刺激得不到正确反应时，反复刺激可能会提高其反应性。⑤每个刺激均应引出反应。一项刺激应引出一个反应，这是评价刺激是否恰当的唯一方法，它能提供重要的反馈而使医生调整下一步的刺激。⑥正确反应要强化，并不断矫正刺激。当患者对刺激反应正确时，要鼓励和肯定以达到强化的目的；当刺激得不到正确反应时，多是刺激方式不充分，要及时修正刺激。

常用的训练方法：①根据语言模式和失语程度选择训练课（见表3-1）；②根据失语症类型选择训练重点（见表3-2）。

表 3-1　不同语言模式和严重程度的训练课

语言模式	程度	训练课题
听理解	重度	单词（画、文字）匹配，做是或非反应
	中度	听简单句做是或非反应；执行简单口头指令
	轻度	复杂句、短文、长文章，内容更复杂（新闻理解等）
阅读	重度	画和文字匹配（日常物品、简单动作）
	中度	情景画、动作、句子、短篇文章；执行简单的书写命令，读短文回答问题
	轻度	执行较长的书写命令；读长篇文章（故事等）后提问
口语	重度	复述（单音节、单词、系列语、问候语）；称呼（日常用词、动词、读单音节词）
	中度	称呼、读短文、复述短文、动作描述
	轻度	日常生活话题的交谈、事物描述
书写	重度	姓名；听写日常生活物品单词
	中度	听写（单词短文）；书写说明
	轻度	复杂句书写、短文书写、描述性书写、记日记
其他		计算练习、绘画、写信、查字典、写作等，均应按程度进行训练

表 3-2　不同类型言语－语言障碍训练

失语症类型	训练重点
命名性失语	口语命名训练、文字称呼训练
Broca 失语	构音训练、口语表达训练、文字表达训练
Wernicke 失语	听理解训练、复述训练、会话训练

失语症类型	训练重点
传导性失语	听写训练、复述训练
经皮质感觉性失语	听理解训练
经皮质运动性失语	构音训练、文字训练

治疗过程：①听理解训练：采用图片－图片匹配、文字－图片匹配、文字－文字匹配、图片选择等方法，由单词的认知和辨认开始，逐渐增加难度；把一定数量的物品或图片放在患者面前，让患者完成简单的指令；记忆跨度训练等。②口语表达训练：语音训练、命名训练、复述练习、自发口语练习等。③阅读理解及朗读训练：视觉认知训练、听觉认知训练、语词理解训练，朗读单词、句子、短文等。④书写训练：抄写、听写、描写、记日记和写信等。⑤计算能力训练：从患者现有的计算能力开始，逐渐增加难度。

2）实用交流能力的训练：据统计，正常人交谈时只有35%的信息是由语言传递的，其他65%是由非语言（如手势语等）交流方式传递。对大多数言语－语言障碍患者来说，患者的语言功能与非语言功能多数时候同时受损，但非语言功能的损害可能较轻。因此，对言语－语言障碍患者需要同时进行非语言交流的训练，尤其是经过系统地语言治疗，语言功能仍然没有明显改善者，要进行实用交流能力的训练，目的是使言语－语言障碍的患者最大限度地利用其残存的能力（语言的或非语言的），掌握日常生活中最有效的交流方法。

由 Davis 和 Wilcox 创立的 PACE 技术是目前国际上公认的实用交流训练法之一，是在训练中利用接近于实用交流的对话结构，在医生与患者之间双向交互传递信息，使患者尽量调动自己的残存能力，以获得实用化的交流技术。

具体训练方法为：将一叠图片正面向下扣置于桌上，医生与患者交替摸取，不让对方看见自己手中图片的内容。然后双方运用各种表达方式，如手势语、指物、绘画等，将信息传递给对方，接受者通过重复确认、猜测、反复提问等方式进行适当反馈，以达到训练目的。医生可根据患者的具体情况提供适当的示范。

3）非语言交流方式的利用和训练：非语言交流除了具有传递信息的功能外，对言语－语言障碍患者来说也是一种重要的交流方式。作为一种社会交往技能，可以通过训练而得到加强。对重症言语－语言障碍患者可将其作为最主要的交流代偿手段来进行训练。

手势语训练：手势语不单指手的动作，还应包括头及四肢的动作。训练可以从习惯用的手势开始（如用点头、摇头表达是或不是等）治疗，医生示范手势语→患者模仿→与图或物的对应练习→确立手势语。

画图训练：对重度言语－语言障碍但具有一定绘画能力的患者，可以利用画图进行交流。训练中医生应鼓励并用其他的传递手段，如画图加手势等。

交流板或交流手册的训练和利用：适用于口语及书写交

流都很困难，但有一定的文字及图画的认知能力的患者。交流板或交流手册是将日常生活中的活动通过常用的字、图片、照片等表示出来，患者通过指出交流板或交流手册上的字或图片等来表明自己的意图。

电脑交流装置：包括发音器、电脑说话器、环境控制系统等。

2. 特色康复治疗。

（1）带针康复疗法。

治则：通督调神、利窍解语。

主穴：选取头部督脉穴位（百会、神庭）。

配穴：运动性失语＋语言一区（运动区下 2/5）命名性失语＋语言二区感觉性失语＋语言三区。

操作：百会、神庭常规针刺，留针。选用 1.5 寸毫针针刺上述配穴中双侧穴线，每穴线 3 针，接力法，与头皮呈 30°夹角进针，刺入后快速捻转，200～260 转 / 分。留针 1～3 小时，留针期间配合康复训练（见图3-16）。每日 1 次，每周 6 次。

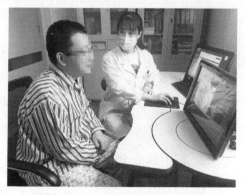

图 3-16　留针期间配合康复训练

（2）手指点穴配合发音锻炼疗法。

由医生实施咽部、颈项部手指点穴，穴位选取风池、哑门、天柱、完骨、廉泉、人迎等穴位，采用一指禅点法、按法为主，根据患者体质及耐受性，选用轻度手法，每穴刺激30次左右，以患者自觉局部酸胀为度，边治疗边嘱患者进行发音锻炼。

五、康复教育

（一）基本护理

基本护理包括体位选择、饮食调理、口腔护理、呼吸道护理、皮肤护理、导管护理、血压的调理与护理、并发症的预防与护理等。

（二）生活起居

由于患者且常伴有焦虑、抑郁及孤独等情绪，所以护理人员应加强患者的安全管理。护理人员平时不但要防止患者烫伤、坠床、跌倒、碰伤等意外伤害，还要预防患者自伤、自杀等情况发生。家属应24小时陪护不离患者身旁，清除患者周围环境中的危险物品，为患者戴好手腕带或填好安全卡片并让患者随身携带，以备走失时利于寻找。

（三）饮食调护

脑卒中患者饮食宜清淡，避免肥厚之品及辛辣刺激食物，保持二便通畅，注意营养调配、饮食有节，勿暴饮暴食。

（四）情志调摄

护理人员主动关心患者，因人而异地通过安慰、解释、劝导、鼓励等措施达到缓解患者特异的个性化心理问题，耐心解答患者问题，建立信任融洽的护患关系，帮助患者重建信心。

第七节 脑卒中后吞咽障碍针灸康复治疗

一、临床概述

脑卒中后吞咽障碍是指由于脑卒中所引起的食物不能下咽，或咽下易呛为主要表现的疾病。脑卒中后吞咽障碍由于脑卒中的多发而患病率很高。脑卒中后吞咽障碍患者经常发生食物及唾液流入气管，进而发生肺内感染，严重者可发生窒息危及生命，有的患者因为不能正常进食，或因剧烈呛咳而不敢进食，因而造成营养不良，病情缠绵难愈，甚至持续恶化。

脑卒中后吞咽障碍具有显著的吞咽功能下降、饮水呛咳等临床不适表现，属于中医学"卒中""喉痹""噎膈""喑痱"等范畴。《素问·脉解》说："内夺而厥，则为喑痱，此肾虚也，少阴不至者，厥也。"《备急千金要方》说："夫风痱者，卒不能语，口噤，手足不遂而强直者是也。"

二、病因病机

西医学认为，脑卒中后患者常由于与吞咽相关的口、咽、喉、食道的神经功能紊乱，导致吞咽启动延迟、吞咽时间延长、喉抬高不良，出现吞咽障碍。中医学认为，心开窍于舌，舌为心之苗，脑为元神之府，舌窍机关为神所主，因此，心之机能失常或痰浊、瘀血等病邪阻滞脑脉、经络均可导致舌窍失灵，出现语言、吞咽等功能障碍。现代中医学家认为，脑卒中的基本病机为瘀血、肝风、痰浊等病理因素蒙蔽脑窍，导致"窍闭神匿，神不导气"，发为脑卒中。脑卒中后吞咽障碍的核心病机在于"窍闭神匿，神不导气，咽窍不利"。

脑卒中后吞咽障碍的病位在脑；病机为本虚标实，肝肾不足、气血虚弱是本，风火相煽、痰瘀阻络则是标。脑卒中后吞咽障碍主要分为假性球麻痹和真性球麻痹两种：假性球麻痹患者之脑髓因反复损伤，导致脑髓空虚，咽喉气机功能因此失约，秽浊之物呛入肺系，随之入肺，肺为娇脏，肺失宣发和肃降，从而出现吞咽困难、饮水呛咳等症状，但大部分患者病情较轻；真性球麻痹患者之局部脑髓功能受损，咽喉之气机功能失用，最终导致饮水出现呛咳、吞咽异常困难等的表现，即可出现张仲景所论述的"舌即难言，口吐涎"，这是邪入于脏的重症表现。真性球麻痹的患者病情相对假性球麻痹患者较重。脑卒中后吞咽障碍的致病因素往往离不开痰、气、风、火、血、虚。

三、诊断与鉴别诊断

（一）诊断标准

参照中华人民共和国中医药行业标准《中医病证诊断疗效标准》（ZY/T001.1-94）符合脑卒中（中风）的诊断标准，同时具有吞咽困难、饮水即呛、构音障碍等主要症状表现。

参照中华医学会神经病学分会编写的《中国脑血管病防治指南》（2010年）标准，符合脑梗死或脑出血的诊断标准；吞咽障碍符合脑卒中后延髓麻痹诊断标准。

（二）鉴别诊断

根据脑卒中后吞咽障碍的临床表现可与其他疾病鉴别：

1. 口腔期。主要表现为开口、闭唇困难，流口水，食物从口中洒落，咀嚼费力，食物向口腔后部推进困难。

2. 咽期。主要表现为吞咽食物逆流入鼻腔，如喉闭合不全，食物进入喉及气管发生吸入，吞咽动作完成后食物停留在咽壁、会厌谷和梨状隐窝，这些停留的食物可流入喉部及气管发生吞咽后吸入，出现呛咳及吸入性肺炎等。

3. 食管期。包括食管平滑肌蠕动障碍、环咽肌和食管下端弛缓不能或关闭不全。主要表现为胃内容物或酸性溶液反流入食管，甚至到达咽部再流入喉或者气管，可引起声音嘶哑或喉痉挛，并且易引起吸入性肺炎，出现严重的肺部并发症。

（三）吞咽功能评估（参见第二章第一节吞咽功能评定）

四、治疗

（一）内科基础治疗

急性期患者应卧床休息，维持生命体征和内环境稳定，防治肺部感染、泌尿系感染、深静脉血栓形成，对症治疗，根据病情变化调节血压、血脂、血糖等危险因素至正常范围，改善脑代谢，控制感染。

（二）针灸治疗

针对脑卒中后吞咽障碍的口腔期、咽期和食管期分别进行针刺治疗，细化诊疗技术，从而达到精准治疗，提高临床疗效。

1. 分期针刺疗法（参见第一章第九节中解语利窍针法）。

2. 师氏梅花针。

操作：梅花针针头消毒后，用少量酒精棉包裹针头，以医者指腹刚刚能够感觉到针尖为度。循经叩刺头部诸经（督脉、足太阳膀胱经、足少阳胆经），重叩督脉。"一虚一实"，灵活弹刺，频率为 70～100 转／分。根据患者年龄、体质、病情及辨证分型，采用轻中度手法，以患者能够耐受为度，叩刺时应避开颅骨缺如处。

治则：疏通经络、调神开窍。

疗程：每日 1 次，1 周为 1 个疗程。

适应证：适用于脑卒中患者，生命体征平稳即可介入治疗。

原理：脑卒中后吞咽障碍的病位在脑，涉及督脉、足太阳膀胱经、足少阳胆经等经脉，故循经叩刺头部诸经，结合中医辨证分型，采用轻中度手法刺激，旨在通督调神、调理经络气血，进而达到开咽利窍的目的。

（三）推拿治疗

口腔期推拿方法：患者取坐位，头中立位。医生戴一次性无菌手套，将拇指放置于患者口腔内侧颊黏膜处，其余四指置于外侧口唇部及周围面颊处，手法以揉法为主，配合拿捏，并着重在地仓、颊车、下关、承浆、颧髎处点穴，加强刺激。面部肌肉推拿10分钟，每穴点揉时间约3分钟，每日治疗1次。

咽期推拿方法：患者取坐位，头中立位。医生戴一次性无菌手套，将拇指、食指拿揉喉结两旁的颈肌，手法以揉法为主；在风池、完骨、翳风、天柱穴位处点穴。颈部肌肉推拿10分钟，每穴点揉时间约3分钟，每日治疗1次。

食管期推拿方法：患者取坐位，头中立位。术者拇指涂抹润肤油或滑石粉等介质，沿天突向中脘方向进行推拿治疗，每次治疗可重复15~20次操作，并于人迎、天突、水突、膻中穴位处予以手指点穴，每穴点揉时间约3分钟，每日治疗1次。

（四）康复治疗

1. 口腔期康复疗法。主要以舌咽肌、舌肌、面颊肌、唇肌功能训练及下颌功能训练等基础训练为主。

（1）味觉刺激。舌的味觉是一种特殊的化学性感觉刺激，通常舌尖对甜味敏感，舌根部对苦味敏感，舌两侧易感受酸味刺激，舌体对咸味与痛觉敏感。将不同味道的食物放置于舌部相应味蕾敏感区域，可以增强外周感觉的传入，从而兴奋吞咽皮质，改善吞咽功能。

（2）气脉冲感觉刺激训练。气脉冲是一种通过气流冲击，刺激口咽腔黏膜，诱发吞咽反射，加快吞咽启动的一种康复治疗方法。气脉冲刺激后，食物的吞咽次数与吞咽欲望明显增加，与振动棒刺激相比更加有效。该方法通过对舌腭弓、舌根部、咽后壁等部位进行气脉冲感觉刺激重新建立咽反射，加快吞咽启动。

（3）改良振动棒深感觉训练。利用改良振动棒深感觉训练可为口腔提供深感觉刺激，通过振动刺激深感觉的传入反射性强化运动传出，改善口腔运动功能。该训练在临床实践中并未出现任何不良反应，配合度高、依从性好的患者也可以在家中训练。

（4）K点刺激法（见图3-17）。K点刺激法由日本治疗师小岛千枝子创立，因小岛千枝的英文翻译名Kojima的第一个字母是"K"故名。临床上，K点刺激法主要应用于上运动神经元损伤的口腔期牙关紧闭或张口困难、吞咽

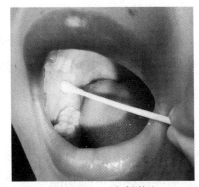

图3-17　K点刺激法

启动延迟的患者。在对脑卒中后吞咽障碍的患者进行治疗时，K点刺激法可帮助患者开口，为颜面训练和口腔护理创造良好条件。

（5）口腔器官运动体操。徒手或借助简单小工具做唇、舌的练习，提高进食咀嚼的能力，进而改善吞咽功能。利用该法可加强唇、舌上下颌的运动控制稳定性及协调性和力量。

（6）舌压抗阻反馈训练。舌压抗阻反馈训练是应用舌压抗阻反馈训练仪改善舌流体静压，提高舌活动能力的一种训练方法。

（7）舌咽肌功能训练。

舌肌训练（见图3-18）：让患者做舌的水平、后缩、侧方运动和舌背抬高运动，并用勺子或压舌板给予阻力，或者用舌尖舔下唇，按压硬腭部等，如果不能做自主运动，可由医

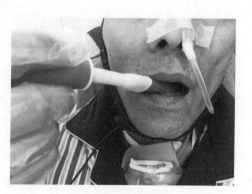

图3-18　舌肌训练

生用舌肌训练器吸住舌进行上下、左右被动运动，当患者的舌有一定运动功能时，医生可指导患者将舌抵向颊后部，医生用手指指其面颊某一部位，患者试着用舌顶推，以增强舌肌力量。

喉上提训练：患者头前伸，使颈下肌伸展两三秒，然后

抵硬腭或进行发辅音"g""ch"的训练，目的是改善喉入口的闭合能力，扩大咽部的空间，增加食管上括约肌的被动牵张力。

面颊、唇等咽肌的功能训练：练习吹气、缩唇、微笑等动作来促进唇的运动，加强唇的力量。可用指尖或冰块叩击唇周，进行短暂的肌肉牵拉和抗阻运动、按摩等。另外，吸吮训练也可以训练面颊肌。

2.咽期康复疗法。包括门德尔森法、冷酸刺激训练法、直接摄食训练法、Masake吞咽训练法、Shaker训练法和电子生物反馈法。

（1）门德尔森法。可以增加喉部上抬的幅度与时长，并可以提升舌肌和喉肌，增加环咽肌开放的时长与宽度，使食管上端开放，改善吞咽的协调性。操作方法：对于喉部可以上抬的患者，在做吞咽动作并感觉有喉向上提时，设法保持喉上抬位置数秒，或吞咽时让患者以舌部顶住硬腭、屏住呼吸，以此位置保持数秒，同时让患者食指置于甲状软骨上方，中指置于环状软骨上，感受喉结上抬。对于喉上抬无力的患者，医生可用手上推患者喉部来促进患者吞咽。只要患者喉部开始抬高，医生即用拇指和食指置于环状软骨下方，轻捏喉部并上推喉部，然后固定。

（2）冷酸刺激训练法（见图3-19）。主要是利用冰冻柠檬棒刺激咽喉的反射区，着重刺激3个反射区（舌根部、软腭、上咽与中咽缩肌）以期达到强化口腔肌肉功能与咽喉反

射，改善吞咽功能的目的。此法
适用于口腔感觉较差患者。吞咽
前，对腭舌弓给予温度触觉刺激；
进食前，以冷水进行口腔内清洁；
进食时，用冷热食物交替进食。

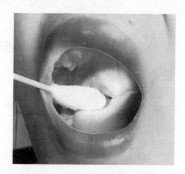

（3）直接摄食训练法。

1）食物的选择与准备：根据

图3-19　冷酸刺激训练法

患者吞咽障碍的程度选择食物的形态，原则上为先易后难。
进食顺序为糜状食物、糊状食物、固体食物。此外，还要兼
顾食物的色、香、味、热量、温度及患者的饮食习惯等。可
应用食物增稠剂对食物的密度和黏稠度进行调节，将食物调
制至最适合患者吞咽的黏稠度。应确定患者每次进食的一口
量及进食速度，每次喂食量应从少量（1~4ml）开始，逐步
增加，并指导患者以较慢的速度进行摄食、咀嚼和吞咽。一
般每餐进食的时间控制在45分钟以内为宜。

2）进食时采取的体位：患者取仰卧位时，躯干呈
30°~45°，头前屈，偏健侧卧位；患者取坐位时，应坐直，
身体稍向前倾10°~15°，颈部稍向前弯曲。

3）进食方法：患者进食的一次量约4ml，进食时应把食
物置于口腔最能感受的位置。原则上应将食物置于健侧舌后
或健侧颊部，这样有助于食物的吞咽。食物进入口中后，要
鼓励患者集中精力，把食物吞咽下去。如果吞咽成功或食物
从口中流出，可重复上述步骤。出现呛咳，气道保持尚好者，

可再次尝试。

4）饮水的方法：卧床的患者，头应处于水平位，防止头后仰，每次用勺喂进 2ml 水；取坐位的患者，应防止头后仰，水要满杯，靠近患者下唇，鼓励患者饮水。患者如不能小口饮水，可将少量水沿下齿前部倒入口腔。

5）非经口摄食（NPO）的补偿措施：对于未经吞咽功能筛查或筛查有/可疑吞咽障碍的患者应该停止一切经口摄食。需要短期非经口摄食的患者可以采用鼻饲作为补偿措施，由于置入鼻饲管并不能完全避免肺部感染，鼻饲管会干扰咽喉部的感觉运动功能，不利于吞咽障碍的恢复。鼻饲只能作为短期补偿措施。另一种补偿措施是胃造口术。对于长期需要非经口摄食的患者和虽然能经口摄食但不能保证营养和液体摄入的患者，以及置入鼻饲管容易干扰吞咽功能训练的患者，最好采用胃造口术作为补偿措施。

（4）Masake 吞咽训练法，又称为舌制动吞咽法。吞咽时，通过对舌的制动，使咽后壁向前运动，与舌根部相贴近，增加对食团的压力，加快食团推进。

（5）Shaker 训练法。Shaker 训练法即头抬升训练（HLE），也称等长、等张吞咽训练法。让患者仰卧于床上，尽量抬高头，但肩不能离开床面，眼睛看自己的足趾，重复数次。抬头看自己的脚趾 30 次以上，肩部离开床面累计不应超过 3 次。注意事项：颈椎病、颈部运动受限（如一些头、颈部癌症的患者）、有认知功能障碍和配合能力差的患者应慎用。

（6）电子生物反馈法（见图 3-20）。这是一种促进咽肌收缩的方法，在颏下放置表面电极，激活舌骨上肌群的活动，促进吞咽功能的重建。

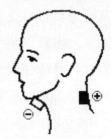

图 3-20　电子生物反馈法

3.食管期康复疗法。食管期康复疗法主要采用球囊扩张术。球囊扩张术采用普通导管球囊，通过注水方式获得不同大小的扩张球囊，用机械扩张的方式缓解环咽肌失迟缓引起的吞咽障碍。该术可以改善患者的吞咽动作协调性，重新建立吞咽反射神经通路，在治疗吞咽动作不协调、吞咽反射延迟和吞咽启动困难方面有良好的疗效。

（五）特色康复技术

1.带针康复疗法。

治则：通督调神、开窍利咽。

主穴：选取头部督脉穴位。

配穴：顶颞前斜线（下 2/5 段）、顶颞后斜线、颞前线。

操作方法：头部督脉穴位以丛刺为主。头部穴位区常规消毒后，选 28 号 1 寸毫针，自神庭开始至风府，每 1 寸处平刺 1 针，快速平刺进针，针尖沿皮刺入达帽状腱膜下后，小幅度快速顺时针捻转手法，频率一般在 200 转 / 分左右，行针约 1 分钟，顶颞前斜线、顶颞后斜线、颞前线均用 28 号 1 寸针沿其走向每隔 1 寸处快速平刺 1 针，刺入达帽状腱膜下后，施以小幅度快速顺时针捻转手法。在留针同时进行吞咽障碍康复训练（见图 3-21），康复训练完毕后取针，具体留针时间依据患者训练时间而定，约 1~2 小时。

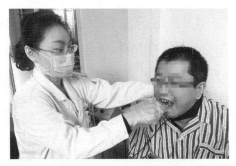

图 3-21 带针进行吞咽障碍康复训练

2. 手指点穴配合吞咽训练。明确吞咽障碍患者分期后，由医生实施咽部、颈项部点穴及手法推拿，与推拿疗法选穴一致。口腔期穴位选取地仓、颊车、下关、承浆、颧髎；咽期穴位选取风池、完骨、翳风、天柱；食管期穴位选取人迎、天突、水突、膻中。以上穴位均采用一指禅点法、按法、揉法为主，根据患者体质及耐受性，选用轻中度手法，每穴刺激 3 分，以穴位局部微微发红为度，对咽部肌肉及双侧胸锁乳突肌实施抹法、推法、拿法，刺激强度以患者能够耐受为度，边治疗边嘱患者进行吞咽训练。

疗程：每日 1 次，2 周为 1 个疗程。

适应证：脑卒中后吞咽障碍患者，生命体征平稳，可配合治疗者。

头针疗法是用针刺头部某些特定区域以防治疾病的一种方法。脑卒中之病位在脑，以中医皮层理论为基础，以国际标准化头针的定位及分区为主要取穴依据。顶颞前斜线即运动区下 2/5 段，主要治疗对侧面瘫、流涎、发音构音障碍等；顶颞后斜线即感觉区下 2/5 段，主要治疗头面部感觉障碍，包括咽部感觉障碍；颞前线则主要治疗面瘫、口腔疾患。针刺头部经络及穴位旨在通过刺激调节吞咽中枢，而现代康复之吞咽训练则是通过调节局部吞咽功能建立新的反射弧，二者相结合，将调节中枢与反射弧相结合，一头一尾建立新的神经传导通路，达到改善吞咽障碍的功能。

五、康复教育

IRB针灸康复治疗体系治疗脑卒中后吞咽障碍，根据其临床表现及特点选取不同的针刺穴位、不同的康复技术及不同的推拿手法进行系统治疗，并提出带针康复及手指点穴特色疗法，打破传统临床治疗脑卒中后吞咽障碍的常规方法，提出脑卒中后吞咽障碍分期治疗的新思路，明确其优势，体现现代医学的"精准康复"新概念。

医护人员应详细了解患者病情、症状，对患者吞咽的程度进行正确评估并依此制定心理护理、口腔护理、摄食护理等。

（一）心理护理

脑卒中后吞咽障碍患者易产生急躁和恐惧心理，悲观失望情绪十分严重，因此除了进行脑卒中的一般护理之外，还要注意此类患者的特点而进行针对性的护理。护理人员要以高度负责的精神予以关心体贴，帮助患者稳定情绪，设法调动患者的主观能动性，使患者坚持锻炼且持之以恒。应调整患者的心理状态，消除患者悲观、焦虑不安情绪，树立疾病一定能治好的信念，与患者建立良好的护患关系，对患者微小的进步给予肯定表扬，增强患者恢复健康的信心。

（二）口腔护理

脑卒中后吞咽障碍的患者应加强口腔护理。患者每日三餐后应清洁口腔，可刷牙或用湿棉签清理并按摩齿龈，避免口腔黏膜受损。护理人员应做好鼻饲护理，患者鼻饲2小时床头应抬高30°~40°，同时还要避免过量喂食。吞咽困难的患者对食物的要求比较高，可根据不同时期提供不同的食物，以减少误吸的危险性。同时应保证患者足够的睡眠和休息以减少机体消耗，增加抵抗力。

（三）摄食护理

1. 体位：患者进餐时，应营造一个轻松、愉快、无拘无束、整洁的就餐环境。患者进餐前，至少应有30分钟休息，取舒适的体位，最好上身处于直立位。

2. 食物选择：在医生的指导下，患者选择有黏性、不易松散、易于咀嚼、通过咽部及食道容易变形、不易在黏膜上残留的食物，还要兼顾食物的色、香、味及温度。

香、甜、咸的食物能促进唾液分泌从而刺激吞咽反射。流质食物中，果汁比水好。不能耐受流质食物的可调成糊状，大多数患者易接受半固体食物。但我们观察发现，进食过干的食物和易产生黏液的食物，如奶制品、糖浆、香蕉等，不利于吞咽；切碎的食物较浓汤类对吞咽功能有较好的刺激作用。另外，吞咽困难的患者对食物的温度也过于敏感，因此，备好的食物要放于温度适宜的房间并注意保温。

3.一口量：最适于吞咽的每次摄入的一口量正常人约20ml。一口量过多，会从口中漏出或引起咽部残留导致误吸，过少则会因刺激轻度不够，难以诱发吞咽动作。

4.进食速度：以较常人缓慢的进食速度进行摄食、咀嚼和吞咽，每日进食时间控制在 45 分钟以内。

5.食物位置：观察口中食物是否保持在恰当的位置，汁液和增多的唾液是如何处理的。食物被咀嚼后，注意力将由咀嚼转向吞咽。在患者操纵食团于吞咽位置时，某些咀嚼动作仍在继续。某些情况下，在注意力主动转移之前，吞咽会自动发生，直到咀嚼和吞咽完成后（触摸到喉上抬动作），才能再给少量食物。如果患者能够咀嚼一定质地的食物，并将食物由门牙传送到磨牙，那么就可以逐渐增加需要的食物，强调无力肌群的参与。

第八节　脑卒中后抑郁针灸康复治疗

一、临床概述

脑卒中后情感障碍最主要的表现是脑卒中后抑郁。脑卒中后抑郁是发生在脑卒中后的一种包括多种精神症状和躯体症状的复杂的情感障碍性疾病，主要表现为持久的情绪低落、思维迟缓和思维内容障碍及意志活动减少，并可引起一系列胃肠道、心血管、呼吸等多系统的临床不适症状，甚至部分患者还可出现厌世和自杀等行为，影响患者的康复。

我国的一项前瞻性研究发现，脑卒中后抑郁患病率在脑卒中后 1 个月为 39%、3~6 个月为 53%、1 年为 24%。研究认为，脑卒中后抑郁增加死亡率，影响患者康复效果和机体功能恢复，影响社会功能恢复及患者生活质量，影响患者认知功能，延长患者平均住院时间,增加患者脑卒中复发风险。

中医学并无"抑郁"之名，从临床表现看，脑卒中后抑郁应属于情志病，归为"郁证""癫狂"等范畴。

二、病因病机

《素问·举痛论》说："思则心有所存，神有所归，正气留而不行，故气结矣。"《灵枢·本神》说："愁忧者，气闭塞而不行。"说明情志可以致郁。《素问·灵兰秘典论》说："心者君主之官，神明出焉。"《灵枢·本神》说："是故怵惕思虑者则伤神，神伤则恐惧。"说明脏腑与情志之间关系密切。

脑统帅五脏之神，五脏不调可导致七情失调。脑卒中后情志障碍的基本病机是五脏功能失调，病变在脑，与肝、心、脾、肾有关，尤以肝脏功能失调为主。病多虚实兼见，发病关键有二：其一，风、火、痰、瘀蕴结于内，不得宣泄，上犯清窍，神明失用，因实致郁；其二，气虚及阴血不足，心神失养，神不守舍，因虚致郁。

三、诊断与鉴别诊断

（一）诊断

1. 关于脑卒中后抑郁的筛查对象。《加拿大脑卒中医疗最佳实践建议》推荐，所有脑卒中患者都应被视为抑郁的高风险人群，应该用经过信效度检验的工具进行筛查。美国心脏病协会、美国卒中协会联合发表的《成人脑卒中后康复管理临床实践指南》指出，因患病率高，脑卒中的所有患者都应进行情绪障碍的筛查。

2. 脑卒中后抑郁高危因素。包括高龄、女性、社会及家庭支持少、左侧额叶和基底节病变（接近额极）、神经功能缺损严重以及既往有抑郁史等。

3. 关于筛查时间点。世界各国目前还没有明确推荐，罗本燕教授认为，可参考发病高峰：脑卒中后1个月内是抑郁的发病高峰期；脑卒中后3~4个月是抑郁的患病高峰期；脑卒中后1年时抑郁的患病率下降，但脑卒中后1~3年抑郁患病率仍然很高。《加拿大脑卒中医疗最佳实践建议》推荐，应在所有的治疗转变点或任何发现抑郁临床指征的时候进行抑郁的筛查。

4. 脑卒中后抑郁评定工具。主要有汉密顿抑郁量表（HDRS）、贝克抑郁自评量表（BDI）、Zung抑郁自评量表（SDS）和美国流行病学研究中心抑郁量表（CES-D）等。

5. 脑卒中后抑郁的诊断标准。脑卒中病史及脑卒中后相应的神经功能缺损；抑郁临床表现，且抑郁出现和脑卒中的发生有明显的关系，通常在脑卒中后数天就可以出现；抑郁症状是非短暂性，通常持续 2 周以上；抑郁影响患者的社会功能及积极参与神经功能恢复；除外其他原因导致的抑郁，如兴奋药物过量、催眠镇静类药物或抗焦虑药物戒断反应。

（二）鉴别诊断

1. 脑卒中后淡漠。脑卒中后淡漠和脑卒中后抑郁虽有很多相似之处，两者常常难以鉴别，但可从以下几方面进行区分：从精神症状学方面来看，脑卒中后淡漠与脱抑制状态、低认知评分、认知功能快速下降及异常运动行为相关，而脑卒中后抑郁与焦点激动、易激惹等情绪相关；从情感的性质来看，脑卒中后淡漠患者呈现出一种漠不关心的状态，缺乏真正的内心体验，其心境为中性，一般不会有自杀的念头，而脑卒中后抑郁患者呈明显的负性心境，属于负性情绪增强引起情绪上的悲痛，因而表现为心情沉重、郁郁寡欢、流泪、悲伤、焦虑、失眠、厌食、无用感、无助感及自杀观念等；从面容表情来看，脑卒中后淡漠患者一般面目表情常平淡，目光空洞，缺乏眼神交流，而脑卒中后抑郁患者常有典型的愁苦伤心的面容，目光可以含有感情；从病程来看，脑卒中后淡漠患者的病程多数为发作进展或持续进展，缓解期常有残留精神症状或人格的缺损，病程迁延，预后较差，而脑卒中后抑郁患者的情绪低落是间歇发作性病程，间歇期基本正常。

2. 脑卒中后焦虑（PSA）。脑卒中后患者的焦虑症状出现频率是抑郁症状的 2 倍，约 8% 的脑卒中患者同时存在焦虑和抑郁症状，脑卒中后抑郁患者约有 1/3 可出现焦虑症状。有研究表明，脑卒中后抑郁在急性期的患病率在 10%～50%，随着病程的延长，患病率逐渐下降，提示脑卒中后抑郁在急性期更常见。而脑卒中后焦虑在急性期的患病率高还是在慢性期的患病率高，文献报道并不一致，但与脑卒中后抑郁相比，脑卒中后焦虑被认为是脑卒中后的长期慢性结果。有研究显示，脑卒中后焦虑在脑卒中后 1 个月内患病率达到 20%，5 个月达到 23%，6 个月以上达到 24%。这表明，脑卒中后焦虑随着病程延长，患病率逐渐上升，因此脑卒中后焦虑与脑卒中后抑郁不同，在脑卒中的慢性期更常见。另外，还有研究认为，脑卒中后抑郁发病不仅与脑卒中前是否患有抑郁有关，更可能受到脑卒中这一负性事件本身的影响，而脑卒中后焦虑发病与病前焦虑关系密切，脑卒中这一事件对脑卒中后焦虑患者的影响比脑卒中后抑郁小。

　　脑卒中后抑郁主要表现为，脑卒中后突出的持续抑郁情绪，或者兴趣明显减少，乐趣减退，可伴有心慌、紧张、担心等躯体性焦虑或精神性焦虑，但是抑郁心境是脑卒中后抑郁的核心症状。脑卒中后焦虑在脑卒中后表现为发作性恐惧、紧张、胸闷、气短或持续性担心、紧张、易激惹、坐立不安等焦虑症状，可存在轻度抑郁，但并不是患者的主要临床表现。目前大多数研究都把脑卒中后抑郁与脑卒中后焦虑分开来研究，实际二者共病很常见。Ayerbe 发现 57%～73% 的脑卒中后焦虑患者同时合并抑郁症状。Schottke 等认为，脑卒中后抑郁与脑卒中后广泛性焦虑障碍共病最常见，与广场恐惧症、社交恐惧症、广泛性焦虑共病也多见。

3.脑卒中后精神障碍。脑卒中急性期、恢复期及后遗症期可发生多种精神症状，急性期以并发抑郁最为常见，其他包括幻觉、妄想、异常兴奋的精神障碍，影响患者的康复和生活质量。脑卒中伴发精神障碍的患病率为0.50%，60岁以上老年人中患病率为3.24%，脑卒中后精神障碍的患病率约占脑卒中患者的1/3。

脑卒中后精神障碍一般进展缓慢，病程波动，可因脑卒中而急性加剧，也可因侧支循环代偿而好转，其临床表现多样，最终常发展为痴呆。脑卒中后精神障碍的早期症状如下：

（1）意识障碍综合征：最常见的意识障碍是朦胧状态及谵妄状态，主要特征为波动性、游移性、发作性及昼轻夕重。朦胧状态以意识范围缩小为特点，伴有大量错觉，使患者恐惧万分；谵妄状态时患者的定向力和自知力丧失，严重者昏迷。

（2）幻觉妄想：早期可出现幻听或幻视，多发生在入睡时或刚醒时。被害妄想和贫穷妄想最常见，但很少有系统性和逻辑性。

四、治疗

（一）内科基础治疗

如何为脑卒中后抑郁患者选择合适的治疗方案，在最大程度上缓解患者疾病痛苦，减轻患者经济负担是我们所要解决的迫在眉睫的问题。经多个临床研究证实，西药联合中医辨证论治综合治疗难治性脑卒中后抑郁能明显改善抑郁症状，缩短治疗疗程，减少西药副反应，提高依从性，改善患者生活质量，明显提高整体疗效。

（二）针灸治疗

1. 通督解郁针法。

治则：通督调神、解郁安神。

主穴：百会、神庭、内关。

辅穴：通里、三阴交、太冲。

操作方法：患者取平卧位，百会、神庭均用 1 寸针平刺，以 200 转 / 分速度快速捻转 30 秒，以局部自觉胀、痛为度；内关用 2 寸针直刺入 1 寸，采用补法，顺时针捻转，以患者自觉双手酸、麻为度；通里用 1.5 寸针直刺入 0.5 寸，采用平补平泻，以患者自觉局部酸麻为度；三阴交用 2 寸针直刺入 1.2 寸，采用补法，顺时针捻转，以针感传至双足，患者觉双足酸麻为度；太冲用 2 寸针直刺入 1 寸，采用泻法，逆时针捻转，以患者自觉局部酸麻为度。每日 1 次，每周 6 次。

2. 磁圆梅针或梅花针疗法（见图 3-22）。患者俯卧位，磁圆梅针圆头循经叩刺督脉（自命门叩至神庭）、双侧夹脊穴（颈夹脊及华佗夹脊穴），自上而下，叩刺强度以患者能

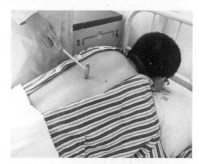

图 3-22　磁圆梅针或梅花针疗法

够耐受为宜,叩至局部皮肤微红为宜。每次 20 分钟,每日 1 次。

（三）中药治疗

治则:疏肝解郁、活血通络。

方药:解郁活血方。

柴胡 15g、茯神 10g、远志 10g、酸枣仁 20g、香附 5g、淡竹叶 6g、节菖蒲 15g、合欢花 10g。

随证加减。

用法:水煎服。1 日 1 剂,6 剂为 1 个疗程。

（四）康复治疗

1. 摆脱注意疗法。大多数抑郁和焦虑患者感到他们是人们注意的中心,他们的一言一行都受到他人的评头论足。有些患者认为,自己的服装式样稍有改变,就会引起周围每一个人的注意和非难。治疗计划要求患者衣着不像以往那样整洁,然后沿街散步、跑步,记录发生不良反应的次数,结果患者发现几乎很少有人会注意自己的言行,这样就会使患者逐渐摆脱自己是"注意中心"的概念。

2. 观察苦闷或焦虑水平疗法。许多慢性焦虑患者往往认为,自己的焦虑会一成不变地存在下去。但实际上,焦虑的发生是波动的。患者一旦认识到焦虑有一个开始、高峰和消退过程,就能够比较容易地控制焦虑情绪。因此,要鼓励患者对自己的焦虑水平进行自我监测,促使患者认识焦虑波动的特点,增强抵抗焦虑的信心,是认知治疗的一项常用手段。

3. 移情易性疗法。这是通过分散患者的注意力,或通过精神转移，改变患者内心虑恋的指向性，改变心志，以治疗由情志因素所引起疾病的一种心理疗法。唐·李延寿在《北史·崔光传》中说："取乐琴书，颐养神性。"吴师机在《理瀹骈文》中说："七情之病者，看书解闷，听曲消愁，有胜于服药者矣。"《灵枢·杂病》曾有这样的记载："哕，以草刺鼻，嚏嚏而已，无息而疾迎引之，立已；大惊之，亦可已。"上述说的就是除"以草刺鼻"等方法外，可以用"大惊"的方法来治疗一般的呃逆不止，这就是一种转移注意力的心理治疗方法。又如，张子和在治疗悲伤过度的患者时，或找来一些人在一旁跳舞，或找来一些人吹笛弹琴，或找来一些人歌唱，或者喜欢下棋的患者找人与他下棋，或者喜欢音乐的患者找人与他一起弹奏，由于转移了患者的注意力，所以收到了很好的治疗效果。

五、康复教育

（一）因人施护

医护人员应以诚恳热情的态度主动为患者分忧，认真听患者诉说，从而取得患者信任，然后采取因人施护的调护方法，根据辨证的结果通过说理、解释、移情、顺情、宣泄、暗示等方法对患者给予循循善诱，关心体贴，有的放矢。

（二）康复教育指导

医护人员应向患者及其家属介绍有关脑卒中的知识及康复治疗的作用和意义，让患者及其家属充分认识到情志对疾病康复的影响。针对病情及患者的情志状态，帮助患者正确对待自己的疾病，消除对疾病的疑虑和恐惧，重塑战胜疾病的信心，积极配合治疗与康复。

（三）提供良好的康复治疗环境

医护人员应主动向患者介绍医院规章制度和同病室病友，提供病室适宜的温、湿度，同时把噪音降到最低，使患者感觉舒适、温暖、亲切，无陌生感和孤独恐惧感。

（四）树立典型

医护人员要向患者介绍治好这类疾病的典型事例，向患者讲解合作的必要性和不合作的不良后果。

（五）心理疏导

医护人员要鼓励患者详细说明其内心感受，耐心倾听患者的诉说并表示理解；做好患者家属及病友的工作，多与患者聊天，关心、体贴、安慰患者；从患者的面部表情、体态、眼神及手势等表现中了解患者的需求及心理。

（六）移情易性

医护人员要鼓励患者参加娱乐活动，转移患者注意力，用良好的情绪替代不良情绪，起到调神去疾的作用，从而加速疾病的康复。

（七）五音疗法

根据五音对应五脏的属性，可选择角调、徵调音乐帮助患者排除抑郁情绪，用鲜明、舒畅的角调式音乐来治疗思虑过度而致的神情低落、沉闷的疾病；用热烈、明快、欢乐的徵调音乐来治疗因为悲哀过度导致的精神萎靡不振、时时哀叹哭泣的疾病。

第九节 脑卒中后睡眠障碍针灸康复治疗

一、临床概述

脑卒中后睡眠障碍主要包括睡眠结构紊乱、睡眠持续时间异常及阻塞性睡眠呼吸暂停综合征（OSAS）。脑卒中后睡眠障碍可表现为失眠、过度睡眠、频繁觉醒等不同形式，这些不仅影响患者的生活质量及神经功能康复，而且还可能会增加脑血管病的复发风险。中医认为，脑卒中后睡眠障碍的病因病机为脑卒中后引起机体阴阳失调，阳不入阴，心神失养，从而导致睡眠障碍。国外报道，脑卒中后并发失眠者达56.79%；国内报道，脑卒中后并发失眠者达57.9%。有调查显示，95%的脑血管病患者均伴有不同程度的睡眠失调。

二、病因病机

（一）西医发病机制

1.睡眠障碍与脑卒中病位。有资料显示，脑卒中病位在大脑皮质下的患者发生睡眠障碍的可能性明显高于脑卒中病位在小脑和皮质的患者；复发脑卒中患者脑卒中后睡眠障碍的患病率高于初发脑卒中者；左侧半球脑卒中后并发睡眠障碍的可能性高于右侧半球；脑卒中病位在前半球的患者脑卒中后睡眠障碍的患病率明显高于后半球脑卒中后患者；脑卒中病位在皮层下患者脑卒中后的睡眠障碍患病率明显高于皮层脑卒中患者。脑卒中后神经功能缺损的程度与睡眠障碍的发生率成正比。

2. 脑卒中后睡眠障碍的病理生理。脑卒中后，可因脑组织局部损害、缺血、缺氧等原因而直接导致失眠。此外，与觉醒有关的神经递质如多巴胺、去甲肾上腺素和乙酰胆碱等合成减少，氨基酸等毒性物质大量释放并作用于网状结构，免疫因子、神经激素、肽类物质及 5- 羟色胺、褪黑素等与睡眠觉醒体液调节相关的物质，均可影响睡眠 – 觉醒系统。

3. 精神心理因素对脑卒中后睡眠障碍的影响。脑卒中患者在经历疾病，面对肢体的瘫痪、言语不利等疾病的后遗症状时，常会产生焦虑、恐惧、愤怒及抱怨等不同的心理变化，患者的情绪常表现得起伏非常大，易激动或情绪低落，因而大大地增加了失眠的发生率并且易导致较严重的睡眠障碍。此时亟须家庭和社会对患者的关爱与经济支持，否则会进一步加重患者的负面情绪，导致更严重的睡眠障碍。

4. 其他因素对脑卒中后睡眠障碍的影响。脑卒中后睡眠障碍还与机体的整体功能状态相关，如患糖尿病、冠心病、高脂血症或肝肾功能障碍的脑卒中后患者，睡眠障碍的发生率较无患糖尿病、冠心病等基础病的患者相对较高，症状也会相对较严重。这应该与有以上疾病的患者较普通患者血液黏稠度高、血管硬化程度严重、睡眠时脑血流速度缓慢及脑血流量减少等因素有一定相关性。此外，由于疾病导致患者夜间产生的各种不适和疼痛等，以及环境因素和治疗因素，也是脑卒中后睡眠障碍的影响因素。如陌生的环境、药物（如利尿药和镇静药等）的使用、卧床时间长等，均会导致睡眠障碍的发生。

（二）中医病因病机

脑卒中会引起脏腑阴阳失调导致睡眠障碍，临床主要表现为睡眠时间的减少或睡眠深度的不足，症状轻者可能仅表现为入睡困难，或寐而不酣，或夜寐时常易醒，或醒后不能再入睡；重则彻夜不寐。其病位主要在心，并且涉及肝、胆、脾、胃、肾等多个脏腑，无论虚实均可致病。脑卒中后睡眠障碍的病机主要是阴阳失衡，或阳衰阴盛，虚阳外浮，阳不入阴，或阴虚阳盛，阴不敛阳，而致阴阳失交，心神不安，脏腑功能失和。

三、诊断与鉴别诊断

（一）诊断

脑卒中后睡眠障碍可表现为失眠、日间过度睡眠、入睡困难、频繁觉醒等不同形式：

1. 失眠：患者睡眠数量、质量不足，每周 3 次以上，至少持续 1 个月。患者感到精力未得到恢复，影响日间正常生活和工作。

2. 日间过度睡眠：患者夜间清醒，白天嗜睡，出现不同程度和不可抗拒的睡眠。白天睡眠超过 6 小时。

3. 入睡困难：患者卧床后不能很快入睡，入睡时间长达 30～60 分钟，而一旦入睡即可获得较深的睡眠。

4. 频繁觉醒：患者虽有充分的睡眠时间，但中途觉醒次数增多，一夜睡眠中觉醒达 3 次以上，呈片段性睡眠。

（二）鉴别诊断

脑卒中后睡眠障碍易与其他疾病相鉴别，但须区分虚实，虚证多属阴血不足，心失所养，临床特点为体质瘦弱、面色无华、心悸健忘；实证为邪热扰心，临床特点为心烦易怒、便秘溲赤。脑卒中后睡眠障碍的病位主要在心。由于心神的失养或不安，神不守舍而不寐，且与肝、胆、脾、胃、肾相关。如急躁易怒，多为肝火内扰；脘闷苔腻，多为胃腑宿食；心烦心悸，多为心肾不交；面色少华，多为脾虚不运；触事易惊，多为心胆气虚。

四、治疗

（一）内科基础治疗

西医学治疗脑卒中后睡眠障碍的药物常用的有 3 类：传统镇静催眠药物、非苯二氮䓬类药物及其他有催眠作用的药物。

传统镇静催眠药物包括巴比妥类、苯二氮卓类及水合氯醛、格鲁米特等其他类型的镇静催眠药。随着更好的镇静催眠药物出现及其本身有成瘾性、呼吸抑制、戒断症状明显等严重不良反应，巴比妥类在20世纪60年代开始，如苯巴比妥，作为催眠药的使用就逐渐减少了。苯二氮卓类药物的短效药物有咪达唑仑，中效药物有艾司唑仑和阿普唑仑等，长效药物有地西泮和氯硝西泮等。苯二氮卓类药物较之前的镇静药物更易吸收，成瘾性较小，对呼吸抑制作用较弱，安全范围比巴比妥类大，所以此类药物是目前用于治疗睡眠障碍使用最广泛的药物。然而因苯二氮卓类药物非选择性拮抗GABA-BZDA复合受体，故此类药物在大剂量或长时间服用时常易出现白天嗜睡、注意力不集中和头晕之类的白天残留作用。

非苯二氮卓类药物作为新型催眠药物，是近年来治疗睡眠障碍的主要药物，其作用机制是选择性拮抗GABA-BZDA复合受体，因此非苯二氮卓类药物不会影响正常的睡眠结构，甚至可以改善入睡难、易醒、早醒等症状。非苯二氮卓类药物的代表药物有唑吡坦、佐匹克隆等。美国《精神障碍诊断和统计学手册》（第4版）提出，此类药物在常规治疗剂量内使用时，停药后极少有反弹性加重失眠和戒断综合征，不良反应极少。

其他有催眠作用的药物，如氟西汀、福罗西汀等抗抑郁药物，氯丙嗪、氯氮平等抗精神病药物，以及苯海拉明、异丙嗪等抗组胺药物，都具有镇静安眠作用。

（二）针灸治疗

1. 宁心安眠针法。

治则：宁心安神、交通心肾。

主穴：百会、四神聪、少冲、神门。

辅穴：阴郄、通里、太溪、三阴交。

操作：百会，从后向前刺；四神聪，向百会透刺，采用平补平泻手法；少冲，三棱针点刺出血；神门、阴郄、通里，采用捻转泻法；太溪、三阴交，采用提插补法。以上手法体质虚者施术1分钟，体质壮者施术5分钟，每日1次。

2. 新九针疗法。

治则：安神定志，兼疏肝清热、和中化痰、补益心脾、滋阴降火、益心壮胆。

针具：毫针、磁圆针、梅花针、细火针、多头火针。

取穴：百会、四神聪、内关、神门、三阴交、照海、脐周穴、申脉。皮部取头部诸经及背部督脉。

加减：肝火加风池、行间；痰热加中脘、丰隆；心肾不交加太溪、太冲、心俞、肾俞；心脾两虚加心俞、脾俞、足三里、中脘；心胆虚怯加心俞、胆俞、脾俞、足三里、风池。

操作：

（1）梅花针、磁圆针：两种针具任选一种，在上述皮部、经穴，中度手法叩刺，隔日1次。

方法：用梅花针刺激背部足太阳膀胱经循行的第一、二侧线及督脉。背部足太阳膀胱经第一侧线从肺俞至肾俞，由上而下；第二侧线从大杼至志室，由上而下；督脉从命门至大椎，由下而上。偏实证型，治疗开始时即可用力稍重；偏虚证型，开始时可用力稍轻。每次 15～20 分钟。

注意事项：伴有恶性、消耗性疾病及背部治疗部位皮肤有溃疡或疮疡患者不适用。

（2）毫针：根据病情选取百会、四神聪、内关、神门、三阴交、申脉、照海、脐周穴，留针 30 分钟，每日 1 次。

（3）火针：脐周穴用三头火针浅点留刺，足三里用细火针深留刺，背部均用三头火针浅点留刺，余穴均用细火针浅疾刺。

百会为诸经之会穴，百会为阴阳交接之穴，且入络脑，而失眠为脑功能失调，阴阳失和，针百会可调整大脑功能，调节阴阳之气；四神聪可健脑安神、调整阴阳；内关为手厥阴心包经络穴，神门为手少阴心经原穴，为手少阴心经经气聚集之处，更为神气之门户，二穴合用具有安神定志之功；三阴交为足三阴经交会穴，善调肝、脾、肾三脏功能，使肝藏血、脾统血、肾藏精，有助于心神安定，增强了前穴安神功效；申脉、照海分别为阴、阳跷脉穴，专司寐寤；脐周穴，实为神阙之四壁，神阙乃元神之门户，睡眠障碍为心神不安，针之则气定神宁，诸穴同用共奏安神定志之效。

风池疏散头面之邪热，行间泻肝经之实热，二穴同用共奏清肝泻火之功；中脘为胃募、腑会穴，丰隆为胃经络穴，二穴同用共奏健脾和胃、祛痰化湿之功；太溪滋肾水，太冲泻肝火，再加心、肾二俞，诸穴同用共奏交通心肾、滋阴潜阳之功；心俞益心，脾俞健脾，足三里益气健胃、生血安神，中脘健胃和中，四穴同用共奏益气养血、补益心脾之功；心虚胆怯者，心胆俱虚，故取心俞益气养血、安神定志，胆俞利胆益胆，脾俞、足三里益气生血、补益心胆，风池疏风安神，诸穴同用共奏宁心定志之功。

梅花针、磁圆针叩刺头部诸经及背部督脉，可以明显改善脑的气血运行，增强脑功能，特别是叩刺督脉（含夹脊）使五脏六腑功能得到良好的调整，气血充盛，心神安宁而愈。

3.耳穴疗法。

主穴：神门、心、脾、肾、皮质下。

配穴：枕、交感、内分泌、神经衰弱。

主穴、配穴合用，随证加减。

操作：治疗前先用耳穴探测棒在耳穴上寻找阳性点，用 75% 酒精消毒耳郭后用耳针或将粘有王不留行的胶布对准选定的耳穴贴紧并加压（见图 3-23），使患者有酸麻胀痛或发热感。睡眠障碍伴头晕头痛、急躁易怒

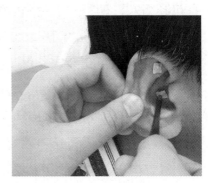

图 3-23　王不留行贴压耳穴

者用重手法，年老体弱、倦怠纳差者用轻手法。嘱患者每天自行按压 3 次，每次每穴 30 秒。上述治疗隔日进行 1 次，5 次为 1 个疗程。

4. 吕氏脐药灸疗法。取神阙穴施灸。每次治疗以灸至感传消失为度。每天 1~2 次，10 次为 1 个疗程，疗程间休息 2~5 天，共 2~3 个疗程。

（三）推拿导引治疗

1. 推拿疗法。①用双手拇指桡侧缘交替推印堂至神庭 30 次；②用双手拇指螺纹面分推攒竹至太阳穴 30 次；③用拇指螺纹面按摩百会、角孙、四神聪各 30~50 次；④用拇指螺纹面按太阳穴前后各 15 次；⑤轻轻拿捏风池 10 次；⑥由前向后用五指拿头顶，至后头部改为三指拿，顺势从上向下拿捏项肌 3~5 次；⑦用双手大鱼际从前额正中线抹向两侧，在太阳穴处按揉 3~5 次，再推向耳后并顺势向下至颈部，做 3 遍。

2. 导引疗法。

（1）三线放松法。指导患者意念放松，顺序如下：

第一条线：头顶百会穴→面部→前颈部→胸部→腹部→两大腿前面→两小腿前面→两脚的脚背和脚趾放松。

第二条线：头顶百会穴→后枕部→后颈部→背部→腰部→臀部→两大腿后面→两小腿后面→两脚跟及脚心涌泉穴。

第三条线：头顶百会穴→两侧颞部→两侧颈部→两肩→两上臂→两前臂→两手。

然后意守两手心劳宫穴片刻，再重复做。

（2）分段放松法。指导患者意念放松，顺序如下：头部放松→颈部放松→肩与上肢放松→胸背放松→腹腰放松→大腿放松→小腿放松→足放松。一般反复做3~5遍即可。

（3）局部加强放松法。患者整体放松后，通过意念的调节有侧重地放松身体的某一局部。例如：过于紧张、疼痛的部位或某一穴位，可在此局部或穴位加强放松数分钟，乃至半个小时。

（4）默念词句放松法。即通过默念词句来帮助患者放松。通过默念良好的词句，不但可以帮助患者排除杂念，放松入静，而且这些词句对患者大脑皮质还是一种良性刺激，通过第二信号系统，对患者能起很好的心理治疗作用。默念的词句可根据患者具体情况有针对性地选择，如有高血压或兴奋占优势的神经官能症患者，易焦虑紧张，可以默念"松""静"或"松静好"等。默念词句一般与呼吸配合，如吸气时默念"静"，呼气时默念"松"，同时随意念向下放松。

（四）康复治疗

1.认知疗法。用认知理论改变患者对失眠认识的偏差，指出这种不正确的、不良的认知方式，分析患者不现实和不合逻辑的方面，用较现实的或较强适应能力的认知方式取而代之，以消除或纠正患者适应不良的情绪和行为，如对睡眠的认识和期望、对做梦的认识、对症状与失眠关系的认识等。

2.行为疗法。

（1）刺激控制法：仅在有睡意时上床，上床后15~20分钟仍然睡不着,应下床做些轻松的活动,直到有睡意时再上床。除了睡觉不要把床作为他用,无论夜间睡了多长时间,每天早晨要按时起床。

(2)睡眠限制法:减少或限制无效睡眠。按照患者每晚的实际睡眠时间规定卧床时间,如果每天晚上睡眠时间是4小时,那规定卧床时间4.5~5小时,以提高睡眠的效率,如果连续5天的睡眠效率均达到90%,可将卧床时间增加15分钟。

(3)反意向控制法:适合入睡困难的患者。目的是消除可能影响入睡的操纵性焦虑。患者上床后,努力保持觉醒而不睡去,可以关掉卧室的灯,并尽可能地睁开眼睛,不做任何影响睡眠的事情,例如听音乐、看电视或报纸。

3.物理因子疗法。

(1)生物反馈疗法。通过松弛训练,降低交感神经的紧张,使大脑的兴奋与抑制调节功能得到改善,达到治疗失眠的目的。

(2)光疗法。定时暴露于强光下2~3天,人的睡眠节律可以转换;晨起或夜间强光治疗可使睡眠时相前移或后移。该治疗对多数生理节律性失眠有效,可以促使夜班工作者在白天进行睡眠,提高工作时的警觉水平,也可治疗飞行旅行造成的失眠和睡眠时相延迟,适用于睡眠觉醒节律紊乱者。根据失眠的不同表现,照光时间也有所不同。

(3)其他物理因子疗法。例如重复经颅磁刺激、经颅直流电刺激、水疗、负离子疗法等。

4. 音乐疗法。患者可以选择我国传统的乐曲、古典音乐和轻音乐为主。听音乐的时间不宜太长，一般为 30~60 分钟，可选用一组在情调、节奏、旋律等方面和谐的多支乐曲或歌曲。音量不宜过大，应在 70~45dB。每天睡前 1 次，每次治疗 30~60 分钟。

五、康复教育

脑卒中后睡眠障碍的患者应重视精神调摄和讲究睡眠卫生，积极进行心理情志调整，克服过度的紧张、兴奋、焦虑、抑郁、惊恐、愤怒等不良情绪，做到喜怒有节，尽量以放松的、顺其自然的心态对待睡眠。

第十节　脑卒中后肩痛针灸康复治疗

一、临床概述

脑卒中后肩痛是脑卒中患者最常见的并发症之一，最早发生在脑卒中后 2 周，通常发生在脑卒中后 2~3 个月，患病率为 16%~84%，有超过 70% 的脑卒中患者经历过严重的肩痛。脑卒中后肩痛的发生在一定程度上影响偏瘫肢体功能的康复，同时也对患者的主观感受带来不适，严重阻碍康复训练的进程,并且给患者的情绪、信心和生活质量带来严重影响。

二、病因病机

(一)西医发病机制

脑卒中后肩痛有很多原因,具体发病机制仍不明确。脑卒中后患侧肢体由软瘫期进入痉挛期,肌张力增高,而屈曲痉挛模式的出现又会进一步加重肩关节对位异常、肩周软组织等的损伤,容易出现疼痛,严重者会拒绝主动运动和与他人触碰,不仅导致上肢康复训练停滞,还常加重患者焦虑、抑郁等情感障碍,严重影响患者的生活质量。

具体病因分析如下:

1.内源性因素。包括肩袖肌肉群撕裂伤、粘连性关节囊炎、肌腱炎、关节炎、关节外伤、臂丛神经损伤、脑卒中后中枢神经性疼痛、复杂性区域疼痛综合征等。

2.致病性因素。包括上肢肌肉无力、肩关节半脱位、肩手综合征、肌张力升高或降低、异常运动模式导致的肩胛肌症候群、感觉丧失、偏侧忽略症或视野异常等,均可能会通过不良姿势引发疼痛性损伤或慢性劳损。

脑卒中后肩痛最常见的病因是肩关节半脱位和肩手综合征。

(二)中医病因病机

中医对脑卒中后肩痛的论述不多,散见于卒中、痹证、偏瘫肩等有关的古代文献中。脑卒中后瘫痪,上肢多静少动,痰瘀易留滞于肩部络脉，肌肤筋脉失于濡养，致使肩痛缠绵难愈。因此脑卒中后肩痛的病机乃元气虚于前，痰瘀阻于后，属本虚标实之证。

1.脑卒中后气血逆乱，加之局部多静少动，气血壅滞，运行不畅，肌肤筋脉失于濡养而致。其病机要点在于脉络闭阻，不通则痛，所以在肩部常见痛点。

2.脑卒中后肢体不为所用，日久则气血亏虚，寒湿入侵关节，而湿凝为痰，血停为瘀，最终痰瘀互结，阻闭经络。

3.脑卒中后肝肾不足，肾精亏虚不能生髓充骨，肝血不足不能濡养经络，由虚致痰滞血瘀，不通则痛。

三、诊断与鉴别诊断

脑卒中后肩痛常表现为肩手综合征。肩手综合征又称反射性交感神经营养不良，偏瘫后常见，其特征是肩或手部剧痛，腕关节、手背浮肿及肌肉萎缩，多种原因影响交感神经自律，造成末梢神经血管障碍。

（一）肩手综合征的诊断与分期

中国康复研究中心制定的诊断要点为：①单侧肩手痛，皮肤潮红，皮温上升；②手指屈曲受限；③局部无外伤、感染的证据，无周围血管病的证据；④多发生在脑血管病1~3月内。

肩手综合征的分期如下：

Ⅰ期：急性期。

Ⅱ期：营养障碍期。

Ⅲ期：萎缩期。

（二）鉴别诊断

1.肩关节半脱位。肩关节半脱位也是产生肩痛的主要原因。这个说法虽有争议，但Dursun研究表明肩关节半脱位与反射性交感神经营养不良有因果关联，肩痛的结局是存在的。软瘫期有18％的患者肩痛，由于重力关系使肩关节周围软组织受到持续过度牵拉，形成肩关节半脱位。

2.失用及误用综合征。异常模式下的过度活动或粗暴的关节被动活动，损伤肩周软组织导致疼痛。

3.异位骨化。早期局部有明显肿痛，关节活动受限。晚期由于骨组织形成，导致关节活动限制，疼痛。肩部较少见。

四、治疗

（一）内科基础治疗

内科基础治疗主要包括脑卒中并发症的预防和治疗、血压血糖的调整、合并感染及发热的处理等。可口服止痛药物，如类固醇皮质激素、非甾体抗炎药、三环抗抑郁药等；可外涂、外敷止痛凝胶等；也可用2％盐酸利多卡因注射液和醋酸曲安奈德注射液进行肩部痛点注射治疗。

（二）针灸治疗

1.舒筋通络针法。

治则：舒筋活血、通络止痛。

主穴：肩前、肩髃、肩髎、肩贞、臑窗。

辅穴：曲池、外关、合谷、后溪。

操作：患者取卧位，暴露患肢。肩前、肩髃、肩髎、肩贞、臑窗，用70mm毫针针刺，采用捻转泻法（肩前、肩髃、肩贞，针刺方向指向三角肌中点）；曲池、外关、合谷、后溪，用40mm毫针针刺，采用平补平泻手法。每天1次。

2.穴位注射疗法。用当归注射液或银杏叶提取物注射液，必要时可用2%盐酸利多卡因注射液，在疼痛部位取穴，每穴每次注射0.5～1.0ml。注意勿注入关节腔。每隔1～3天注射1次，10次为1个疗程。每次选穴不宜过多，可交替应用。

（三）中医其他方法治疗

1.中药泥灸疗法。

青风藤30g、海风藤30g、红花30g、羌活30g、独活30g、川芎30g、威灵仙30g、制草乌30g、制川乌30g、白芷20g、当归20g、细辛20g。

将上方药物粉碎成300～320μm药粉，取医用凡士林适量将药粉调匀备用。

操作：用75%酒精棉签为患者的患肢肩关节局部涂擦消毒后，将调匀的药膏涂抹于患侧肩关节疼痛处（见图3-24），大小范围以肩髃为中心，直径

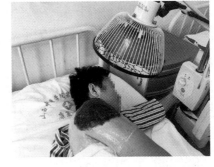

图3-24 药膏涂抹于患侧肩关节疼痛处

约 20～25cm，呈椭圆形均匀涂抹，涂抹厚度约 0.5cm。接着用特定电磁波谱（TDP）垂直照射肩关节局部，距离肩关节约 60cm，以患者自觉有温热感为宜，避免烫伤，每次照射 30 分钟。每日 1 次，2 周为 1 个疗程。

2. 锋钩针、拔罐疗法。

取穴：肩关节周围局部阿是穴、肩前、肩贞。

操作：患者取坐位，用重度手法点按以上穴位。接着在患处局部用碘伏消毒后，用锋钩针进行钩割，每穴钩割 3～5 针，出血后随即予以拔罐，可疏通经络，缓解疼痛，减轻水肿。隔日 1 次，留罐 8～10 分钟。

3. 推拿疗法。取肩部痛点、阿是穴，在无牵拉患肩的前提下进行，视患者的病情及耐受程度，可选择揉法、点法、拨法、滚法等不同的手法。

4. 中药疗法。

治则：舒筋活血、通络止痛。

方药：舒筋止痛方加减。

当归 10g、川芎 12g、白芍 30g、丹参 20g、川牛膝 10g、姜黄 10g、红花 10g、元胡 15g。

随证加减。

用法：水煎服。1 日 1 剂，6 剂为 1 个疗程。

（四）康复治疗

1. 现代康复训练。正确的姿势与体位可以避免不必要的损伤起到早期预防的作用。对已发生肩痛的患者，可按照疾病的不同分期采取相应的治疗：

（1）脑卒中后肩痛Ⅰ期的康复治疗。

只要出现水肿、疼痛、活动受限，立即予以治疗，常可控制病情的发展，取得最佳治疗效果。

良肢位摆放：可使用小型腕上翘夹板避免手腕屈曲。

减轻水肿：适当抬高患肢；轻柔向心性按摩，压迫性向心缠绕。

1）物理因子治疗。

超短波治疗：采用超短波治疗仪治疗，剂量为无热量或微热量，治疗时间为15分钟。每日1次，7次为1个疗程。

肢体气压治疗：采用肢体气压治疗仪治疗，将袖套套至患肢腋部，气压压力以患者感觉舒适为宜，治疗时间为30分钟。每日1次，7次为1个疗程。

2）运动和作业疗法（常规选择）。

关节松动训练（Ⅰ、Ⅱ级）：患者取仰卧位，肩胛骨处于前伸位，上肢稍外展，前臂及肘、指关节伸直，大拇指外展，两手掌心交替上下运动；患者取坐位，双手分开如肩宽，平放在偏瘫治疗床上，肘伸直，医生用一只手保持偏瘫臂的位置，另一只手引导患者肩外旋，伸肘、伸手指，矫正肩的位置。

上肢功能训练：医生配合患者进行患侧上肢的被动及主动功能训练，并逐渐增加关节活动度。每日1次，每次30分钟，10天为1个疗程。

（2）脑卒中后肩痛Ⅱ期的康复治疗。若脑卒中后肩痛Ⅰ期未能进行正确的治疗，症状会越来越明显，很快会转入脑卒中后肩痛Ⅱ期。为了把功能障碍降低到最低程度，仍需积极治疗。应在脑卒中后肩痛Ⅰ期治疗方法的基础上，增加治疗方法，如上肢被动功能训练，以减少肌肉萎缩的发生率。

（3）脑卒中后肩痛Ⅲ期的康复治疗。脑卒中后肩痛Ⅱ期未经规范治疗，即转入脑卒中后肩痛Ⅲ期。此期常是不可逆的终末阶段，病侧手完全失用，永久丧失运动。康复治疗应在前两期治疗方法的基础上，增加特色康复疗法及代偿性训练，以减轻患者临床症状。

2. 特色康复疗法。

（1）带针康复治疗。

治则：通督调神、安神止痛。

主穴：选取头部督脉穴位（百会、神庭、印堂）。

配穴：四神聪、顶颞前斜线的中 2/5、顶颞后斜线中 2/5。

操作：百会、神庭、印堂、四神聪常规针刺，留针。选用 1.5 寸毫针针刺顶颞前斜线的中 2/5、顶颞后斜线中 2/5，每穴线 3 针，接力法，与头皮呈 30°夹角进针，刺入后快速捻转，200~260 转 / 分，留针 1~3 小时，留针期间配合康复训练。每日 1 次，每周 6 次，2~3 周为 1 个疗程。

（2）康复训练配合手指点穴。

取穴：患肢的肩前、肩髃、巨骨、后溪、阿是穴等。

患者进行关节松动训练时配合手指点穴治疗。每日 1 次，每周 6 次，2~3 周为 1 个疗程。

（3）磁珠压耳穴。选取颈椎、肩、神门、交感、肾上腺、皮质下等耳穴，用 75% 酒精棉签消毒耳穴局部后，用锟针对以上穴位进行点按，选取疼痛明显、局部皮肤有变化的区域埋豆，并进行按压，每个部位按压 10~20 次，以患者自觉局部胀痛或者耳部烧灼感为度。每日按压 2 次，贴穴期间配合各项康复训练，每周更换 2 次，双耳交替进行。

五、康复教育

脑卒中后肩痛以预防为主。

（一）良肢位的摆放

包括卧位、坐位等各种体位。

1.卧位：患者仰卧位时，用一软枕垫在患侧肩胛部，用另一软枕垫在前臂部。患者侧卧位时，用一软枕放置于患者胸前，患者前臂自然放置于软枕上，手指自然伸开，尽量避免对肩关节进行过度牵拉。

2.坐位：患侧肘部、腕部和手应有良好的支撑，避免患侧上肢向下脱垂，以及腕关节和手指关节的屈曲，避免对肩关节进行过度牵拉。

（二）正确的体位转移

患者应在医护人员指导下进行正确的体位转移，以免在转移过程中造成肩部、手部损伤。

（三）生活起居

患者应起居有常，避风寒之邪，勿汗出当风，注意患肢保暖防寒；根据病情及个体状况，患者应采取不同的良肢位、合理的功能锻炼；患者应防跌倒、防坠床、防烫伤等，防止意外情况发生。

（四）健康宣教

医护人员应通过各种途径进行康复健康宣教，指导患者良肢位摆放、主动运动、主动辅助运动、日常生活中预防肩手部损伤；指导患者家属帮助患者及监督患者良肢位摆放、体位转移等；为出院患者发放具有中医药特色的健康教育资料。

（五）避免手关节的过度牵拉

医护人中应指导患者正确佩戴肩托，避免不正确的偏瘫上肢负重练习。

（六）避免在偏瘫手上做静脉输液

（七）局部情况观察

医护人员应目测患者的患手及手腕有无水肿，皮肤皱褶有无消失，皮肤颜色有无潮红或紫色改变，患手皮肤和肌肉是否明显萎缩；对比测量患者两手背皮肤温度、湿度，查看患手有无微热及潮湿感，触摸患手是否有柔软感及膨胀感，有无疼痛。如有异常表现，医护人员要及时处理。

第十一节　脑卒中后便秘针灸康复治疗

一、临床概述

脑卒中患者便秘的患病率为 30％～60％，为脑卒中后常见的临床症状，其原因主要在于粪质干燥、大便次数减少、排便的时间延长、粪便在体内留置时间变长。脑卒中后便秘导致的危害主要有以下几方面：①增加胆固醇的吸收，提高血脂的浓度，进一步增加血管损伤的可能性；②排泄物在体内存留时间延长，肠道细菌对排泄物进行分解代谢，某些有害物质进入血液，从而导致脑部神经系统的再次损伤；③用力排便时，腹部压力增高，影响血管的压力，颅内压增加，脑卒中患者的脑部血管比较脆弱，可能会造成二次损伤，造成更大的危害，严重时甚至危及生命。有学者发现，出现便秘症状常见于脑卒中后 6～12 天，便秘的患病率明显高于一般便秘的患病率，随时间延长，患病率呈下降趋势。

脑卒中后便秘在传统医学中并未有明确记载，属于中风和便秘范畴。临床上脑卒中后常伴随便秘，为了与其他原因造成的便秘进行区别，我们将之称为脑卒中后便秘。

二、病因病机

（一）西医发病机制

目前，脑卒中后便秘的原因还不十分清楚，一般认为与下面因素相关：

1. 制动因素。有学者认为，脑卒中后便秘患者 Barthel 指数降低，而 Barthel 指数主要反映患者的自理和功能性移动受限制的程度，Barthel 指数低的患者便秘的发生率增加，患者卧床，活动性减低，胃肠的蠕动功能就会受到影响。但也有学者提出相反看法，认为便秘与脑卒中后制动无明显相关性。脑卒中后便秘的发生率在 6～12 天达到最高，随后呈现下降趋势，与卧床制动相关性较低。可能由于不同的诊断及纳入标准，导致结论不同，制动是否影响到患者便秘还需要大量的观察和长期的研究。

2. 食物因素。食物中粗纤维的多少与大便的性质密切相关。患者脑卒中后咀嚼功能受到限制，无法进食足够的粗纤维饮食，临床上常见通过鼻饲给予饮食，食物的粗纤维受到破坏，食物的均衡性受到破坏，因此出现便秘的症状。

3. 药物因素。利尿剂、阿片类镇痛药物、抗胆碱能类药物、抗抑郁药物、钙离子拮抗剂，可引起消化道功能紊乱，肠道水分减少，大便干燥，间接或直接影响到患者的排便，从而导致脑卒中后便秘的发生。

4. 精神因素。消化道的运动受到内分泌和自主神经系统的影响，而精神因素可以影响到内分泌的调节，刺激到胃肠自主神经。脑卒中患者处于精神压力过大、抑郁、焦躁等不良情绪中，内分泌和自主神经系统出现异常，进而影响到了便秘的发生。

5.排便习惯因素。脑卒中患者通常采用卧位排便的方式进行排泄，在此过程中，患者的心理不适感会对排便造成负面影响。同时，卧位排便时腹部压力不足，粪便无法在重力作用的帮助下进行下移，造成粪便在肠道的久留，从而出现便秘的症状。

6.神经功能紊乱因素。脑卒中患者中枢神经系统受损，胃肠道神经系统失去中枢神经系统的控制与调节，脑肠肽分泌失调，神经功能发生紊乱，一方面交感神经与副交感神经的兴奋与抑制失去平衡，不能有效引起排便反射；另一方面自主神经功能紊乱后，胃肠道消化液分泌减少，胃肠蠕动减少，从而引起便秘。

（二）中医病因病机

脑卒中与便秘密切相连，相互影响。脑卒中后饮食失调，摄入不足，同时患者本身气血虚弱，气血不足则大脑失养，加重便秘病情。肺与大肠相表里，肺气虚则大肠传导不足，脾主运化，脾气虚则导致气血运化不足，大肠津液减少，失于濡养，大便干结。脑卒中后患者易出现焦虑、抑郁等情绪，情志失调，导致气机升降失常，肝气郁结，横犯脾胃，脾胃运化失调，大便难以排出。或肝郁化火，肝火上冲于脑，蒙蔽清窍，可能会导致二次脑卒中。由此可见，脑卒中与便秘联系紧密，相互影响。便秘症状的好转与否直接影响到脑卒中的预后。

三、诊断与鉴别诊断

（一）诊断

参照国家中医药管理局脑病急症科研协作组制订的《中风病诊断与疗效评定标准》（1994），符合中风病的诊断标准。

1994 年国家中医药管理局制定发布的《中医病证诊断疗效标准》中便秘的诊断标准为：排便时间延长，2 天以上 1 次，粪便干燥坚硬；重者大便艰难，干燥如栗，可伴少腹胀急，神倦乏力，胃纳减退等症；排除肠道器质性疾病。

参照中华医学会神经病学分会、中华医学会神经病学分会脑血管病学组《中国脑出血诊治指南》《中国急性缺血性脑卒中诊治指南》（2014），符合脑出血、脑梗死的诊断标准。

《神经病学》（十二五普通高等教育本科国家级规划教材，第 7 版，人民卫生出版社）排便障碍诊断标准为：2~3 日或数日排便 1 次，粪便干硬。

（二）鉴别诊断

主要与器质性便秘相鉴别。器质性便秘起病缓慢，便秘呈逐渐加重，在脑卒中前应已发生。腹部平片、X 线钡剂灌肠、结肠镜检查等可予以鉴别。

四、治疗

（一）内科基础治疗

急性期脑卒中便秘患者应卧床休息，维持生命体征和内环境稳定，防治肺部感染、泌尿系感染、深静脉血栓形成。应根据病情变化调节患者的血压、血脂、血糖等危险因素至正常范围，控制脑水肿，降低颅内压，改善脑代谢。可以使用容积性泻药、刺激性泻药、润滑性泻药、渗透性缓泻药、促动力药及5－HT4受体激动剂等治疗。

（二）针灸治疗

1.调神通腑针法。

治则：调神理气、通腑降浊。

主穴：百会、中脘、天枢（双）、长强。

辅穴：上巨虚、支沟、足三里。

操作：百会，沿皮从前向后平刺，捻转得气；中脘、天枢，直刺1～2寸，捻转得气，采用平补平泻手法；长强，向头部方向平刺，以腰骶部麻木放射为度；上巨虚、支沟、足三里，直刺，采用平补平泻手法。每日1次。

2.温针灸疗法。

在天枢、大横、气海俞、大肠俞、次髎等穴位进行温针灸，适用于气虚证（见图3-25）。

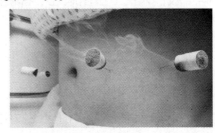

图3-25　温针灸疗法

（三）中药治疗

1. 中药灌肠疗法。

辨证选用中药汤剂给予直肠保留灌肠，每周 2 次。

2. 中药内服疗法。

治则：补虚泻实、理气通腑。

方药：理气通腑方。

枳实 15g、火麻仁 15g、当归 10g、厚朴 10g、生白芍 15g、杏仁 10g。

随证加减。

用法：水煎服。1 日 1 剂，6 剂为 1 个疗程。

也可选用具有润肠通便的中成药内服。

（四）康复治疗

1. 现代康复疗法。可选用盆底肌训练、腹肌训练、模拟排便训练、生物反馈疗法等。

2. 耳穴疗法配合康复训练。

选取大肠、内分泌、直肠下段、三焦、腹、脾等耳穴，用 75% 酒精棉签消毒后，用锃针对以上穴位进行点按，选取疼痛明显、局部皮肤有变化的区域埋豆，并进行按压，每个部位按压 10～20 次，以患者自觉局部胀痛或者耳部烧灼感为度。每日按压 2 次。贴穴期间配合各项康复训练，每周更换 2 次，双耳交替进行。

五、康复教育

（一）情绪引导

对脑卒中后便秘患者，在生活指导方面医护人员应给予情绪引导，让患者保持良好的心态，并指导患者饮食的合理搭配，保证营养的平衡，同时进食一定的纤维食物，促进胃肠的蠕动。饮食的合理搭配可以有效减轻脑卒中后便秘症状。

（二）腹部按摩

医护人员应指导患者进行适当的腹部按摩，顺结肠走行方向进行环行按摩，刺激肠蠕动，帮助患者排便；指导患者正确使用缓泻剂，但应告知患者长期使用缓泻剂的危害。长期使用缓泻剂会使肠道失去自行排便的功能，甚至造成患者在心理和生理上对药物的依赖。

（三）适当运动

卧床患者如身体情况允许，可以进行一定范围的身体锻炼，如保持膝部伸直做收腹抬腿及仰卧起坐动作，医护人员亦可指导患者做提肛收腹运动。

第十二节　脑卒中后尿失禁针灸康复治疗

一、临床概述

脑卒中后尿失禁的患病率为 27%～58%。研究认为，脑卒中后尿失禁是由于脑梗死或脑出血导致大脑排尿中枢及神经传导通路病变，使排尿中枢对膀胱的反射抑制作用减弱，出现逼尿肌反射亢进而致，主要表现为有强烈尿意，虽抑制排尿，但不能阻止尿液流出。脑卒中后尿失禁给患者带来痛苦的同时也造成褥疮、尿路感染的高发，严重影响患者的生活质量和康复进程。尿失禁症状的改善可使患者提升信心，进而加速疾病恢复进程。目前脑卒中后尿失禁暂无特效药物治疗，加之患者多为高龄，基础疾病较多，用药安全性差，临床运用较少。

二、病因病机

西医学认为，脑卒中后尿失禁是由于大脑对脑桥的排尿中枢起抑制作用。脑卒中发生后，大脑对脑桥的抑制作用减少而导致膀胱过度活动，随着膀胱充盈至一定程度，在患者无知觉的情况下出现排尿反射，逼尿肌反射亢进，出现急迫性尿失禁。另外，逼尿肌反射亢进时患者可感知，并收缩尿道外括约肌，一定程度上通过低髓反射抑制逼尿肌的收缩，但一旦括约肌疲乏，不能消除逼尿肌反射，亦可发生尿失禁。因此，恢复大脑对排尿中枢的抑制作用，恢复逼尿肌和尿道括约肌的协同功能成为治疗脑卒中后尿失禁的关键。

中医学认为"膀胱者，州都之官，津液藏焉，气化则能出矣"（《素问·灵兰秘典论》），又认为"入络膀胱，约下焦，实则闭癃，虚则遗溺"（《灵枢·本输》）。脑卒中患者大多年老体衰，肝肾、气血亏虚，且久卧伤气，肾阳不足，肾气不固，膀胱失约，导致尿失禁。

三、诊断与鉴别诊断

（一）诊断

参照国家中医药管理局脑病急症科研协作组制订的《中风病诊断与疗效评定标准》（1994），符合中风病的诊断标准；同时具有小便失禁、控制不佳，或伴有不同程度的尿频、尿急、夜尿多等症状。

参照中华医学会神经病学分会、中华医学会神经病学分会脑血管病学组《中国脑出血诊治指南》《中国急性缺血性脑卒中诊治指南》（2014），符合脑出血、脑梗死的诊断标准。

依据吴阶平《泌尿外科学》中关于尿失禁的诊断标准，尿液不受主观意志控制而从尿道自主流出，有随意排尿活动或随意排尿活动不完全；抑制排尿功能减弱或丧失；不同程度的尿失禁，伴或不伴尿频、尿急等症状；经彩色多普勒超声检查确认无残余尿量或残余尿量小于 5ml、膀胱容量减少。

（二）鉴别诊断

了解有无脑卒中病史即可初步与其他尿失禁相鉴别。

四、治疗

（一）内科基础治疗

包括脑卒中基础用药，尿失禁患者加强护理、局部清洁等。

（二）针灸治疗

1.通督益肾针法。

治则：通督调神、益肾固泉。

主穴：百会、水沟、关元、中极、太溪、会阴。

辅穴：水道、水分、命门、肾俞、三阴交。

操作：百会，从前向后沿皮平刺，采用小幅度、高频率捻转手法，施术1分钟；水沟，在鼻中隔下向上斜刺0.3~0.5寸，用重雀啄泻法，以眼球湿润或流泪为佳；关元、中极、水道，以2~3寸毫针，向趾骨联合方向透刺；太溪、会阴、水分、命门、肾俞、三阴交，采用平补平泻手法针刺。腹部各穴可同时加温针灸治疗，每日1次。

2.吕氏脐药灸：选取炒过的食盐填于神阙，然后选取黄芪、肉桂、桑螵蛸、海螵蛸、山药、芡实等药物碾成粉状，用姜汁调成糊状涂于神阙至中极，然后以神阙为中心，放置长约15cm、宽约10cm、厚约1.5cm的姜饼，在姜饼中央放置艾绒进行艾灸。每日根据患者体质灸2~3壮，每日1次，每周5~6次。

3.秩边透水道疗法。

主穴：秩边、水道。

配穴：小肠俞、膀胱俞、中督俞、白环俞、长强。

操作手法：秩边透水道针法。于同侧髂后上棘内缘与股骨大转子内缘连线的上 2/5 与下 3/5 交界处进针。进针角度沿躯体水平面躯体矢状面成20°夹角进针。针刺时选用 5 寸以上的芒针，常规消毒后进针。进针深度 5~6 寸。进针时以高频率、小幅度捻转进针，不提插。针刺时根据具体情况不留针或留针 10~15 分钟。配穴深部多为骨性结构，选用常规针法而不能深刺。每天 1 次。

（三）中药治疗

治则：补肾纳气、益精固泉。

方药：缩泉丸加减。

处方：乌药、黄芪、茯神、益智仁、山茱萸各 20g，山药、五味子、龙骨、牡蛎各 15g，肉桂、甘草各 6g。

随证加减。

用法：水煎服。1 日 1 剂，6 剂为 1 个疗程。

（四）康复治疗

1.现代康复训练。

（1）盆底电刺激：对于盆底肌及尿道括约肌不完全去神经化的患者，推荐使用经阴道或肛门电极进行盆底电刺激。盆底电刺激结合生物反馈治疗可以在增加盆底肌觉醒性的同时使肌肉被动收缩。

（2）盆底肌生物反馈训练：利用生物反馈仪采集盆底肌群的肌电，将生理信号放大、加工并提供反馈，将其转变为图形和声音，使患者直观地感知其盆底肌的功能状态，学会如何适当地放松和收缩盆底肌，通过锻炼，帮助患者恢复受损的盆底神经肌肉，改善疾病的症状。

（3）盆底肌功能训练（主要包括Kegels训练），排尿意识、排尿反射训练。

2.耳穴疗法配合康复训练。选取膀胱、肾、三焦、尿道、脑点等耳穴，用75%酒精棉签消毒后，用锂针对以上穴位进行点按，选取疼痛明显、局部皮肤有变化的区域埋豆，并进行按压，每个部位按压10~20次，以患者自觉局部胀痛或者耳部烧灼感为度，每日按压2次。贴穴期间配合各项康复训练，每周更换2次，双耳交替进行。

五、康复教育

脑卒中后尿失禁患者有很大的心理压力，护理人员应理解、尊重患者，热情地为患者提供必要的帮助，以消除患者紧张、羞涩、焦虑、自卑等情绪，解除患者的思想顾虑。其他护理措施有：保证患者液体摄入量；保持患者会阴部清洁干燥；床上加铺橡胶单和中单或使用尿垫；勤更换床单、尿垫、衣裤等；会阴部经常用温水冲洗；定时按摩受压部位，预防压疮发生；应用接尿装置，女患者可用女式尿壶紧贴外阴接取尿液，男患者可将尿壶放在合适部位接尿，或用阴茎套连接集尿袋，接取尿液，但此法不宜长期使用；留置导尿管引流，长期尿失禁患者，必要时用留置导尿管引流，可持续导尿。

第十三节　脑卒中后疲劳针灸康复治疗

一、临床概述

脑卒中后疲劳表现为与体力活动无关的虚弱与疲劳，患者主观能动性、积极性下降，怠惰嗜卧，乏力懒言，精力下降，失去参与日常生活及康复锻炼的积极性，严重阻碍患者康复进程及身体机能恢复，导致疾病预后不良。据文献统计，脑卒中后疲劳国外患病率为 23%～75%，国内患病率为 76.9%，比国外稍高。脑卒中后疲劳可能是神经、肢体功能损害较轻且康复效果较好的，部分脑卒中患者仅存在疲劳后遗症状，且经久不愈、不可忍受，严重影响日常生活，使患者生活质量下降。脑卒中后疲劳的发病机制尚不明确，亦欠缺卓有成效的诊疗方案。

二、病因病机

脑卒中后疲劳是一个复杂的临床症状，发病机制可能是多因素、多层次综合作用的结果。脑卒中后疲劳的相关因素归纳为年龄、性别、脑卒中的类型和部位、睡眠障碍、脑卒中后抑郁等。近年来有研究表明，脑卒中后疲劳与血清炎性因子、高水平 C 反应蛋白、血糖、血尿酸、血同型半胱氨酸、促甲状腺素等理化因素相关。

国内外相关研究表明，脑卒中后疲劳的发生与基底节、皮质下、幕下损害密切相关，其他脑部病变（如脑萎缩和脑白质病变）亦可能参与脑卒中后疲劳的发生。既往研究显示，后循环脑卒中患者的疲劳评分明显高于腔隙性脑梗死、局部脑卒中或前循环脑卒中患者。

中医学并无疲劳病名，疲劳被归属到"懈惰""虚劳"等范畴中。《素问·示从容论》说："四肢懈惰，此脾精之不行也。""肝虚、肾虚、脾虚，皆令人体重烦冤。"《普济方》说："夫虚劳不足者……大病之后，血气减耗，脏腑未和。"脑卒中患者原本肝、脾、肾不足，髓海虚空，阳气亏虚，又大病之后，诸脏愈加虚损，气血愈加损耗，阴阳愈加失衡，又病后失于调理，久病血脉不畅，成瘀成虚，以致气机郁滞，肢体失用，发为疲劳。

三、诊断与鉴别诊断

（一）诊断

诊断标准：①既往一个月中，脑卒中患者每天或几乎每天出现疲劳感，持续 2 周。②有精疲力竭或明显的疲劳及精力下降感，需要增加休息时间，其疲劳程度与体力活动、脑力活动不成比例。③有以下情形中的任意 3 种者：疲劳感睡眠或休息难以改变或恢复；康复锻炼的动机仍有但效率下降；

自我认知需要通过努力强化才能克服运动无力状态；由于主观疲劳，很难完成或维系日常生活；劳累后的不适感持续数小时或以上；对疲劳感明显关注。

目前临床主要以疲劳严重程度量表（FSS）、个人强度目录（CIS）、疲劳评定量表（FAI）等指标来评定脑卒中后疲劳人群的疲劳状况。

（二）鉴别诊断

了解是否有脑卒中，可与多发性硬化症、帕金森病等引起的疲劳相鉴别。

四、治疗

（一）内科基础治疗

目前脑卒中后疲劳的发病机制尚不明确。西医西药诊治脑卒中后疲劳亦没有确切标准，且疗效难以确定。近年来，精神兴奋药物莫达非尼及治疗帕金森病药物金刚烷胺通过兴奋、激动多巴胺受体，促进多巴胺释放，借以缓解患者的疲劳症状，改善患者疲劳状态，在治疗多发性硬化症、帕金森病等疾病引起的疲劳方面取得了一定的疗效。但这些药物治疗脑卒中后疲劳尚处于经验探索用药阶段，且精神类药物使用不当亦可出现致幻性神经紊乱，尚需大规模多中心临床药物试验以明确用药剂量，验证其有效性。若临床诊断不明确，切勿滥用精神类药物，以免产生致精神病性副作用。

中医中药在治疗疲劳相关疾病方面具备完善的理论基础，

积累了很多临床经验，取得了不俗疗效。特别是补中益气汤的临床运用，在治疗慢性疲劳综合征、癌症所致疲劳等方面，效如桴鼓。近年来，中医中药治疗脑卒中后疲劳亦得到中医临床医生的重视。国内研究表明，口服中药补中益气汤配合康复锻炼较单纯康复锻炼可显著改善疲劳症状，提高患者参与康复锻炼的积极性及主动康复运动能力，有助于患者肢体功能恢复及日常生活能力的改善。

（二）针灸治疗

1.调神益气针法。

主穴：百会、四神聪、神庭、本神、曲池、内关、合谷、阳陵泉、足三里、太冲、三阴交。

操作：百会、四神聪、神庭、本神，平刺进针，针尖向后进针，得气后捻转行针约1分钟；曲池、内关、合谷、阳陵泉、足三里、太冲垂直进针，足三里行捻转补法，其余行平补平泻手法，均行针约1分钟；三阴交，沿胫骨内侧面呈45°进针，得气后施以提插补法，以下肢抽动3次为度，而后以捻转补法行针约1分钟。留针30分钟。

2.雷火灸法。

取穴：关元、气海、足三里。

操作：患者取仰卧位。点燃雷火灸炷顶端，将火头对准关元、气海、足三里穴位，距离皮肤2~3mm悬灸。灸至皮肤发红、深部组织发热为度。灸时注意随时吹掉灰尘，保持红火，并注意掌握用灸适度，避免烫伤。

（三）中药治疗

益气扶阳方：红景天 15g、巴戟天 12g、淫羊藿 12g、丹参 12g、葛根 15g、甘草 6g。

随证加减。

用法：每剂水煎成 400ml，分 2 袋真空包装，每袋 200ml，每次 1 袋，每日 2 次，早、晚饭后 30 分钟温服，共治疗 4 周。

（四）康复治疗

呼吸训练可有效降低脑卒中后疲劳人群的疲劳水平；膈肌训练可有效恢复脑卒中后疲劳人群的肢体功能，提升日常生活能力；个体化的康复锻炼可有效降低脑卒中后疲劳人群疲劳水平，改善疲劳状态，提高日常生活能力及生活质量。

脑卒中后疲劳人群由于大脑相应功能区损害，以致语言、肢体活动障碍，甚者不能自理，加之自身难以忍受的疲劳乏力、精力下降感，容易滋生无用感、自卑感，自我认同及社会价值感下降，严重影响患者参与康复锻炼的积极性及康复进程，不利于患者的疾病转归及远期预后。脑卒中后疲劳患者多存在焦虑、抑郁情绪，故开展心理干预、心理疏导有利于推动康复进程，促进脑卒中后疲劳人群疾病的转归。

五、康复教育

近年来，脑卒中后疲劳国外研究较多，国内尚未引起临床工作者及科研工作者的足够认识与重视。早期诊断、早期治疗，尽可能地降低脑卒中后疲劳人群的疲劳水平，减少患者痛苦十分重要。脑卒中后疲劳需积极开展基础性研究以期早日明确其发病机制及相关发病因素，为临床治疗提供依据。中医中药在疲劳相关疾病的治疗方面具备完备的理论基础，积累了丰富的临床经验，特别是针灸、推拿、导引等外治疗法，简便验廉，双向调节，绿色安全，患者易于接受，值得临床挖掘、推广。

第四章　脑卒中常见并发症处理

第一节　骨化性肌炎（异位骨化）

一、临床概述

中枢神经系统病损可引起骨化性肌炎，其机制尚未明确。骨化性肌炎多发生于髋关节，膝关节、肩关节、肘关节也可受累，临床主要表现为局限性软组织肿胀或硬性包块，可严重影响关节活动功能。一旦发生骨化性肌炎，治疗效果不佳。骨化性肌炎患病率为10％～53％。严重的骨化性肌炎可限制关节活动，甚至造成关节强直，关节活动功能丧失，加重了脊髓损伤患者的痛苦，影响患者康复治疗的进展和效果。

偏瘫患者由于上运动神经元受损伤，瘫痪部位血液循环差，可造成局部肌腱、韧带和软组织转变为骨组织，这种情况叫作骨化生。由骨化生形成的异位骨组织称之为骨化性肌炎（异位骨化）。骨化性肌炎是局部组织在病理情况下的一种适应性表现，多发生在患病后 1～4 个月，局部有炎症性疼痛，伴有全身低热，肿胀一两天后开始变硬，数日后变成皮下组织中质地较硬的团块，好发部位依次为髋关节、膝关节、肩关节，可引起关节挛缩，2 周后 X 线检查可见骨化灶。

二、病因病机

《医宗金鉴》说："夫皮不破而内损者，多有瘀血。"我们将骨化性肌炎归属中医学"瘀血痹"范畴。中医学认为，骨化性肌炎的病机乃伤后停瘀，血气凝结，瘀血蕴结肌肉组织，日久形成包块硬结，痹阻经脉。

骨化性肌炎的病因不明。有学者认为，骨化性肌炎的发生必须具备 3 个条件：成骨诱导物质；成骨前体细胞；允许成骨的组织环境。长期瘫痪致髋部血液循环障碍、营养不良、局部组织缺氧变性坏死，成为钙化的诱因。也有学者认为，瘫痪后暴力锻炼致软组织微损伤可引起骨化性肌炎。

三、诊断

诊断骨化性肌炎可以借助先进的影像学。目前诊断主要依靠 X 线摄片、CT、MRI 等影像学资料。

（一）X 线摄片

早期骨化性肌炎，X 线摄片多表现为阴性，容易漏诊。

中晚期骨化性肌炎，X线摄片多表现为软组织内高密度钙化、骨化影，呈层状、带状或不定棉絮状，钙化的骨样组织、软组织内团块状钙化影与骨皮质分界不清，大块致密影包裹骨干，呈放射状，周围软组织被挤压移位。

（二）CT

早期骨化性肌炎，CT表现为病灶区水肿，边界模糊，呈小片絮状骨化影，或邻近骨的轻度骨膜增生。由于影像学缺乏特征性，且与感染性病变相似而易导致误诊。中期骨化性肌炎，CT表现为分层状蛋壳样骨化，病灶周围呈软组织密度，这一影像学征象有一定的特征性。晚期骨化性肌炎，CT表现为骨干周围大块状的高密度致密影，与骨皮质分界不清，骨髓腔显示不明显，团块状钙化影可呈放射状向外挤压周围软组织。CT增强扫描高密度区无明显强化，但软组织内可见低密度影。CT增强对行术前评价和评估骨及血管的关系是极好的方法，可用来做术前范围评估指导。

（三）MRI

MRI具有良好的软组织对比度，可以很好地反映骨化性肌炎的病理演变过程，是早期诊断的最佳手段。MRI检查，早期T1为中等偏高信号，T2以高信号为主，病灶边缘水肿明显；中期T1和T2信号比早期都可减低。病灶边缘的钙化在MRI上表现为边缘低信号环，纤维化和出血后的含铁血黄素沉着也表现为低信号环，而且这个低信号环在病变的成熟过程中会变得越来越清楚，这是骨化性肌炎的典型表现。尤其在动态观察中，MRI是骨化性肌炎诊断和鉴别诊断的重要依据。后期T1与T2均呈高信号改变，病灶的形态也可变为长圆形和梭形。由于MRI对于骨化性肌炎早期的钙化或骨化缺乏特异性和敏感性，故早期诊断骨化性肌炎需要结合X线和CT检查。

（四）超声

超声可以有效地检查早期复发的骨化性肌炎及区分恶性肿瘤。早期的骨化性肌炎高频超声表现为不均匀低回声肿块，边缘清晰；后期的骨化性肌炎表现为不连续的壳状强回声或不规则点片状强回声，表面光滑或凹凸不平，其后方可见声影，后缘边界不清，未完全骨化者周围可见低回声带。

除影像学检查外，血细胞分析检查也可以为骨化性肌炎提供帮助。碱性磷酸酶（AKP）、血沉等大多正常。但急性、亚急性期的AKP、血沉、白细胞可增高。

四、治疗

（一）药物预防性治疗

临床常用吲哚美辛及活血化瘀类中药预防及治疗骨化性肌炎。口服乙羟基双亚磷酸氢钠可以阻止钙沉积，抑制骨的主要无机成分生成或吸收已形成的结晶。

（二）物理治疗

可采用温热磁振疗法、超声波疗法等。

（三）运动治疗

在专业医生指导下，患者可采用适当的松动关节、训练肌力、持续低频被动活动训练和借助简易医疗器械训练等方法防治骨化性肌炎。

（四）手术治疗

骨化部位可行手术切除，出现肌腱挛缩者可行肌腱延长术。

（五）中药治疗

自拟温经通络方：川芎100g、独活100g、红花100g、丹参300g、透骨草300g、威灵仙300g、当归100g、肉桂100g、小茴香100g、续断100g。

随证加减。

用法：将以上药物制成水剂，通过超声波中药导入治疗仪作用于患部。

方中川芎、独活、红花、丹参具有活血化瘀的作用；透骨草、威灵仙具有祛风除湿的作用；当归具有补气养血的作用；肉桂与小茴香具有温通筋脉、活血通络的作用；续断可强筋健骨、补肝肾，有助于瘀散痛止，创伤迅速康复。

通过超声波将药物透入肌肤，既可发挥药物活血化瘀、软坚散结、通络蠲痹的作用，又可使局部皮肤温度增高，毛孔腠理疏松，血液循环改善，使药液直达病所，提高疗效。

第二节　误用、废用综合征

我国现有脑卒中患者约 7 000 万人，每年新发脑卒中约 200 万人，每年脑卒中死亡人数约 165 万人，同时在未死亡患者人群中，有 75%～80% 的患者存有后遗症，而这些后遗症大多数是因误用、废用综合征所引起的。脑卒中已成为危害我国人民生命健康的"头号杀手"。

一、误用综合征

（一）临床概述

误用综合征是脑卒中偏瘫患者在康复过程中，由于运动方法不适当，而使偏瘫肢体肌群运动不协调，不能实现有效功能活动的一组症状。在我国现代康复技术尚未普及的情况下，误用综合征很常见，必须引起足够的重视。脑血管病患者及其家属甚至医务人员都急于求成，不适当地加大运动训练量，超过患者实际的承受能力，结果导致全身性疲劳、局部肌肉和关节损伤等。

（二）病因病机

1. 不适当的关节被动活动训练导致关节损伤。

2. 康复方法的错误可导致脑血管病原有的异常运动模式加强。

3. 不适宜的刺激会使肌张力增高。

4.过早的步行训练可导致膝反张和棒状划圈步态。

5.用肌力训练代替运动控制和协调的训练常使异常运动模式加强。

（三）预防

脑卒中患者病情稳定后，运动锻炼疗法是促使偏瘫肢体功能康复的主要途径。在临床上常可见到脑卒中患者为了尽快恢复患侧上肢及手的功能，做拽拉训练和握力训练，这种训练实质上只适合周围性瘫痪的肌力增强训练，而对脑卒中患者正常运动形式的恢复是有害的。根据偏瘫恢复"六阶段"理论，在恢复的前半部分（Ⅰ、Ⅱ、Ⅲ期）进行这种训练，会过度强化屈曲型共同运动，使得伸直型共同运动的完成受到障碍，以至于无法完成，进而使分离运动难以恢复；在恢复的后半部分（Ⅳ、Ⅴ、Ⅵ期）进行这种训练，会使屈曲型共同运动过度强化，而影响分离运动的恢复。这种盲目进行肌力增强训练，只能强化原始、异常的运动形式，妨碍高级、正常运动形式的恢复。中枢性瘫痪与周围性瘫痪的性质不同，因而训练方法也应有别。对中枢性瘫痪一般不宜采用肌力增强训练，而应着重于使正确运动形式、姿势和控制力的恢复，不应单纯追求运动力量和速度的提高。运动训练时应让患者全身放松，将注意力集中在保持正确运动形式上，并尽力避免抑制错误的运动形式。这种训练在康复医学中称之为促进技术。促进技术是以 Brunnstrom 法、Bobath 法为代表的多种方法的总称，它是根据生理学和神经发育学原理及中枢性瘫痪恢复过程的发展规律，对中枢性瘫痪进行康复运动的训练技术。康复医疗人员应紧密结合偏瘫运动功能障碍的实际，综合性地采用促进技术训练患者，以预防和减少误用综合征的发生。

二、废用综合征

（一）临床概述

废用综合征是由于机体处于不活动状态而产生的继发障碍。废用综合征不仅在脑血管病急性期易发生，而且在恢复期也可发生，治疗上难度很大。

（二）病因病机

1. 原发病的性质及病情，为了治疗需要长期保持安静和卧床状态。

2. 神经系统疾病导致的运动障碍；中枢性、周围性或肌肉性疾病。

3. 有严重感觉障碍者，特别是深感觉障碍，因缺少刺激而活动减少。

4. 因疼痛限制躯体活动。

5. 老年人日常生活习惯所致活动减少。

6. 骨关节疾病所致活动受限。

7. 长期使用石膏、夹板等固定，限制肢体活动。

（三）症状

1. 局部性废用可引起：

（1）关节挛缩。

（2）废用性肌萎缩（肌力和耐力下降）。

（3）骨质疏松、高钙尿症、尿路结石。

（4）皮肤萎缩。

（5）褥疮。

（6）静脉血栓形成。

（7）水肿。

2.全身性废用可引起：

（1）心肺功能低下（心搏出量减少、心动过速、肺流量减少、最大换气量减少）。

（2）消化功能低下（食欲不振、便秘）。

（3）易疲劳。

3.卧位、重心低可引起：

（1）直立性低血压。

（2）尿频。

关节挛缩、废用性肌萎缩和直立性低血压是我国目前脑血管病最常见的废用综合征症状。

（四）预防

1.肌肉的废用性萎缩。根据超量恢复原理和抗阻原理采用不同的方法训练，以预防肌肉的进一步萎缩。

（1）传递神经冲动训练。适应证：肌力0~1级。训练方法：引导患者作主观努力，以尽力引起瘫痪肌肉的主动收缩。

（2）助力训练。适应证：肌力1~3级。训练方法：包括徒手辅助主动运动、滑面上辅助主动运动、滑车重锤的主动运动、浮力辅助主动运动等方法。

（3）悬吊训练。适应证：肌力 1~3 级。训练方法：将运动的肢体悬吊起来减轻肢体的自身重量在水平面上进行训练。目前该方法是脑卒中康复研究的热门课题。

（4）主动训练。适应证：肌力 3 级以上。训练方法：取正确的体位和姿势，肢体置于抗重力位，防止代偿运动。

（5）抗阻训练。适应证：4 级以上肌力。训练方法：利用徒手、滑车、重锤、弹簧、重物、摩擦力、流体阻力等进行训练，阻力作用的方向与主动运动方向相反。

2. 骨质疏松：为防止骨质疏松，应对患者增加负重训练，避免长期卧床。根据患者的情况，采取坐位、站立等方式帮助患者练习，并不断增加练习时间。在身体适应后，患者可进行力量及耐久性、协调性训练，来使患者恢复到更好的水平。

3. 肌肉、关节挛缩：防止肌肉、关节萎缩就要保持良好的体位，适时变换体位，帮助患者做被动、主动的肢体活动。可以利用 bobath 技术，做关节负重、反射性抑制手法以及肌肉的被动牵伸、交互抑制等。发生肌肉、关节挛缩后，患者应积极进行矫正治疗。维持和增强肌力的方法有本体感觉神经肌肉促进法等。

4. 直立性低血压：定时变换体位；平卧时，头略高于足，并不断提高角度，直至能够坐起；增加被动、主动运动，抑制过度的交感神经刺激，改善血液循环，通过血管运动神经，增强反射敏感性；睡眠时，上身略高于下身，给予交感神经刺激，保持肾素分泌，改善血容量及血管紧张性；健侧身体做阻力训练，增加心搏出量，刺激循环反射，推动血液回流；按摩四肢，增加回心血量。

5.压疮：要定时变换体位，适时、适度地被动活动肢体，保持局部肌肤清洁，特别是肩胛、腰骶、臀、脚跟等长时间与床面接触的地方，可在这些重点部位局部按摩，同时用温毛巾热敷，改善不良的循环状态。

6.坠积性肺炎：应早期活动，经常变换体位，叩击震动患者肺部，协助患者咳嗽。对于有饮水、进食呛咳的患者，及时做口腔冰刺激。教会患者吹气、咳嗽。

7.泌尿系感染：要多饮水，尽量采用直立位排尿。排尿障碍者要采用间歇性导尿。

8.深静脉血栓：要早期活动肢体，抬高下肢位置，按摩下肢，帮助下肢静脉回流。

第三节　心肺并发症

一、临床概述

脑卒中具有高死亡率和高致残率的特点，全球每年脑卒中发病人数近150万人，其中1/3患者遗留有功能障碍。常见的功能障碍有偏瘫、言语－语言障碍、吞咽障碍、平衡障碍、感觉障碍、认知障碍等。偏瘫是脑卒中所致最常见症状，患者活动受限，社会参与能力差，严重影响患者工作及日常生活。脑卒中引起功能障碍后，体力活动减少，有氧运动水平降低。体力活动减少是脑卒中的独立危险因素，体力活动缺乏导致偏瘫患者心肺功能下降，习惯性失用加重患者的偏瘫。有研究显示，有3/4脑卒中患者会出现心肺功能下降。心肺功能下降对患者的影响比脑卒中本身更大，患者偏瘫后有氧代谢能力显著下降也进一步影响患者的呼吸功能、糖脂代谢，出现恶性循环。

心肺功能是指人体心脏泵血及肺部吸入氧气的能力，直接影响全身器官及肌肉的活动，心肺功能的下降，影响肢体运动功能，活动的减少容易诱发其他心脑血管病危险因素，影响着人的生活质量。

二、病因病机

心为君主之官，主行血，主神明，为五脏六腑之大主；肺为相傅之官，对心君起到辅佐作用，主气，司呼吸，并对全身脏腑、阴阳、气血、营卫进行调节。心与肺，一为君，一为相，二者与呼吸、血液循环等有着密切联系。心、肺同居胸中，位于上焦，共属阳，心为阳中之阳，肺为阳中之阴，心阴与肺阳相互为用。肺主治节，朝百脉，助心行血，保证血液正常运行；主气，维持心脏功能正常活动。心主血，血能载气、养气，为气之母。

脑卒中患者长期卧床，心肺功能下降，易引发一系列心肺并发症。心肺功能障碍早期多为肺热心脉瘀阻证，后期迁延不愈导致心肺气阴两虚证，临床表现为早期肺热壅盛，出现高热、咳嗽、咳痰、心率增快、呼吸异常等，后期肺炎控制欠佳，表现为长期反复低热，咳嗽，咳痰，痰少质黏或稀，呼吸稍促，心率稍增快。

三、诊断

（一）评估检查方法

心肺运动试验（CPET）以气体交换测量值为核心指标，同步评估心血管系统及呼吸系统对同一运动应激的反应情况，是一项非侵入、精确、重复性好的定量评估检查方法。心肺运动试验的基本原理是实时监测身体运动应激时 O_2 吸入量和 CO_2 呼出量，综合运用计算机及踏车（平板）技术，实现对人体全面、整体、系统地评估。心肺运动试验通常采用递增负荷运动形式，在 10 分钟左右的测试过程中患者需佩戴 1 个收集气体的面罩，面罩由气体采样线连接至代谢分析系统，在持续监测心电图、血压、氧饱和度的时候，代谢分析系统同步记录气体的流速、分钟通气量、摄氧量和 CO_2 呼出量等关键指标。

（二）心肺运动试验的适应证与禁忌症

1.适应证：

（1）临床诊断为脑出血或脑梗死且病情稳定。

（2）具有坐站体位转变能力。

（3）可独立步行 10m（借助或不借助辅助装置），没有明显的疼痛限制。

（4）简易精神状态检查量表评分 >24，排除痴呆，确保具有理解测试步骤和意义的能力。

2. 禁忌症：

（1）3 个月前因心肌梗死、心脏手术、充血性心力衰竭而住院治疗。

（2）有明显的心律失常、肥厚型心肌病、严重主动脉狭窄、肺栓塞等症状。

（3）不能控制的静息严重高血压、控制不好的代谢性疾病（如糖尿病）。

（4）最近有胸部不适症状。

（5）正在吸烟或有明显的肺部症状。

（6）有限制运动能力的其他肌肉、骨骼问题，如肌肉拉伤、骨折等。

（7）外周血管疾病或下肢血管狭窄。

四、治疗

（一）心肺康复训练

适当的心肺康复训练可以提高偏瘫患者有氧代谢水平，提高患者心肺功能，使患者较好地适应康复训练的运动负荷。有氧训练对患者的心理调节及治疗依从性也有改善，对于脑卒中预后帮助较大。康复踏车训练可提高患者峰值耗氧量和有氧运动耐力，属于心肺运动训练。心肺运动测试与有氧代谢水平有关的指标包括峰值耗氧量、无氧阈、氧脉搏等，这些指标通过四肢联动康复训练系统、功率自行车等可以准确测定。因偏瘫患者很难使用跑步机，故有氧运动训练多采用四肢联动及踏车形式进行。心肺运动训练可以提高峰值耗氧量，改善心肺功能，因此，在偏瘫传统康复治疗方案基础上加心肺康复训练对患者综合功能康复更有益。

（二）中医治疗

在临床上，根据心肺相关理论形成了心病治肺、肺病治心的指导思想。该理论常应用于指导临床辨证论治肺炎、冠心病、肺心病等。早期心肺实证治以清热解毒、活血化瘀通络，后期肺虚心阳虚衰治以补益肺气、温煦心阳。

中药注射剂是利用现代科学技术研制的具有速效、高效、简便等优势的新剂型，随着痰热清注射液、热毒宁注射液、血必净注射液、血栓通注射液、丹参酮注射液、香丹注射液、脉络宁注射液、丹红注射液等大批中药注射剂型的研制成功及投入临床使用，我国的中医药事业得到了进一步发展。依据临床经验，目前对心肺功能有显著疗效的中药注射液按照药物作用大致分为活血化瘀、益气养阴、清热解毒3类。

第四节　泌尿系感染

一、临床概述

脑卒中患者因意识丧失常常有尿失禁，因此常需要留置导尿管，但导尿管留置时间太长，不可避免地会引起泌尿系感染。泌尿系感染也是造成医院感染的最常见原因之一。泌尿系感染的发生率极高，据统计，泌尿系感染占医院获得性感染的35%~50%。

泌尿系感染主要指的是伴有或不伴有临床症状的尿路内致病微生物繁殖而引起的炎症。最常见的致病微生物是细菌，其次是真菌，其他如病毒、支原体、衣原体、寄生虫等也可引起。脑卒中患者并发泌尿系感染，不仅增加治疗的费用和难度，而且加重患者的痛苦，给个人、家庭和社会带来负担。

脑卒中并发泌尿系感染属于中医"淋证"的范畴，辨证多为湿热下注。

二、病因病机

（一）病因

1.侵入性护理操作：留置尿管刺激尿道黏膜，易致黏膜损伤，破坏机体防御屏障，增加感染的机会。

2.性别因素：女性多于男性，由于女性的尿道较男性短而宽，且尿道口离肛门近，尿道口常有肠源性革兰阴性杆菌寄居。而且老年女性体内雌孕激素水平下降，使泌尿生殖道 pH 值降低，泌尿道黏膜变薄，故较男性容易发生尿道感染。

3. 年龄因素：并发泌尿系感染者中老年人居多，原因在于随着年龄的增长，人体的各器官功能都在逐渐发生衰退，免疫力明显下降。此外，老年人易患有多种疾病，如糖尿病、高血压等，使老年人更容易罹患感染性疾病。部分合并糖尿病患者，因其血和尿中葡萄糖含量较高，而葡萄糖是细菌的主要营养物质，为细菌的繁殖提供了绝好的环境。而且此类患者白细胞功能降低，易受细菌感染。

4. 知识缺乏：对并发泌尿系感染的发生和预防知识掌握不足。脑卒中患者大多伴有肢体功能障碍，行动不便，为了减少上厕所的次数和减轻家属的负担，下意识地减少水分摄入，继而导致尿量减少，尿液易结晶、沉淀引起感染。

（二）病机

脑卒中患者的神经中枢受到病变的侵害，使膀胱逼尿肌和括约肌功能受损，导致患者自主排尿功能障碍，进而出现泌尿系感染。

膀胱的排尿功能由脊髓上反射中枢、脊髓反射中枢共同支配完成。脊髓上反射中枢在大脑皮质(主要为旁中央小叶)、丘脑下部（交感、副交感中枢）、脑干。大脑皮质和丘脑下部对膀胱主要起抑制作用，大脑皮质直接控制逼尿肌运动，脑干则使膀胱在排尿时保持持续有效的收缩。脑卒中急性期，由于大脑损害减弱了脊髓上反射中枢对脊髓反射中枢的抑制，常出现无抑制性神经源性膀胱（出现尿急、尿频、尿失禁）。脑干受损则常致逼尿肌失张力而出现迟缓型神经源性膀胱（尿液潴留使膀胱过度充盈，常发生充盈性尿失禁），经数日甚至数月后，逼尿肌张力可恢复正常或增高转为痉挛性神经源膀胱（膀胱内压力增高而容量减小）。此外，脑卒中患者的认知障碍也可导致排尿障碍。

三、诊断

根据医院感染诊断标准（试行）的通知（卫医发〔2001〕2 号），泌尿系感染的临床诊断标准为：尿检白细胞，男性 ≥ 5 个 /HP，女性 ≥ 10 个 /HP，插导尿管患者应结合尿培养。

尿细菌定量培养：清洁中段尿定量培养含菌量 ≥ 105/ml 为有意义的细菌尿。

四、治疗与护理

（一）保持尿道口清洁

上行感染是泌尿系感染最常见的感染途径，做好尿道口的护理，对预防泌尿系感染至关重要。

1. 日常清洁外阴，保证每日 2 次。进行会阴部清洁时，应首先清洁尿道口周围，最后擦洗肛门。女性患者月经期间增加外阴清洗次数。

2. 每次大便后清洗外阴部及肛门，避免擦便纸污染尿道口，特别是长期卧床、昏迷及留置导尿等患者，应加强对尿道口的护理，保持外阴清洁干燥。

3. 选择柔软、舒适的棉质内裤，勤洗勤换，换洗的内裤最好在日光下曝晒，以起到杀菌作用。

（二）保证充足的水分摄入

1. 如病情允许，指导患者每日摄入液体 2 000～3 000ml。多饮水可以促进排尿反射，还可以预防泌尿系统的感染。

2. 昏迷及不能经口进食的患者，遵医嘱给予鼻饲流食，从胃管内灌入流质饮食，保证患者摄入足够的营养、水分。

3. 保证每天尿量 1 500ml 以上，且养成定时排尿的习惯。必要时可通过静脉补液使尿量增加，达到冲洗尿路、促进细菌和炎性分泌物排出的目的。

（三）严格留置导尿管的指证，尽量避免侵入性操作

给患者创造适宜的环境，鼓励或协助患者自行排尿。因为机体防御泌尿系感染最简单、最有效的机制是排尿，排尿可带走绝大多数细菌，故当尿路畅通的情况下，细菌很难在尿路停留。

（四）留置导尿管的护理

1. 选择合适的导尿管，严格无菌操作，做好尿道外口的消毒，避免污染。动作宜轻柔，避免损伤尿道黏膜。

2. 留置尿管期间，注意尿道外口的清洁消毒，每日清洁或冲洗尿道口。

3. 医护人员在维护导尿管时，严格执行手卫生，最大限

度地保持导尿管密闭的完整及引流通畅。在任何时候集尿袋都应低于膀胱水平,防止尿液逆流。

4. 尽量减少更换导尿管次数,特别是不要定期更换。导尿管阻塞或不慎脱出时,以及留置导尿装置的无菌性和密闭性被破坏和出现尿路感染时,应立即更换导尿管。

5. 遵循无菌操作原则。清空集尿袋时应避免集尿袋的出口触碰到收集容器。正确采集尿标本。

6. 尽量避免膀胱冲洗。每天评估导尿管,尽量缩短留置时间。

7. 长期留置导尿管的患者,要夹闭导尿管,定时开放。导尿时,要在患者膀胱充盈、有尿意时开放导尿管,减少导尿次数,防止感染发生。

（五）饮食护理

1. 评估患者的进食情况,按需要予以低脂、低胆固醇、低盐、充足蛋白质和丰富维生素饮食,必要时静脉补充营养、丙种球蛋白等,以提高患者的抵抗力。

2. 脑卒中合并糖尿病患者,要积极控制血糖,食用绿叶蔬菜、豆类、粗谷物等,饮食疗法配合药物治疗,使血糖稳定在正常范围内,减少感染发生的机会。

（六）知识宣教

脑卒中患者由于角色的突然转变,且对脑卒中合并泌尿系感染认识不足,因而产生焦虑、烦躁等不良情绪,医护人员应给予耐心指导。

1. 在与患者接触和进行语言及非语言的情感交流中，赢得患者信任，鼓励患者表达内心的感受。

2. 向患者解释脑卒中并发泌尿系感染的起因和预后，请恢复好的患者现身说法，以消除患者不良情绪，使患者积极配合治疗，树立战胜疾病的信心。

3. 对于留置尿管出院的患者，应教会患者及其家属做好导尿管的日常护理，告知患者及家属预防泌尿系感染的知识，鼓励患者进行膀胱功能训练及盆底肌的锻炼，增强控制排尿的能力。

第五节　深静脉血栓形成

一、临床概述

深静脉血栓形成（DVT）是血液在深静脉内不正常凝结引起的静脉回流障碍性疾病，常发生于下肢。深静脉血栓形成的主要不良反应后果是并发肺动脉栓塞（PE）和血栓后综合征（PTS）。肺动脉栓塞和血栓后综合征严重影响患者的生活质量，甚至导致患者死亡。

脑卒中患者是深静脉血栓形成的高危人群，如果不给予任何干预措施，30%～40% 的脑卒中患者会发生深静脉血栓形成。严重偏瘫患者深静脉血栓形成的患病率为 60%～75%，而50%~60%的深静脉血栓形成患者会并发肺动脉栓塞，肺动脉栓塞导致的死亡占脑卒中急性期死亡原因的25%。我国的脑卒中患者的病死率较欧美国家高出4~5倍。

患病期间，患者的身体状况相对正常人来说明显下降，严重影响患者的生活质量，同时给患者家属及社会带来了不小的负担。脑卒中患者除所具有的临床特征以外，还会患有肺部感染、肺水肿、上消化道出血、深静脉血栓及肺栓塞等一系列并发症。

中医学无深静脉血栓形成之病名，从临床表现看，应属于"股肿"范畴。

二、病因病机

（一）病因

深静脉血栓形成，中医学认为多由血脉损伤，久卧伤气，气虚血瘀引起。正常人体中凝血系统与抗凝系统、纤溶系统处于动态平衡，若凝血系统激活或抗凝系统、纤溶系统抑制，就会形成血栓。导致深静脉血栓形成的机制为："瘀血久滞于经络，忽发则木硬不红微热"（《医宗金鉴》）。

（二）病机

深静脉血栓形成的三大原因为血管壁损伤、静脉血液回流障碍和静脉血液高凝状态，造成三大原因的因素有以下几个方面：

1.三高因素：缺血性脑卒中并发深静脉血栓形成有共同

的发病因素，也有自身的发病原因。缺血性脑卒中并发深静脉血栓形成共同的发病因素包括高血压、糖尿病、高脂血症等。高血压可导致血管内皮机械性损伤，增加自由基的生成，使白细胞黏附增加；长期糖尿病可引起细胞内皮功能受损；高脂血症是缺血性脑卒中（脑血管病）的主要危险因素，也是深静脉血栓形成的主要诱因。

2. 输液因素：应用大剂量利尿脱水药物，而又限制液体的入量，导致血容量不足，造成血液高凝状态；静脉注射各种刺激性溶液和高渗溶液，如各种抗生素、高渗葡萄糖溶液及甘露醇脱水剂等，均能在不同程度上刺激静脉内膜，导致静脉内膜损伤。

3. 应激因素：应激状态下儿茶酚胺大量分泌，血管收缩，静脉血液回流滞缓。

4. 脑卒中因素：

（1）瘫痪肢体肌力下降，患肢制动，下肢的血液由于失去肌肉泵的挤压作用造成血流缓慢，在下肢深静脉内形成涡流，激活内源性凝血系统，并使血小板由血流中轴移向边流。

（2）脑卒中特别是大面积脑梗死水肿高峰期，使用大量利尿脱水药物而又限制液体的入量，患者昏迷或球麻痹，出现吞咽困难、液体摄入不足等，导致血容量不足，造成血液高凝状态。

（3）患者翻身困难、长时间固定一个体位，血管持续受压，影响血液回流。

（4）应激状态致儿茶酚胺大量分泌，导致全身血管收缩，深静脉血液回流滞缓。

（5）大面积梗死患者因昏迷、呛咳、卧床等，发生肺及尿路感染极为常见。

（6）解剖上，髂股静脉的径路通过腹股沟管，前面有腹股沟韧带，尤其右髂总动脉横跨左髂外静脉，影响血液回流。

（7）脑卒中后抑郁等不良情绪造成血管痉挛。

三、诊断

（一）诊断

1. 西医诊断标准：深静脉血栓形成符合 1995 年中国中西医结合学会周围血管专业委员会制定的诊断标准，且经静脉造影和 / 或彩色多普勒超声证实。彩色多普勒超声诊断深静脉血栓形成的主要标准为：

（1）静脉腔内强弱不等的实性回声。

（2）加压管腔不变瘪或部分变瘪。

（3）脉冲和彩色多普勒超声在病变处不能探及血流，或显示血流充盈缺损。

（4）形成慢性血栓时，可见静脉周围有侧支循环形成。

2. 中医诊断标准：深静脉血栓形成属中医学"瘀证""肿胀""筋瘤""血瘤""瘀血流注""脉痹"等范畴。1994 年国家中医药管理局发布的《中医病证诊断标准》将深静脉血栓形成明确命名为"股肿"。脑卒中发病之初，邪气鸱张，风阳痰火炽盛，气血上郁，以标实为主；继之正气渐虚，鼓动无力，血液运行不畅，瘀血乃成。加之中焦运化失司，清阳不升，浊阴不降，水湿停聚，郁而化热，湿热下注，瘀阻脉络而成深静脉血栓形成。

下肢深静脉血栓形成以血瘀为基础病机，是多因素影响、虚实错杂的复杂过程。早期以实证为多见，临床辨证以脉络湿热型、脉络湿瘀型、气滞血瘀型多见；后期则以虚证多见，临床辨证以脾虚湿阻型、气虚血瘀型多见，各证型分布均匀。

（二）评估

1.患肢疼痛程度：采用数字疼痛分级（NVS）评定疼痛强度，0分为无痛，10分为最大程度疼痛。

2.患肢肿胀程度：测量治疗前后双侧小腿内踝上缘10cm周径。

3.血浆D-二聚体浓度检测：D-二聚体浓度，>500μg/L为异常。

4.彩色多普勒超声检查：主要观察血管内径，管壁厚度，有无低回声、血管血流信号等指标，并以此将血栓分为无变化、有变化和消失三个级别。

四、治疗

（一）西医治疗

1.西药治疗。多采用抗凝、溶栓治疗，潘氏采用血塞通加尿激酶治疗，血塞通注射液合用尿激酶总有效率及再通率均高于单纯使用尿激酶，且提示血液流变学指标有改善。

2.康复治疗。除药物预防外，还有许多方法可以安全、有效地预防脑卒中患者的深静脉血栓形成。这些方法包括：足底泵、间歇序贯加压泵和循序充气弹力袜等机械预防措施，适用于有抗凝禁忌的患者。国外常用膝下或全下肢弹力袜预防深静脉血栓形成，而国内常用针灸、按摩和动静脉脉冲治疗。患者接受缺血性脑卒中常规治疗，使用间歇式充气压力泵。操作时嘱患者取平卧位，用压力腿套包裹下肢，套管与主机及腿套的连接紧密，连接电源，机器显示屏显示压力数值。设定值压力为30mmHg，开始时缓慢向腿套脚踝部充气，充满且压力达设定值后保持不变，逐次至小腿、大腿。通过腿套"挤压"过程后，迫使血液流出下肢，然后腿套3个部位同时放气，血液回流入下肢。

3.机械治疗。机械祛除血栓是通过导管的方法应用机械祛除血栓装置来祛除血栓，从而达到血管再通。目前，脑缺血机械血栓祛除器已得到美国FDA的批准。

机械祛除血栓的优点是：可避免药物溶栓所引起的脑出血不良反应；可用于较近端的脑血管阻塞。

机械祛除血栓的缺点是：技术要求高（需熟练的介入医生）、需特殊设备和器械、需较长时间的准备工作（相对于药物再灌注）。

机械祛除血栓治疗为超过3小时治疗时间窗的患者或不能做溶栓治疗的患者提供了一个可能。

（二）中医治疗

1.中医内治。

（1）补元气以利血行：临床最常运用的补气化瘀方剂当属补阳还五汤。方中重用黄芪，能补其失去之五成元气治其本，气行则血行；配伍活血化瘀药物，当归、川芎、赤芍、桃仁、红花等，祛瘀通络治其标；佐以搜风通络的地龙，诸药合用，气旺、血行、络通，为治疗脑血管病变的代表性方剂。益气活血法在临床上除用于治疗深静脉血栓形成外，还用于治疗血管性痴呆、脑萎缩、面神经麻痹、下肢静脉曲张、血栓闭塞性脉管炎、糖尿病及其并发症等疾病。

气虚型老年人需要重补元气以利血行，常应用加减七厘散治疗：

麝香1.2g、冰片1.2g、朱砂12g、血竭120g、儿茶30g、煅乳香20g、煅没药20g、骨碎补60g、酒当归尾60g、三七60g、牛膝120g。

兼湿热者，加鱼腥草20g、金荞麦20g；兼血瘀者，加川芎60g、赤芍60g；兼脾虚者，加黄芪20g、白术20g。

用法：除麝香、冰片、朱砂外，其他药物一起粉碎成细粉，然后将麝香、冰片、朱砂研细，再与上述粉末调配、过筛，混匀后分装成每袋3g，每次1袋口服，用温开水送服，每天2次。

（2）化湿与活血并举：对于因痰湿致瘀的患者，在治疗上以治湿为主。对于病程较长、年事较高的老年患者，脾胃已虚，肾气渐衰，张景岳认为宜"培补脾肾，以绝生痰之源"。因痰湿为阴邪，易损伤阳气，故临床上多选用温肾健脾、运化水湿的方药，可选用四君子汤为基础方以益气健脾，用香砂六君子丸以理气化湿，用《金匮》肾气丸温阳利水，正所谓"病痰饮者，当以温药和之"。如遇外湿困脾，郁遏气机，可用宣上、畅中、渗下的三仁汤，以化湿与活血并举，方中川芎、当归、桃仁、红花活血祛瘀；益母草、泽兰既可化瘀，又能利湿消肿；川牛膝补肾、活血、通经并引血下行；水蛭、王不留行破血祛瘀、通利血脉。诸药合用，使瘀血得化，痰湿得清，经脉得通，气血得以正常运行而收到良好效果。

（3）温通以助血行：对于阳虚血瘀和寒湿血瘀的患者，临床多应用温阳、活血、通络的方药。老年人年高体衰，阳虚较明显，治疗时可多取温补之法，适当加用人参、肉桂、附子。亦可选用《伤寒论》当归四逆汤，方中当归既能养血，又能和血养血；桂枝辛甘大热，通血脉、开痹涩、祛湿寒，芍药益阴和营，二味相配，内疏厥阴，调和营卫；细辛辛温通络、祛风散寒；通草入经通脉；甘草、大枣温养阳气。诸药合用，对于老年人因寒致瘀的深静脉血栓形成会收到良好的效果。也可以选择温针灸、隔姜灸、中药泡洗、中药热敷等行之有效的治疗方法，以改善下肢静脉回流。温通法是中医学治疗血液凝滞的主要方法之一。在用活血化瘀法治疗和预防脑卒中患者深静脉血栓形成时，必须配合应用益气、祛湿、温通等法方能奏效。

综上所述，中医学在预防脑卒中后深静脉血栓形成中可提供多种方法。益气、祛湿、温通、活血等法在中医临床实践中被证实是有效的，对深静脉血栓形成的预防有很好的应用价值。采用中医学多种治疗方法较之单纯用抗凝方法，适应证更加宽泛，更能降低风险发生率。

2.中医外治：应用中药熏蒸法可以益气活血，方选补阳还五汤。将补阳还五汤煎煮后倒入中药熏蒸床之熏蒸盒内，温度设置为40℃，熏蒸时间以30分钟为宜，每天1次。中药熏蒸法可以将药物煎煮后产生的温热之气作用于患者皮肤毛窍，从而起到活血化瘀、温通经脉的作用。

第六节　跌倒发作

一、临床概述

跌倒是指出现突然发生的、不自主的、非故意的体位改变而倒在地上或更低的平面上。跌倒是脑卒中患者康复期常见的并发症，严重者可导致躯体损伤、残障等严重后果，使住院时间延长，康复疗效差，费用增加。脑卒中患者由于下肢肌力、关节活动范围及平衡功能异常等因素，比一般的同龄人更易跌倒。研究显示，85%的脑卒中患者在出院后6个月内能恢复独立行走能力，但只有 7% 的患者可以有效地控制行走的步态，跨越障碍，保持一定的行走距离和速度。同时，大多数患者由于平衡能力、协调性和神智受到影响，在转身或迈步时跌倒发生率很高，大约50% 的脑卒中后出院患者都有跌倒史，其中 60% 患者的跌倒是发生在出院后的 1～3 个月。

二、病因病机

（一）病因

脑卒中患者发生跌倒的常见原因如下：

（1）疾病因素：脑卒中后患者中枢神经的损伤可导致肢体协调功能减退，平衡功能失调。

（2）药物因素：脑卒中患者常伴有高血压、糖尿病、老年痴呆、营养失调等，需要服用降压、降糖、抗精神病及镇静催眠等药物，容易使患者反应减退或削弱认知能力，从而导致跌倒。

（3）环境因素：病房地板湿滑、灯光亮度不够、浴室地板不防滑或没安装扶手等危险因素均可增加脑卒中患者跌倒风险。

（4）护理服务不到位：护理人员掌握跌倒知识不全面，不能及时有效地处理安全隐患；宣教不到位，患者不能掌握防跌倒的注意事项及方法。

（二）病机分析

肢体运动功能障碍、意识障碍、视力视野受损、感觉认知功能障碍是脑卒中患者跌倒的常见原因。脑卒中后患者身体机能退化、肢体柔韧性下降、关节活动不灵活、肌力减弱、平衡及调节能力下降是脑卒中患者跌倒的病理基础。

三、诊断

（一）诊断

1. 标准化临床检测：

（1）四格台阶试验（FSST）：四格台阶试验是一种临床检测行走动态平衡的方法，测定以一种特定的移动顺序交叉迈到四块砖内的时间。跌倒或不跌倒患者四格台阶试验得分不同。患者脑卒中后完成四格台阶试验需要 15 秒或更长，不能完成四格台阶试验测试的患者存在跌倒的风险。

（2）台阶试验（ST）：台阶试验是一种检测动态站立平衡的临床测验方法，即一条腿维持平衡，另一条腿快速登上登下 7.5cm 高的台阶。在老年人中，台阶试验得分能用于确定平衡受损患者。脑卒中后患者得分≤ 7 分，提示有跌倒风险。台阶试验评定指数 = [踏台上下运动的持续时间（秒）×100]/[2×（3 次测定脉搏的和）]。

（3）6 分钟行走测验（6MWT）：6 分钟行走测验检测行走持续时间，并记录 6 分钟内患者行走距离，对于脑卒中患者 6 分钟行走测验能可靠、有效地反映日常生活中行走的能力。

2. 跌倒伤害严重程度分级。跌倒伤害严重程度分为无伤害、Ⅰ级伤害、Ⅱ级伤害和Ⅲ级伤害。擦伤、挫伤、不需缝合的皮肤小撕裂伤等不需或只需稍微治疗与观察的视为Ⅰ级伤害；扭伤、大或深的撕裂伤等需要冰敷、包扎、缝合或夹板等医疗处置或观察的视为Ⅱ级伤害；骨折、意识丧失、精神或身体机能改变等需要医疗处置及会诊的视为Ⅲ级伤害。

（二）鉴别诊断

跌倒应与癔症相鉴别：精神因素是否引起癔症及引发何种癔症与患者心理素质有关，一般来说，具有癔症性格的人遇有精神刺激，易发生癔症。

癔症性格包括：

1.情感丰富：情感鲜明强烈，但不稳定，容易感情用事。

2.暗示性强：主要是指在一定环境气氛和情感基础上容易接受外界影响，以及容易对自身的某种感觉或某种观念无条件接受（自我暗示）。

3.自我中心：即处处吸引他人对自己的注目，富于表演性、戏剧性或者说是夸张，目的是博得人们对自己的重视与同情。

4.富于幻想：在情感基础上想象丰富、生动、活泼，甚至难以区别现实与幻想。

四、预防措施

（一）护理人员增强安全意识

护理人员应完善护理制度，及时对患者跌倒的护理薄弱环节进行强化，定期进行相关护理工作的宣传和培训，使护理人员的安全意识不断得到增强。护理人员应及时分析和把握各种安全隐患，及时提出有效的防范措施和改进办法，并确保得到有效落实。护理人员应该增强责任心，随时观察患者反应，避免患者由于站立不稳、头晕而导致跌倒现象的发生。

（二）防跌倒注意事项

患者入院后医护人员即应向患者讲解跌倒预防措施。患者应尽量在家属陪同下下床或者外出；患者如果站立不稳或者体力不支则应尽量坐轮椅外出；患者应尽量减少外出次数，外出时尽量避免前往人群密集处，以免被撞倒；患者夜间如厕时必须由专人陪同，同时必须密切注视各种防滑标志等，避免发生滑倒现象。

（三）对患者进行危险评估

患者入院后医护人员即应使用跌倒评估表评估患者跌倒风险，对患者的用药情况以及骨骼神经系统、中枢神经系统、感觉系统进行了解和掌握，同时明确患者的康复训练史、手术史、跌倒史等情况。对于使用跌倒评估表评分超过 10 分的患者，护理人员需进行防跌标志张贴、适时提醒并做好交接班反馈工作等防范工作。护理人员应对厕所及病房设施进行相关评估，保证病房等通道的清洁性和通畅性，不得堆放各种仪器设备以及物品等，使患者的通行安全得到充分的保障；做好病房以及周围环境的消防等安全工作，降低跌倒风险的发生率；在厕所中加设扶手，同时在病床上增设护栏，在病房适当位置增设扶手；做好院内电力以及用水设备的管理工作，避免发生漏水、漏电现象，一旦发现损坏现象需要立即进行修理；在病房中增设电铃，患者一旦出现意外可以立即通知医护人员，以便医护人员采取行之有效的对症治疗措施，避免对患者病情造成延误。

（四）健康宣教

护理人员应对患者及其家属讲解跌倒的相关预防方法和措施，指导患者及其陪护人员密切关注患者的病情变化，一旦出现异常需立即告知相关护理人员，并采取有效措施。患者服用导泻剂及利尿剂后医护人员需要对药物副作用进行密切观察，患者一旦出现不良反应，应告知患者不要随意走动，并立即采取对症治疗措施。

护理人员应告知患者走动时做好安全保障工作，避免动作幅度过大、速度过快；指导患者家属做好日常防范工作，对有棱角的桌椅进行包扎等处理，将日用品放置在患者易接触到的位置。天气不好时，患者应避免外出走动。

护理人员应定期对病床、轮椅等性能进行检查，一旦出现异常需立即进行修理，在卫生间或者病房内增建扶手，张贴防跌倒标志，做好各种仪器设备的管理工作，避免患者被线路绊倒。

第七节　压疮

一、临床概述

压疮是身体局部长期受压使血液循环受阻，从而引起的皮肤及皮下组织缺血而发生水疱、溃疡或坏疽。脑卒中患者常因身体局部如骶尾部、患侧足跟等长期受压，出现局部组织持续缺血、缺氧，致使皮肤失去正常功能而引起组织破损和坏死。脑卒中患者是压疮的高发人群。

压疮为脑卒中临床常见的并发症之一，患病率高，治愈时间长。压疮一旦发生，不仅影响患者的康复，同时也会增加医疗护理成本。据统计，缺血性脑卒中患者压疮的发生率为 8% ~ 10%，发生压疮的脑卒中患者病死率较未发生压疮的患者增加 4 ~ 6 倍。重症患者由于病情危重、体位受限等因素易发生压疮，重症患者压疮率为 12% ~ 36%。

压疮的危害：增加死亡率；影响康复效果和机体功能恢复；影响社会功能恢复及患者生活质量；影响肢体功能；延长平均住院时间。

中医学并无"压疮""压力性溃疡"之名，从临床表现看，属于"褥疮"中的"席疮"范畴。

二、病因病机

（一）病因

压疮之所以称为席疮，是因为多卧久病，着席生疮而得名。《疡医大全》说："席疮乃久病着床之人挨擦磨破而成。上而背脊，下而尾闾，当用马屁勃软衬，庶不致损而又损，昼夜呻吟也。病患但见席疮，死之征也。"

（二）病机分析

影响压疮发生的因素可分为外源性因素和内源性因素。通常外源性因素主要产生于压迫软组织的机械力，其主要诱因与压力、剪切力、摩擦力及相关部位潮湿有关，而摩擦力及潮湿不会引起深层的组织损伤。

1. 营养不良患者发生压疮的风险性是营养良好患者的 2.3 倍。由于疾病或其他因素造成患者营养状态低下或由于患者长期卧床造成循环滞缓，致使患者全身抵抗力下降，严重影响患者皮肤破损的修复能力及抗感染能力，最终导致压疮发生。

2. 感觉功能障碍的患者发生压疮的风险性为感觉功能正常者的 2.1 倍。由于脑卒中患者使用镇静药物或本身就有意识障碍，感受不到过度压迫的疼痛刺激，从而不会自动变换体位，容易引起身体局部皮肤的过度长期受压，导致压疮发生。

3. 在潮湿的环境下，患者发生压疮的危险会增加 3.4 倍。

大便失禁或腹泻、伤口分泌物的渗出、发热引起的大汗以及病房内湿度过高，都会使皮肤处于潮湿的环境中。

4.压力施加于骨突起部位是压疮发生的首要因素。骨突起部位受压持续一定时间后，受压部位的毛细血管即关闭而导致缺血，容易导致压疮的发生。

5.有摩擦力患者发生压疮的风险性是无摩擦力患者的3倍。摩擦力作用于上皮组织，能祛除外层的保护性角化皮肤，增加压疮的发生率。

6.剪切力能引起组织的相对移位，作用于皮肤深层，切断较大范围区域血供，比垂直方向压力危害更大。仰卧患者抬高床头时或坐轮椅患者的身体有前移倾向时，均能在骶尾及坐骨结节部产生较大的剪切力，导致压疮发生。

三、诊断

（一）诊断

压疮的分型包括：Ⅰ期、Ⅱ期、Ⅲ期、Ⅳ期、可疑深部组织损伤压疮、不可分期压疮。

1.Ⅰ期压疮：皮肤完整，出现压之不褪色的局限性红斑（通常在骨隆突处等易受压部位）。与周围组织相比，骨隆突处等易受压部位可能有疼痛、硬肿或松软，皮温升高或降低。肤色较深的患者可没有明显压红，颜色可能与周围皮肤不同，难以鉴别，可归为高危人群。

2.Ⅱ期压疮：表皮和部分真皮缺损，表现为完整的或开放、破溃的血清性水疱，也可表现为浅表开放的粉红色创面，周围无坏死组织的溃疡，甚至较干燥。该期压疮应与皮肤撕脱伤、胶带撕脱损伤、会阴部皮炎、失禁性皮炎、皮肤浸渍及表皮脱落相鉴别。如出现局部组织瘀血、肿胀，须考虑深部组织损伤。

3. Ⅲ期压疮：全层皮肤组织缺损，可见皮下脂肪，但骨骼、肌腱或肌肉尚未暴露。有腐肉但不影响判断组织缺损的深度，可能存在潜行和窦道。该期压疮的深度因解剖位置的差异而各有不同，鼻梁、耳郭、枕部和踝部缺乏皮下组织，可能较表浅。脂肪多的部位（如臀部）溃疡可能已经侵犯到深部组织。

4. Ⅳ期压疮：全层皮肤组织缺损，伴有骨骼、肌腱或肌肉外露，可以探及外露的骨骼或肌腱。伤口床可部分覆盖腐肉或焦痂，常伴有潜行和窦道。该期压疮深度取决于压疮处解剖位置，鼻梁、耳部、枕部和足踝因缺乏皮下组织，溃疡会比较表浅。该期压疮可深及肌肉或筋膜、肌腱、关节囊，严重时可导致骨髓炎。

5. 可疑深部组织损伤期压疮：由于压力或剪切力造成皮下软组织损伤，在完整但褪色的皮肤上出现局部紫色或黑紫色，或形成充血性水疱，与周围组织相比，该区域的组织可先出现疼痛、硬结、糜烂、松软、潮湿、皮温升高或降低。该期压疮发生于肤色较深的个体时，可进一步发展成薄的焦痂，即使接受最佳治疗，也可能会迅速发展成深层组织的溃疡。

6.不可分期压疮：缺损涉及组织全层，但溃疡完全被创面的坏死组织（黄色、棕褐色、灰色、绿色或棕色）或焦痂（棕褐色、棕色或黑色）所覆盖，无法确定压疮的实际深度，须彻底清除坏死组织或焦痂，暴露出创面基底后确定压疮的实际深度和分期。这种情况可能属于Ⅲ期或Ⅳ期，足跟部固定的焦痂（干燥、附着紧密、完整且无红肿或波动性）相当于机体的天然屏障，不应祛除。

（二）中医的压疮分型

1.气滞血瘀型：压疮局部组织长期受压，血液循环出现障碍，气血运行不畅，气血瘀滞，皮肤表面呈现紫红色，并出现红肿、灼热等感觉。舌质暗红，苔黄，脉弦涩。

2.蕴毒腐溃型：气滞血瘀日久，皮肤变为黑色腐肉，出现腐烂溃疡。如果溃疡逐渐变深变大，疮面出现腺性臭味分泌物，溃疡经久不愈，会伤及筋骨，甚至可引起高热神昏。舌红，少苔，脉细数。

3.收口型：疮面红润，肉芽组织生长良好。疮面逐渐变小直至愈合。

四、治疗

如何为患者选择合适的治疗方案，缓解患者的痛苦，减轻患者的经济负担是我们所要解决的迫在眉睫的问题。

（一）西医治疗

引起压疮的首要因素是压力，并与压疮持续的时间长短有关。翻身及使用各种减压设备是缓解局部组织长期受压的主要措施，各种减压工具如气垫床、弹性泡沫床罩等在压疮预防中起到了关键作用。

1. 定期翻身。翻身是减轻患者局部压力的有效方法。可应用辅助设施帮助患者翻身。

2. 伤口处理。

（1）伤口清洗。有效的伤口清洗能够减少细菌数量，祛除伤口中的异物及影响愈合的障碍物，而不是消毒伤口。

可用生理盐水或饮用水定期清洗伤口；可用含有表面活性剂或抗菌剂的清洗液清洗有坏死组织、感染、可疑感染和细菌定植的压疮创面。

（2）清创。清创方式的选择取决于患者的病情（包括疼痛、血液循环情况和出血风险），坏死组织的类型、性质和部位。当出现蜂窝组织炎、捻发音、波动感或败血症时应行手术清创。

（3）伤口敷料的选择及应用；随着湿性愈合理论的不断推广，新型敷料应运而生。应用敷料以保护伤口免受污染和外伤，吸收渗出液，填充坏死腔缺损，减轻水肿以及提供最佳的愈合环境。临床常用敷料包括：薄膜敷料、水胶体敷料、水凝胶敷料、藻酸盐敷料、硅胶敷料、泡沫敷料、含银敷料、含碘敷料、纱布敷料等。

3. 物理疗法。目前没有充足的证据支持在压疮治疗过程中使用高压氧疗法、局部氧疗法、生物敷料疗法、激光疗法、红外线疗法、电刺激疗法可以提高Ⅱ～Ⅳ期压疮患者的康复率。电刺激疗法可作为辅助治疗，促进压疮愈合。对于顽固的Ⅱ～Ⅳ期压疮可使用脉冲电磁治疗。紫外线治疗可以作为压疮的辅助治疗措施。Ⅲ～Ⅳ期压疮可考虑将负压伤口治疗作为一种辅助疗法。

4. 其他疗法。压疮创面氧疗；重组人表皮生长因子（rhEGF）应用；氦氖激光应用；应用左氧氟沙星促进压疮愈合。

（二）中医治疗

1. 补中益气汤治疗压疮。

黄芪20g、炙甘草10g、党参30g、当归5g、陈皮6g、升麻5g、柴胡10g、生姜7片、大枣6枚。

随证加减。

用法：水煎服。每日1剂，分2次服用，共服药25天。

2. 四妙勇安汤治疗压疮。

金银花30g、玄参25g、当归30g、甘草12g、黄芪25g、丹参20g。

随证加减。

用法：水煎服。每日1剂，分2次服用，服药25天。

3. 涂湿润烧伤膏。

每日紫外线照射完毕1～2小时后，用无菌干棉签将湿润烧伤膏均匀涂于压疮局部或创面，每日2～3次，每次涂药完毕裸露局部片刻，以免药物被衣服擦除掉。

4.云南白药。

用法：对已破溃的 Ⅱ ~ Ⅲ 期压疮用 2% 碘伏消毒创面及其周围，云南白药外敷，再覆盖无菌纱布，每天换药 1 次。可配合红外线照射，每天 2 次，每次 20 分钟。

5.艾灸。

取穴：沿足太阳膀胱经、足少阳胆经走向，在压疮易发的骶尾部、髋部、臀部循经取穴，每次取穴 6 ~ 12 个，如八髎、秩边、环跳等，配用足三里、关元、气海。注意交替取穴。

操作：点燃艾条并装入多孔艾箱内，固定于相应的部位施灸。操作时随时询问患者有无灼痛感，并调整艾条，保持艾条距离皮肤 2 ~ 3cm，防止烫伤。每日 1 次，每次 10 ~ 30 分钟。也可以根据患者具体情况增加艾灸时间，以灸至局部皮肤红晕，或有透热、扩热、传热、局部不（微）热远部热、表面不（微）热深部热、非热觉等 6 种热敏灸感为度。

涂搽紫草油：施灸毕，清洁局部皮肤，用自制的紫草油（取紫草 1 份浸泡于 5 份麻油中 24 小时，然后加热 20 ~ 30 分钟，过滤后装瓶备用），在骶尾部、髋部及臀部等压疮易发部位涂搽。

6.针灸治疗。针灸具有活血化瘀、疏通经络、调补气血的功效，可运用于因气滞血瘀导致的压疮。

图书在版编目（CIP）数据

脑卒中针灸康复诊疗 / 张捷主编 . -- 太原 : 山西科学技术出版社 , 2021.9
ISBN 978-7-5377-6041-6

Ⅰ . ①脑… Ⅱ . ①张… Ⅲ . ①中风—针灸疗法 Ⅳ . ① R246.6

中国版本图书馆 CIP 数据核字 (2020) 第 150009 号

脑卒中针灸康复诊疗

出　版　人	阎文凯
主　　　编	张　捷
策　划　人	张延河
责 任 编 辑	张延河
封 面 设 计	杨宇光

出 版 发 行	山西出版传媒集团·山西科学技术出版社
	地址：太原市建设南路 21 号　邮编　030012
编辑部电话	0351-4922134
发行部电话	0351-4922121
经　　　销	各地新华书店
印　　　刷	山西科林印刷有限公司

开　　　本	880mm×1230mm　1/32
印　　　张	11.625
字　　　数	269 千字
版　　　次	2021 年 9 月第 1 版
印　　　次	2021 年 9 月山西第 1 次印刷
书　　　号	ISBN 978-7-5377-6041-6
定　　　价	40.00 元